"十三五"国家重点图书出版规划项目

物 理 学 名 家 名 作 译 丛

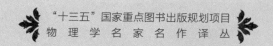

汪立宏　吴新一　著

邓　勇　江　旭　洪　烨　译　骆清铭　校

生物医学光学

原理和成像／Biomedical Optics

Principles and Imaging

中国科学技术大学出版社

安徽省版权局著作权合同登记号：第 **12151480** 号

图书在版编目(CIP)数据

生物医学光学：原理和成像/汪立宏，吴新一，著；邓勇，江旭，洪烨，译；骆清铭，校.—合肥：中国科学技术大学出版社，2017.1
（物理学名家名作译丛）
"十三五"国家重点图书出版规划项目
书名原文：Biomedical Optics：Principles and Imaging
ISBN 978-7-312-03768-9

Ⅰ.生⋯　Ⅱ.①邓⋯②江⋯③洪⋯　Ⅲ.生物工程—医学工程—生物光学　Ⅳ.R318.51

中国版本图书馆 CIP 数据核字(2016)第 116293 号

出版　中国科学技术大学出版社
　　　　安徽省合肥市金寨路 96 号,230026
　　　　http://press.ustc.edu.cn
印刷　合肥市宏基印刷有限公司
发行　中国科学技术大学出版社
经销　全国新华书店
开本　710 mm×1000 mm　1/16
印张　20.75
字数　430 千
版次　2017 年 1 月第 1 版
印次　2017 年 1 月第 1 次印刷
定价　68.00 元

内 容 简 介

　　本书的内容分为两个主要部分：(1) 光子在生物组织中传输的基本原理；(2) 光学成像。在第一部分，我们首先简单介绍了生物医学光学，然后介绍了单个散射体的理论、光子传输的蒙特卡罗模拟、卷积求宽光束响应、辐射传输方程和扩散理论、混合蒙特卡罗方法和扩散理论以及光学参数和光谱的测量。在第二部分，我们介绍了弹道光成像、光学相干层析成像、扩散光学层析成像、光声层析成像、超声调制光学层析成像。

　　本书可供生物医学光学相关专业作为教材使用，也可供相关研究人员参考使用。

前　言

　　生物医学光学是一个快速发展的研究领域。尽管许多大学已经开设了与主题相关的课程，然而却一直缺少一本包含范例和习题的教科书。填补这一空白的需要促使我们撰写了本书。

　　本书源于我们一学期(45 学时)入门级课程的课堂讲稿。自 1998 年起，我们就开始讲授这门课程。本书的内容分为两个主要部分：(1) 光子在生物组织中传输的基本原理；(2) 光学成像。在第一部分，我们首先简单介绍了生物医学光学，然后介绍了单个散射体的理论、光子传输的蒙特卡罗模拟、卷积求宽光束响应、辐射传输方程和扩散理论、混合蒙特卡罗方法和扩散理论以及光学参数和光谱的测量。在第二部分，我们介绍了弹道光成像、光学相干层析成像、扩散光学层析成像、光声层析成像、超声调制光学层析成像。

　　学生要从本书中获益，应该具有微积分和微分方程的背景。具有 MAT-LAB 和 C/C＋＋方面的经验也是非常有帮助的。

　　尽管多层的蒙特卡罗模型为公众所知，但是我们发现当学生进行了该模型的简单半无限大版本的模拟后，能够更好地理解光子在生物组织中传输的概念。由于这个原因，我们鼓励酌情使用这些模拟。

　　因为本书添加了大量超出我们原始课程讲稿的资料，因此推荐用两个学期来讲授本书。或者选择部分章节作为一学期的课程。除此之外，本书还可以作为生物医学光学领域专业人员的参考书和进行短期课程培训的学员的补充材料。

　　感谢 Mary Ann Dickson 对本书的编辑，以及 Elizabeth Smith 对书中图表的重新绘制。感谢 Sancy Wu 对本书手稿的仔细阅读以及学生们对课后习题的解答。最后还要感谢我们的学生 Li Li、Manojit Pramanik 和 Sava Sakadzic 对本书的校对。

汪立宏

吴新一

目　　录

第1章 概　　述

1.1　光学成像的动机

　　最常见的医学成像模式包括 X 射线照相、超声成像（超声波检查法）、X 射线计算机断层扫描成像（CT）以及磁共振成像（MRI）。1895 年，伦琴（Roentgen）发现了 X 射线，并由此获得了 1901 年的第一届诺贝尔物理学奖，这标志着医学成像时代的来临。第二次世界大战后的 20 世纪 40 年代，医学中引入了基于声呐技术的超声波成像。20 世纪 70 年代，CT 的发明开始了数字横断面成像（断层成像），发明人科马克（Cormack）和豪斯菲尔德（Hounsfield）由此获得了 1979 年的诺贝尔生理学或医学奖。同样是在 20 世纪 70 年代，劳特伯（Lauterbur）和曼斯菲尔德（Mansfield）发明了 MRI，使具有高空间分辨率的功能成像成为可能，他们由此获得了 2003 年的诺贝尔生理学或医学奖。光学成像是当前正在兴起的很有前景的成像模式，是对当前医学成像的补充，表 1.1 给出了光学成像和其他成像模式的对比。

表 1.1　各种医学成像模式的比较

特　点	X 射线成像	超声成像	MRI	光学成像
软组织对比度	差	好	极好	极好
空间分辨率	极好	好	好	混合的*
最大成像深度	极深	深	极深	深
功能成像	无	好	极好	极好
非电离辐射	否	是	是	是
数据采集时间	快	快	慢	快
成本	低	低	高	低

* 在弹道光子成像（见第 8～10 章）和光声成像（见第 12 章）中高，在扩散光学层析成像（见第 11 章）中低。

生物组织光学成像的原因包括:

(1) 光学光子为医学应用提供非电离且安全的辐射。

(2) 基于吸收、荧光、拉曼散射的光谱提供生物化学信息,因为它们和分子构象相关。

(3) 光的吸收特别能揭示血管增生和高代谢的状态,这两者都是癌症的标志:前者与血红蛋白的浓度相关,而后者与血红蛋白的氧饱和度有关。因此,光的吸收为功能成像提供对比度。

(4) 光的散射光谱提供散射体的尺寸分布信息,如细胞核的尺寸分布信息。

(5) 光的偏振提供结构各向异性的组织成分的信息,如胶原蛋白和肌纤维的信息。

(6) 光的多普勒效应引起的光频移提供血流信息。

(7) 靶向造影剂的光学特性为生物标志物的分子成像提供对比度。

(8) 基因表达的产物的光学特性或生物发光特性为基因活性的分子成像提供对比度。

(9) 光谱法可允许同时检测多个造影剂。

(10) 眼睛的光透明特性为视网膜的高分辨率成像提供独一无二的机会。

1.2　光在生物组织中的一般行为

大多数生物组织具有很强的光散射特征,因此被称为散射介质或混浊介质。相比之下,在 400~1350 nm 光谱区域,生物组织对光的吸收较弱。光子散射事件之间的平均自由程为 0.1 mm 量级,而平均吸收长度(光子吸收前的平均路径长度)达到了10~100 mm。

光子在生物组织中的传播如图 1.1 所示。光源在空间上是一个笔形光束(无限窄的准直光束),在时间上是狄拉克脉冲。组织的光学参数(见附录 A)为:折射率 $n = 1.37$,吸收系数 $\mu_a = 1.4 \text{ cm}^{-1}$,散射系数 $\mu_s = 350 \text{ cm}^{-1}$,散射各向异性因子 $g = 0.8$。当传输平均自由程为 28 mm 时,相应的传播时间为 0.13 ps;当传输平均自由程为 140 μm 时,相应的传播时间为 0.64 ps。这揭示了光子随时间展宽程度与两个时间常数的关系。光在生物组织中类似扩散的行为给光学成像带来了关键的挑战,为迎接这一挑战,各种成像技术得以发展起来。

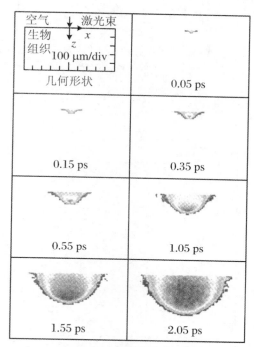

图 1.1　一片生物组织中模拟的光子密度分布沿 y 轴
投影的快照图, y 轴指向纸外

1.3　光—物质相互作用的基本物理

　　光子的吸收使分子中的电子从基态跃迁至激发态,称为激发。激发也可以由其他机制引起,比如说机械摩擦或化学作用。当电子达到激发态时,会输出几个可能的结果。被激发的电子可能弛豫到基态,并发光(另外一个光子)或发热。如果有另外一个光子产生,则发射过程称为荧光或磷光,产生荧光还是磷光取决于被激发的电子的寿命。否则,称为非辐射弛豫过程。这里的寿命定义为处于激发状态的分子在返回基态之前停留在激发态的平均时间。发射的光子数与吸收的光子数之比被称为荧光量子产率。如果处于激发态的分子和其他具有类似电子结构的分子很近,处于激发态分子的能量可能会转移——分子中处于激发态的电子回到基态而其能量转移到相邻的分子中,使得相邻分子中的电子达到激发态并且具有较长的寿命。另一种可能的结果是光化学反应,在这种反应中,受激发的电子从一个分子转移到另一个分子。这种类型的电子转移改变了电子供体和电子受体的化学性质,例如光合作用。

图 1.2 的雅布伦斯基能级图描述了基态和激发态的电子跃迁。只要跃迁允许,分子可以吸收与两个分立能级的能量差相等的光子。这些能级定义了吸收带和发射带。

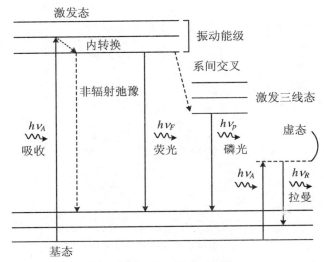

图 1.2 雅布伦斯基能级图示意了激发与各种可能的弛豫机制,每个 *hv* 表示光子的能量。其中下标 *A*、*F*、*P*、*R* 分别表示光的吸收、荧光、磷光、拉曼散射

荧光反应涉及三个事件,这三个事件的时间尺度差别很大。光子激发发生在飞秒时间内($1 \text{ fs} = 10^{-15} \text{ s}$,约一个光学周期)。激发态电子的振动弛豫(也称为内转换)到激发态的最低弛豫能级的持续时间为皮秒($1 \text{ ps} = 10^{-12} \text{ s}$),但这并不会导致光辐射的产生(非辐射)。荧光辐射持续的时间为纳秒($1 \text{ ns} = 10^{-9} \text{ s}$),因此,荧光寿命处于纳秒量级。

磷光与荧光相似,但激发态分子进一步通过系间交叉转换到亚稳态,从而改变了电子的自旋。由于从亚稳态到基态的弛豫是自旋禁止的,只有在热能使电子达到弛豫允许的状态时,磷光发射才会发生,因此,磷光取决于温度并且拥有较长的寿命(毫秒或更长的时间)。

光子被分子散射的类型有两种:弹性散射和非弹性(拉曼)散射。前者不涉及光子和分子之间的能量交换,而后者却存在能量交换。虽然拉曼散射和荧光反应都能改变光的波长,但是机制不同。在拉曼散射中,分子被激发到一个虚拟的状态;在荧光中,分子却被激发到一个真实的稳定状态。在这两种情况中,激发态分子都弛豫到基态的能级并发射一个光子,分子从光子中获得能量或是光子从分子中得到能量。如果分子获得能量,该过程被称为斯托克斯转换。否则,该过程被称为反斯托克斯转换。散射光子遵循总能量守恒来相应地改变其频率。拉曼散射可以揭示生物组织特定的化学组成和分子结构,而弹性散射可以揭示散射体的尺寸分布。

1.4 吸收和它的生物学来源

吸收系数 μ_a 定义为介质中每单位路径长度(严格来说是指每个无穷小的单位路径长度)上光子吸收的概率。在生物组织中其典型值是 $0.1\ \mathrm{cm}^{-1}$,μ_a 的倒数称为"平均吸收长度"。

对于单个吸收体,其吸收截面 σ_a 代表吸收能力。它和几何横截面面积 σ_g、吸收效率因子 Q_a:$\sigma_a = Q_a\sigma_g$ 有关。对于有多个吸收体且数量密度为 N_a 的介质,其吸收系数是每单位体积吸收的总截面:

$$\mu_a = N_a\sigma_a \tag{1.1}$$

这里不同吸收体的吸收是相互独立的。

在定义吸收系数的基础上,光在吸收介质中的传播衰减遵循以下公式:

$$\frac{\mathrm{d}I}{I} = -\mu_a\mathrm{d}x \tag{1.2}$$

其中,I 表示光强度,x 表示沿光传播方向的距离。式(1.2)表明在间隔 $(x, x+\mathrm{d}x)$ 内吸收的光的百分比与 μ_a 及 $\mathrm{d}x$ 成正比,负号代表随着 x 的增加 I 值减小。积分式(1.2)可导出著名的比尔定律:

$$I(x) = I_0\exp(-\mu_a x) \tag{1.3}$$

式中,I_0 表示在 $x=0$ 处的光强度。即使路径是曲折的,比尔定律也有效。光透射率定义为

$$T(x) = \frac{I(x)}{I_0} \tag{1.4}$$

这表示光子在传播距离 x 后的存活的概率。

生物组织中光的吸收主要来源于血红蛋白、黑色素和水。血红蛋白存在两种形式:氧合和脱氧。图1.3 显示了氧合和脱氧血红蛋白的摩尔消光系数随波长的变化,这里摩尔消光系数是单位摩尔浓度的消光系数除以 $\ln 10$,而消光系数定义为光子和单位长度介质相互作用的概率。虽然消光包括光的吸收与光的散射,但是在血红蛋白中光的吸收占主导地位。氧合和脱氧血红蛋白的摩尔消光光谱不同,但是光谱上有一些交点,称为等消光点。这时候,氧合和脱氧血红蛋白的混合

物的吸收系数仅取决于总浓度,而与氧饱和度无关。

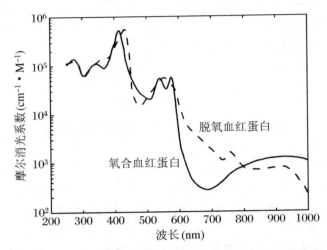

图 1.3　氧合和脱氧血红蛋白的摩尔消光系数与波长的关系

　　图 1.4 绘制了生物组织主要吸收体的吸收系数作为波长的函数的图形。从图中可以看到,黑色素对紫外线的吸收很强,但对长波长的光吸收很少。水在某些频谱区域内也是强的吸收体。水的吸收峰在 $2.95~\mu\text{m}$ 处,由于 $\mu_a = 124694~\text{cm}^{-1}$,因此穿透深度小于 $1~\mu\text{m}$。

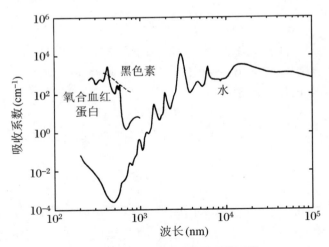

图 1.4　主要生物吸收体的吸收系数

　　通过下面的公式,可利用生物组织在两个波长处的吸收系数来估计出氧合和脱氧血红蛋白的浓度:

$$\mu_a(\lambda_1) = \ln(10)\varepsilon_{\text{ox}}(\lambda_1)C_{\text{ox}} + \ln(10)\varepsilon_{\text{de}}(\lambda_1)C_{\text{de}} \qquad (1.5)$$

$$\mu_a(\lambda_2) = \ln(10)\varepsilon_{ox}(\lambda_2)C_{ox} + \ln(10)\varepsilon_{de}(\lambda_2)C_{de} \tag{1.6}$$

这里，λ_1 和 λ_2 是两个波长，ε_{ox} 和 ε_{de} 分别是已知的氧合和脱氧血红蛋白的摩尔消光系数，C_{ox} 和 C_{de} 分别是氧合和脱氧血红蛋白在组织中的摩尔浓度。一旦获得 C_{ox} 和 C_{de}，氧饱和度（S_{O_2}）和血红蛋白的总浓度（C_{Hb}）可以计算如下：

$$S_{O_2} = \frac{C_{ox}}{C_{ox} + C_{de}} \tag{1.7}$$

$$C_{Hb} = C_{ox} + C_{de} \tag{1.8}$$

这个原理是脉搏血氧仪和功能成像的基础。血管增生会增加 C_{Hb}，而肿瘤高代谢会使 S_{O_2} 降低。

1.5 散射及其生物学来源

任意大小的球形颗粒导致的光散射可以由米氏理论精确地建模。如果球形颗粒尺寸远小于波长，则米氏理论可以简化成瑞利理论。在含有许多空间随机分布的散射体的散射介质中，光子通常经历多次散射。如果散射体分布非常稀疏（颗粒之间的平均距离远大于两个散射体的大小和波长），则认为介质是松散分布的，在这种情况下，散射事件被认为是相互独立的，此时，单次散射理论适用于每一次散射事件。若散射体是稠密分布的，在这种情况下，散射事件的耦合使得单次散射理论不再适用。在本书中，我们只考虑松散的散射介质。必须注意连续的独立散射事件（每个事件都涉及单个粒子）区别于单次散射耦合的事件（涉及多个粒子）。

散射系数 μ_s 定义为介质中单位路径长度上光子被散射的概率，在生物组织中其典型值为 $100\ \mathrm{cm}^{-1}$。μ_s 的倒数称为散射平均自由程。

对于单个的散射体，散射截面 σ_s 表示散射能力。由散射效率因子 Q_s：$\sigma_s = Q_s\sigma_g$，可知它与几何横截面 σ_g 有关。对于含有许多散射体的数量密度为 N_s 的介质，其散射系数是单位体积散射的总截面：

$$\mu_s = N_s\sigma_s \tag{1.9}$$

光子在传播路径长度超过 x 后的未散射（或弹道透射 T）概率，由比尔定律计算：

$$T(x) = \exp(-\mu_s x) \tag{1.10}$$

光的散射源于光与生物结构的相互作用，这种作用从细胞膜至整个细胞。光很容易在大小与波长相当的结构和折射率与周围不匹配的结构中发生散射。常见组织成分如细胞外液的折射率为 1.35～1.36，细胞质是 1.36～1.375，细胞核是 1.38～1.41，线粒体和细胞器是 1.38～1.41，黑色素是 1.6～1.7。细胞核和线粒体是主要的散射体。大多数生物组织体积平均折射率位于 1.34～1.62 范围内,超过了水的折射率(1.33)。见图 1.5。

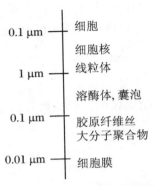

图 1.5　不同尺寸的生物结构对光子的散射

消光系数,也称为总相互作用系数,由下式给出:

$$\mu_t = \mu_a + \mu_s \tag{1.11}$$

μ_t 的倒数是指相互作用事件之间的平均自由程。

1.6　偏振及其生物学来源

线性双折射即双折射是最重要的偏振特性。线性双折射材料的两个主折射率与光(电场的方向)的两个线性偏振状态有关。光的偏振方向与材料的光轴平行的折射率(例如胶原纤维的取向),通常用 n_e 表示,此时,光被称为非寻常光。而光的偏振方向垂直于光轴的折射率,通常用 n_o 表示,此时,光被称为寻常光。如果 $n_e < n_o$,则为正双折射;如果 $n_e < n_o$,则为负双折射。

同样,圆双折射材料具有与光的左旋和右旋圆偏振态相关的两个主折射率,它可以旋转线偏振。旋转量取决于活性材料的性质和浓度、光波长和光程长。如果其他的参数是已知的,旋转量可以反映浓度信息。

胶原蛋白、肌纤维、髓鞘、视网膜和角蛋白都具有线性双折射。Ⅰ型胶原具有强的正双折射,而Ⅲ型胶原具有弱的负双折射。氨基酸与葡萄糖具有圆双折射。氨基酸使线偏振光左旋,而葡萄糖使线偏振光右旋。

1.7　荧光及其生物学来源

荧光具有以下特点：

（1）荧光相对于激发光具有红移性质（波长增加或频率降低），这种现象称为斯托克斯位移。主要源于初始振动弛豫和随后荧光转换到基态的较高振动能级。其他的源于激发态的反应、复合物的形成和共振能量的转移。

（2）发射波不仅比激发波波长要长，而且独立于激发波长。虽然最初的激发态与激发波长有关，但振动弛豫到相同的中间态终止了这个关系。

（3）虽然激发光是相干的，但荧光是不相干的，因为振动弛豫的不确定性延迟持续超过一个光周期。

（4）当绘出荧光光谱和频率关系的图形时，该图形是吸收光谱的镜像。原因如下：首先，在激发前，几乎所有的分子都处于基态的最低振动能级。其次，在发射之前，几乎所有的分子都在最低的第一激发态的振动能级。第三，激发光子的最小能量等同于发射光子的最大能量。第四，基态和第一激发态的振动能级有类似的空间结构。第五，基态的电子被激发到第一激发态振动能级的概率类似于激发态回到相应基态振动能级的概率。

表1.2中列出了一些内源性荧光基团的性质。荧光可以提供结构、动力学与生物合成的相关信息。例如，线粒体荧光团 NADH（烟酰胺腺嘌呤二核苷酸，还原形式）是癌症检测的一个关键甄别。由于其具有较高的代谢速率，因此它在肿瘤细胞中存在较多。NAD(P)H（烟酰胺腺嘌呤二核苷酸磷酸，还原态）在自由态时的寿命为 0.4 ns，而在结合态时的寿命可以达到 1～3 ns。

表1.2　在生理 pH 下的内源性荧光基团的特性

荧光团	吸收波长 λ_a(nm)	摩尔消光系数 ε($cm^{-1} \cdot M^{-1}$)	激发波长 λ_x(nm)	发射波长 λ_m(nm)	荧光量子产率 Y
蜡样色素	—	—	340～395	430～460 540～640	—
胶原蛋白、弹性蛋白	—	—	325	400	—
黄素腺嘌呤二核苷酸	—	—	450	515	—

续表

荧光团	吸收波长 λ_a(nm)	摩尔消光系数 ε(cm$^{-1} \cdot$ M^{-1})	激发波长 λ_x(nm)	发射波长 λ_m(nm)	荧光量子产率 Y
脂褐质	—	—	340~395	430~460 540~540	—
酰胺腺嘌呤 二核苷酸,氧化态	260	18×10^3	—	—	—
烟酰胺腺嘌呤 二核苷酸,还原态	260 340	14.4×10^3 6.2×10^3	290 340	440 450	—
苯基丙氨酸	260	0.2×10^3	—	280	0.04
色氨酸	280	5.6×10^3	280	350	0.2
酪氨酸	275	1.4×10^3	—	300	0.1

1.8　图像的表征

在医学图像的表征中有几个很重要的参数。在本节中,主要讨论二维图像,但所涉及的原理可以延伸到一维(1D)和三维(3D)图像。

当对一个高对比度的点目标成像时,点在图像中显示为模糊的弥散斑,因为任何实际的成像系统都是不完美的。点在图像中的空间分布被称为"点的扩展函数"(PSF),PSF 有时也被称为脉冲响应(或格林函数)。因为一个几何点可以由空间狄拉克 δ 函数(冲击函数)表示,当两个点的目标靠得太近时,在图像中表现为组合的弥散斑,该斑将不能被清楚地分辨出两个实体。PSF 的半高全宽被定义为空间分辨率。即使在实际中不能构建或检测一个理想的几何点目标,但只要点目标比空间分辨率小很多就行。

线扩展函数(LSF)是对高对比度的几何线的系统响应,有时可以代替 PSF 进行测量。对于一个线性系统,LSF 与 PSF 的关系为

$$\text{LSF}(x) = \int \text{PSF}(x, y) \mathrm{d}y \tag{1.12}$$

同样,边缘扩展函数(ESF)是对高对比度的半无限的直边的系统响应。同样也是可以被测量的。对于一个线性系统,ESF 与 LSF 的关系如下:

$$\text{ESF}(x) = \int_{-\infty}^{x} \text{LSF}(x') \mathrm{d}x' \tag{1.13}$$

$$\text{LSF}(x) = \frac{\mathrm{d}}{\mathrm{d}x}\text{ESF}(x) \tag{1.14}$$

LSF 和 ESF 的图示说明参见图 1.6。

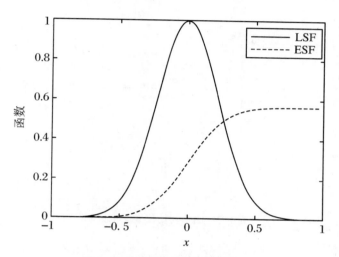

图 1.6 LSF 和 ESF 的图示说明

在一个线性、稳定且空间平移不变的系统中,图像函数 $i(\vec{r})$ 等于目标函数 $o(\vec{r})$ 与点扩展函数 $\text{PSF}(\vec{r})$ 的卷积:

$$i(\vec{r}) = o(\vec{r}) * * \text{PSF}(\vec{r}) \tag{1.15}$$

式中,$\vec{r} = (x,y)$,"$* *$"代表二维空间卷积。式(1.15)也可以写成以下几种形式:

$$i(\vec{r}) = \iint o(\vec{r}')\text{PSF}(\vec{r} - \vec{r}')\mathrm{d}\vec{r}'$$
$$= \iint o(x',y')\text{PSF}(x - x', y - y')\mathrm{d}x'\mathrm{d}y'$$
$$= \iint o(\vec{r} - \vec{r}'')\text{PSF}(\vec{r}'')\mathrm{d}\vec{r}'' \tag{1.16}$$

对式(1.15)进行傅里叶积分,得

$$I(\rho,\xi) = O(\rho,\xi)H(\rho,\xi) \tag{1.17}$$

式中,ρ 和 ξ 表示空间频率;I 表示图像频谱;O 表示目标的频谱;H 表示 PSF 频谱,它是系统的传递函数(STF)。STF 的振幅称为调制传递函数(MTF):

$$\text{MTF}(\rho,\xi) = |H(\rho,\xi)| \tag{1.18}$$

类似的,对 LSF,MTF 是基于一维傅里叶变换得到的:

$$\text{MTF}(\rho) = \left|\int_{-\infty}^{+\infty} \exp(-\mathrm{j}2\pi\rho x)[\text{LSF}(x)\mathrm{d}x\right| \tag{1.19}$$

由于大多数成像系统是低通滤波器,这会导致精细结构的模糊。

图像中结构的可见性依赖于其他因素,比如对比度 C:

$$C = \frac{\Delta I}{\langle I \rangle} \tag{1.20}$$

其中$\langle I \rangle$是图像背景的平均强度,ΔI是所感兴趣区域中的强度变化。图示说明见图 1.7。

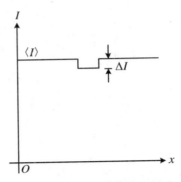

图 1.7   图像对比度的图示说明

对比度不是图像可视化的根本限制因素,因为它可以人为增强。例如,减去背景(阈值)的一部分,或将强度提高。然而,统计噪声却代表了一种根本限制。

这里信噪比(SNR)定义为

$$SNR = \frac{\langle I \rangle}{\sigma_I} \tag{1.21}$$

其中,σ_I 表示背景强度的标准差,即噪声代表强度波动的均方根值。

最终,结构可视化的能力取决于对比度噪声比(CNR),CNR 可以定义为

$$CNR = \frac{\Delta I}{\sigma_I} \tag{1.22}$$

也可以写成

$$CNR = C \cdot SNR \tag{1.23}$$

图像的视场(FOV)是指在成像区的范围内可以一次全部看见的区域,视野和空间分辨率之间通常需要折中平衡,例如,相机中的"拉近"使得 FOV 减小而分辨率提高。

层析扫描最大成像深度是指 SNR 或 CNR 可以被接收的深度极限,最大成像深度和深度分辨率之间通常存在一个折中。最大成像深度与深度分辨率的比值,简称为深度分辨率比(DRR),该比率表示深度尺寸上的有效像素的数量。根据像素计数,DRR 为 100 或超过 100 就认为是高分辨率的成像。

帧速率定义为每秒显示的动画帧数,表示为帧每秒(fps)。它可以用来衡量系统产生连续二维图像的速率。当达到或者高于视频速率(每秒 30 帧)时,人眼无法分辨出图像的切换,但是动画演示流畅些。

本书中,成像的目标通常是散射介质。它可以是生物组织模型、生物组织的样

本(试样),也可以是原位或活体生物实体。有时,样品也泛指要成像的对象。

　　例 1.1　推导式(1.13)。

　　基于一维卷积,通过变量代换,我们可以得出:

$$ESF(x) = \int_0^{+\infty} LSF(x - x')dx' = \int_x^{-\infty} LSF(x'')d(-x'') = \int_{-\infty}^x LSF(x')dx'$$

$$(1.24)$$

习　　题

　　1.1　证明单位为 μm 的电磁波长 λ 和单位为 eV 级光子能量之间有如下的关系:$\lambda h\nu = 1.24$,其中 h 表示普朗克常数,ν 表示电磁频率。

　　1.2　一种纯吸收(非散射)介质的吸收系数为 μ_a,问光传播 L 后剩余的能量百分比,要求在 MATLAB 中绘出以 L 为自变量的百分比图像。

　　1.3　一种纯吸收(非散射)介质的吸收系数为 μ_a,求一个光子存活的平均长度。

　　1.4　一种纯散射(非吸收)介质的散射系数为 μ_s,求原光束传播 L 长度后没有被散射掉的光的百分比。

　　1.5　一种纯散射(非吸收)介质的散射系数为 μ_s,求一个光子存活的平均长度。

　　1.6　一种散射介质的吸收系数为 μ_a,散射系数为 μ_s,求当光传播 L 后,经过散射和吸收后剩下的光与初始光的比例。在光的吸收和光的散射中,光的吸收占比是多少?

　　1.7　在 MATLAB 中,按以下步骤绘制一个 2D 图来模拟光子的随机行走:(1) 初始点设为(0,0);(2) 在均匀间隔(0,1]之间选取一个随机数 x_1;(3) 根据 $s = -100\ln(x_1)$ 确定步长大小;(4) 通过 $\alpha = 2\pi x_2$ 确定一个角度;(5) 沿着角度 α 以步进 s 移动点;(6) 重复步骤(2)~(5)连续 20 次,获得一个轨迹;(7) 重复步骤(1)~(6)3 次,跟踪获得多个轨迹。

　　1.8　基于式(1.5)和式(1.6)推出氧饱和度 S_{O_2} 和血红蛋白的总浓度 C_{Hb}。

　　1.9　从 Web(URL:http://omlc.ogi.edu/spectra/)上下载作为波长函数的氧合和脱氧血红蛋白的摩尔消光系数的数据,并在 MATLAB 中绘制出这两条曲线。

　　1.10　从 Web(URL:http://omlc.ogi.edu/spectra/)上下载作为波长函数的氧合和脱氧血红蛋白的摩尔消光系数的数据,并下载作为波长函数的纯水的吸收系数。使用氧饱和度和总的血红蛋白浓度的生理代表值,计算对应的吸收系数。在 MATLAB 的一幅图中画出相应的三个吸收光谱。辨别并标出可以提供深层穿透的低吸收的近红外窗口。

阅   读

［1］ Drezek R，Dunn A，Richards-Kortum R. Light scattering from cells：finite-difference time-domain simulations and goniometric measurements ［J］. Applied Optics，1999(38)：3651-3661，Section 1.5.[*]

［2］ Jacques S L.［EB/OL］. http://omlc. ogi. edu/spectra/，http://omlc. ogi. edu/classroom/：Sections 1.5 and 1.6.

［3］ Richards-Kortum R，Sevick-Muraca E. Quantitative optical spectroscopy for tissue diagnosis［J］. Annual Review of Physical Chemistry，1996(47)：555-606，Section 1.7.

［4］ Wang L H V，Jacques S L. Animated simulation of light transport in tissues ［J］. Laser-Tissue Interaction V，SPIE，1994，2134：247-254，Section 1.2.

［5］ Wang L H V，Jacques S L，Zheng L Q. MCML-Monte Carlo modeling of photon transport in multi-layered tissues ［J］. Computer Methods and Programs in Biomedicine，1995，47(2)：131-146，Section 1.2.

［6］ Wang L H V. Ultrasound-mediated biophotonic imaging：a review of acousto-optical tomography and photo-acoustic tomography［J］. Disease Markers，2003，19 (2/3)：123-138，Sections 1.1.

延 伸 阅 读

［1］ Hecht E. Optics. Reading，Mass［R］. Addison-Wesley，2002.

［2］ Lakowicz J R. Principles of fluorescence spectroscopy［M］. New York：Kluwer Academic/Plenum，1999.

---

* Refers to section in this book.

[3] Macovski A. Medical imaging systems[M]. Englewood Cliffs, N.J.: Prentice-Hall, 1983.

[4] Mourant J R, Freyer J P, Hielscher A H, Eick A A, Shen D, Johnson T M. Mechanisms of light scattering from biological cells relevant to noninvasive optical-tissue diagnostics [J]. Applied Optics, 1998, 37 (16): 3586-3593.

[5] Shung K K, Smith M B, Tsui B M W. Principles of medical imaging[M]. San Diego: Academic Press, 1992.

[6] Tuchin V V. Tissue optics: light scattering methods and instruments for medical diagnosis [M]. Bellingham, Wash.: SPIE Optical Engineering Press, 2000.

[7] Welch A J, van Gemert M J C. Optical-thermal response of laser-irradiated tissue[M]. New York: Plenum Press, 1995.

第 2 章   单个散射体的瑞利理论和米氏理论

2.1   引   言

瑞利(Rayleigh)理论和米氏(Mie)理论都是基于麦克斯韦方程建立的并用于描述平面单色光波被单个粒子散射的情形。即使粒子的尺寸远大于光的波长,光波也会被具有有效截面的粒子所衍射,这个有效截面通常不同于粒子的几何截面。瑞利理论仅适用于尺寸比光波长小得多的粒子,而米氏理论却适用于任何尺寸的各向同性的均匀球形粒子。当粒子尺寸远小于光波长时,米氏理论简化成瑞利理论。

2.2   瑞利理论简介

瑞利理论(见附录 2A)用于描述光波被尺寸远小于其波长的粒子散射的情形。图 2.1 显示了用于描述光散射的球坐标。光沿 z 轴入射,散射体位于原点,场点 P 的位置坐标为 (r, θ, φ)。对于非偏振入射光,散射光强度分布为

$$I(r, \theta) = \frac{(1 + \cos^2 \theta) k^4 \mid \alpha \mid^2}{2 r^2} I_0 \tag{2.1}$$

式中,α 表示粒子的极化率,I_0 表示入射光强度,k 表示在背景介质中的传播常量(也称为波矢量或角波数)。有

$$k = \frac{2 \pi n_b}{\lambda} \tag{2.2}$$

式中，n_b 表示背景介质的折射率，λ 表示真空中的波长。将式(2.2)代入式(2.1)，得到 $I(r,\theta) \propto 1/\lambda^4$。这种强的波长依赖性，使得蓝光散射远强于红光，这就是天空呈现蓝色的原因。

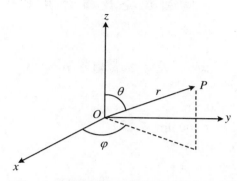

图2.1　用于光散射的球坐标，其中 θ 是极角，φ 是方位角

散射截面为

$$\sigma_s = \frac{8\pi k^4 \mid \alpha \mid^2}{3} \tag{2.3}$$

半径为 a 的球体极化率为

$$\alpha = \frac{n_{\mathrm{rel}}^2 - 1}{n_{\mathrm{rel}}^2 + 2} a^3 \tag{2.4}$$

式中，n_{rel} 为粒子的相对折射率：

$$n_{\mathrm{rel}} = n_s / n_b \tag{2.5}$$

n_s 是球的折射率，n_b 是背景的折射率。将式(2.4)代入式(2.3)，得

$$\sigma_s = \frac{8\pi a^2 x^4}{3} \left| \frac{n_{\mathrm{rel}}^2 - 1}{n_{\mathrm{rel}}^2 + 2} \right|^2 \tag{2.6}$$

式中，尺寸参数 x 被定义为

$$x = ka \tag{2.7}$$

将式(2.7)和式(2.2)代入式(2.6)，得到 $\sigma_s \propto a^6/\lambda^4$。由式(2.6)得散射效率因子为

$$Q_s = \frac{8x^4}{3} \left| \frac{n_{\mathrm{rel}}^2 - 1}{n_{\mathrm{rel}}^2 + 2} \right|^2 \tag{2.8}$$

可见散射效率因子取决于 x 和 n_{rel}。当 n_{rel} 趋近于 1，式(2.8)简化为

$$Q_s = \frac{32x^4}{27} \mid n_{\mathrm{rel}} - 1 \mid^2 \tag{2.9}$$

值得注意的是，如果 n_{rel} 是复数，其虚部表示吸收。

2.3　瑞利理论数值计算实例

根据瑞利理论可计算散射截面 σ_s 和散射效率因子 Q_s。作为例子,给出以下参数:

(1) 球的直径: $2a = 20$ nm。

(2) 真空中的波长: $\lambda = 400$ nm。

(3) 球的折射率: $n_e = 1.57$。

(4) 背景介质折射率: $n_b = 1.33$。

(5) 球的密度: $\rho_s = 1.05$ g/cm^3。

(6) 背景介质的比重 : $\rho_b = 1.00$ g/cm^3。

(7) 介质中球的浓度重量比: $C_{wt} = 1 \times 10^{-5}$。

采用 SI 单位,计算结果如下:

(1) 背景介质的传播常数: $k = 2\pi n_b / \lambda = 2.09 \times 10^7$ m^{-1}。

(2) 球的相对折射率: $n_{rel} = n_s / n_b = 1.18$。

(3) 尺寸参数: $x = ka = 0.209$。

(4) 由式(2.6)得, $\sigma_s = 2.15 \times 10^{-20}$ m^2。

(5) 由式(2.8)得, $Q_s = 6.83 \times 10^{-5}$。

(6) 计算散射体的密度 N_s。球体的密度是 $\rho_s = m_s / V_s$,其中 m_s 表示质量, V_s 表示体积, $V_s = \dfrac{4}{3}\pi a^3$。背景介质的密度是 $\rho_b = m_b / V_b$,其中 m_b 表示背景介质的质量, V_b 表示整个背景介质的体积。介质中球的浓度重量比 $C_{wt} = (N_s V_b) m_s / m_b$,因此,有 $N_s = C_{wt}(\rho_b / \rho_s) / V_s = 2.27 \times 10^{18}$ m^{-3}。

(7) 由 1.5 节得, $\mu_s = N_s \sigma_s = 0.0488$ m^{-1}。

瑞利理论计算的 MATLAB 程序如下所示。

```
% Rayleigh scattering
% Use SI units

diameter = input('Diameter of sphere (e.g. , 20 nm):') * 1e-9;
radius = diameter/2;
lambda = input('Wavelength (e.g. , 400 nm):') * 1e-9;
n_sphere = input('Refractive index of sphere (e.g. , 1.57):');
n_background = input('Refractive index of background (e.g. , 1.33):');
```

w_sphere = input('Specific weight of sphere(e.g., 1.05 g/cc):') * 1e3;

w_background = input('Specific weight of background(e.g., 1 g/cc):')
　　　　　　* 1e3;

concentration = input('Concentration by weight (e.g., 1e - 5):');

k = 2 * pi * n_background/lambda

x = k * radius

n_rel = n_sphere/n_background

Qs = 8 * x^4/3 * abs((n_rel^2 - 1)/(n_rel^2 + 2))^2

sigma_s = Qs * pi * radius^2

vol_sphere = 4 * pi/3 * radius^3

N_s = concentration * w_background/(vol_sphere * w_sphere)

mu_s = N_s * sigma_s

% Output results

{'wavelength(nm)','Qs (-)','mus (/cm)'; lambda * 1e9, Qs, mu_s/1e2}

2.4　米氏理论简介

米氏理论(见附录 2B)是用来描述光被半径为 a 的球形粒子散射的模型。假定球体由各向同性的均匀材料组成,入射光是单色平面波。在实际中,若波前远大于波长和粒子尺寸,就可以把入射波等同于平面波。

米氏理论的应用是直接明了的。散射效率因子 Q_s 和散射各向异性因子 g(定义 $g = \langle \cos\theta \rangle$)可计算如下:

$$Q_s = \frac{2}{x^2} \sum_{l=1}^{\infty} (2l + 1)[\mid a_l \mid^2 + \mid b_l \mid^2] \tag{2.10}$$

$$g = \frac{4}{Q_s x^2} \sum_{l=1}^{\infty} \left[\frac{l(l+2)}{l+1} \mathrm{Re}(a_l a_{l+1}^* + b_l b_{l+1}^*) + \frac{2l+1}{l(l+1)} \mathrm{Re}(a_l b_l^*) \right] \tag{2.11}$$

其中,尺寸参数 $x = ka$;系数 a_l 和 b_l 为

$$a_l = \frac{\psi_l'(y)\psi_l(x) - n_{\mathrm{rel}}\psi_l(y)\psi_l'(x)}{\psi_l'(y)\zeta_l(x) - n_{\mathrm{rel}}\psi_l(y)\zeta_l'(x)}$$

$$b_l = \frac{n_{\rm rel}\psi'_l(y)\psi_l(x) - \psi_l(y)\psi'_l(x)}{n_{\rm rel}\psi'_l(y)\zeta_l(x) - \psi_l(y)\zeta'_l(x)} \tag{2.12}$$

式中，上标表示一阶微分，尺寸参数 y 定义为

$$y = n_{\rm rel}x = 2\pi n_s a/\lambda \tag{2.13}$$

黎卡提—贝塞尔(Riccati‐Bessel)函数定义为

$$\psi_l(z) = z{\rm j}_l(z) = \sqrt{\pi z/2}\,{\rm J}_{l+1/2}(z) = {\rm S}_l(z) \tag{2.14}$$

$$\chi_l(z) = -z{\rm y}_l(z) = -\sqrt{\pi z/2}\,{\rm Y}_{l+1/2}(z) = {\rm C}_l(z) \tag{2.15}$$

$$\zeta_l(z) = \psi_l(z) + {\rm i}\chi_l(z) = z{\rm h}_l^{(2)}(z) = \sqrt{\pi z/2}\,{\rm H}_{l+1/2}^{(2)}(z) \tag{2.16}$$

式中，l 和 $l+1/2$ 表示阶数，${\rm j}_l()$ 和 ${\rm y}_l()$ 分别表示第一类球贝塞尔函数和第二类球贝塞尔函数，${\rm J}_l()$ 和 ${\rm Y}_l()$ 分别表示第一类贝塞尔函数和第二类贝塞尔函数，${\rm h}_l^{(2)}()$ 表示第二类球汉克尔函数，${\rm H}_l^{(2)}()$ 表示第二类汉克尔函数，${\rm S}_l()$ 和 ${\rm C}_l()$ 是常用的替代符号。需要注意的是

$${\rm h}_l^{(2)}() = {\rm j}_l() - {\rm iy}_l() \tag{2.17}$$

$${\rm H}_l^{(2)}() = {\rm J}_l() - {\rm iY}_l() \tag{2.18}$$

如果 $n_{\rm rel}$ 是复数，则用含有吸收分量的消光因子代替散射效率因子。

2.5　米氏理论数值计算实例

米氏理论可以计算任意尺寸球形粒子的散射效率因子 Q_s、散射各向异性因子 g、散射截面 σ_s。对于散射介质，可以进一步计算其散射系数 μ_s 和约化散射系数 μ'_s。当用 MATLAB 或其他高级计算机语言来进行米氏理论的计算时，下面的导数恒等式是非常有用的：

$${\rm J}'_l(z) = -\frac{1}{z}{\rm J}_l(z) + {\rm J}_{l-1}(z) \tag{2.19}$$

$${\rm Y}'_l(z) = -\frac{1}{z}{\rm Y}_l(z) + {\rm Y}_{l-1}(z) \tag{2.20}$$

下面是一个 MATLAB 的示例程序：

```
% Mie theory
% Use SI units

diameter = input('Diameter of sphere (e.g., 579 nm):') * 1e - 9;
radius = diameter/2;
lambda = input('Wavelength (e.g., 400 nm):') * 1e - 9;
```

```
n_s = input('Refractive index of sphere (e.g., 1.57):');
n_b = input('Refractive index of background (e.g., 1.33):');
w_s = input('Specific weight of sphere(e.g., 1.05 g/cc):') * 1e3;
w_b = input('Specific weight of background(e.g., 1.0 g/cc):') * 1e3;
concentration = input('Concentration by weight (e.g., 0.002):');


k = 2 * pi * n_b/lambda
x = k * radius
n_rel = n_s/n_b
y = n_rel * x


% Calculate the summations
err = 1e - 8;
Qs = 0;
gQs = 0;
for n = 1:100000
Snx = sqrt(pi * x/2) * besselj(n + 0.5,x);
Sny = sqrt(pi * y/2) * besselj(n + 0.5,y);
Cnx = - sqrt(pi * x/2) * bessely(n + 0.5,x);
Zetax = Snx + i * Cnx;


% Calculate the first - order derivatives
Snx_prime = - (n/x) * Snx + sqrt(pi * x/2) * besselj(n - 0.5,x);
Sny_prime = - (n/y) * Sny + sqrt(pi * y/2) * besselj(n - 0.5,y);
Cnx_prime = - (n/x) * Cnx - sqrt(pi * x/2) * bessely(n - 0.5,x);
Zetax_prime = Snx_prime + i * Cnx_prime;


an_num = Sny_prime * Snx - n_rel * Sny * Snx_prime;
an_den = Sny_prime * Zetax - n_rel * Sny * Zetax_prime;
an = an_num/an_den;


bn_num = n_rel * Sny_prime * Snx - Sny * Snx_prime;
bn_den = n_rel * Sny_prime * Zetax - Sny * Zetax_prime;
bn = bn_num/bn_den;


Qs1 = (2 * n + 1) * (abs(an)^2 + abs(bn)^2);
```

```
Qs = Qs + Qs1;

if n>1
    gQs1 = (n−1) * (n+1)/n * real(an_1 * conj(an) + bn_1 * conj(bn))···
            + (2 * n−1)/((n−1) * n) * real(an_1 * conj(bn_1));
    gQs = gQs + gQs1;
end

an_1 = an;
bn_1 = bn;

if abs(Qs1)<(err * Qs) & abs(gQs1)<(err * gQs)
    break;
    end
end

Qs = (2/x^2) * Qs;
gQs = (4/x^2) * gQs;
g  = gQs/Qs;

vol_s = 4 * pi/3 * radius^3
N_s = concentration * w_b/(vol_s * w_s)
sigma_s = Qs * pi * radius^2;
mu_s = N_s * sigma_s

mu_s_prime = mu_s * (1−g);

% Output results
{'wavelength(nm)','Qs (−)','g (−)','mus (/cm)','mus_prime(/cm)';···
lambda * 1e9,Qs,g,mu_s * 1e−2,mu_s_prime * 1e−2}
```

下面给出一个数值计算实例,其输入参数为:

(1) 球的直径:$2a = 579$ nm。

(2) 波长:$\lambda = 400$ nm。

(3) 球的折射率:$n_s = 1.57$。

(4) 背景介质折射率:$n_b = 1.33$。

（5）球的比重：$\rho_s = 1.05 \text{ g/cm}^3$。

（6）背景介质的比重：$\rho_b = 1.0 \text{ g/cm}^3$。

（7）溶液中球的浓度重量比：$C_{wt} = 1 \times 10^{-5}$。

MATLAB 程序的计算结果为：$Q_s = 2.03$，$g = 0.916$，$\mu_s = 100 \text{ cm}^{-1}$ 和 $\mu_s' = 8.40 \text{ cm}^{-1}$。

图 2.2 显示了 Q_s 和 g 两者随 ka 变化的曲线，Q_s 和 g 由上述程序的修正版计算得到，其中 $n_s = 1.40$，$n_b = 1.33$。注意到即使 x 取较大的值，g 仍然小于 1。

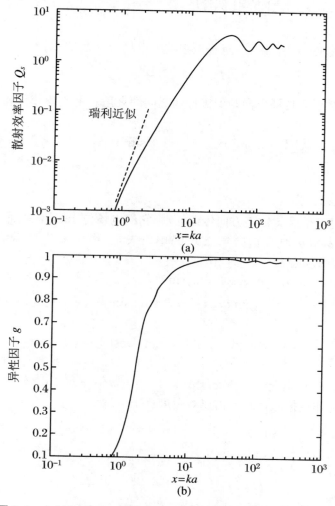

图 2.2　(a) Q_s 和 ka 的关系图，其中虚线表示瑞利理论的渐近线；(b) 异性因子 g 和 ka 的关系图

附录 2A   瑞利理论推导

在瑞利理论推导中,极化率 α 定义为振荡偶极矩 $\vec{p}\exp(i\omega t)$ 和入射的线性偏振波电场 $\vec{E}_0\exp(i\omega t)$ 之间的比例常量,其中 ω 表示角频率,t 表示时间:

$$\vec{p} = \alpha\vec{E}_0 \tag{2.21}$$

基于偶极子辐射理论有 $a \ll \lambda$,远场散射波的电场($r \gg \lambda$)表示为

$$E = \frac{k^2 p\sin\gamma}{r}e^{-ikr} \tag{2.22}$$

式中,γ 表示散射光传播方向与偶极振荡之间的夹角。由式(2.21)和式(2.22),得散射光强度为

$$I = |E|^2 = \frac{k^4|p|^2\sin^2\gamma}{r^2} = \frac{k^4|\alpha|^2\sin^2\gamma}{r^2}|E_0|^2 = \frac{k^4|\alpha|^2\sin^2\gamma}{r^2}I_0 \tag{2.23}$$

式中,I_0 为入射光强度。

假定入射光是沿 z 轴正方向传播的,则它的电场位于 xOy 平面。$\hat{p}$ 表示极化单位矢量,$\hat{r}$ 表示从原点指向场点 P 的单位矢量,用笛卡儿坐标系的单位矢量 $(\hat{e}_x, \hat{e}_y, \hat{e}_z)$ 表示如下:

$$\hat{p} = \hat{e}_x\cos\psi + \hat{e}_y\sin\psi \tag{2.24}$$

$$\hat{r} = \hat{e}_x\sin\theta\cos\phi + \hat{e}_y\sin\theta\sin\phi + \hat{e}_z\cos\theta \tag{2.25}$$

因此,得到

$$\cos\gamma = \hat{p}\cdot\hat{r} = \sin\theta\cos(\phi-\psi) \tag{2.26}$$

导致

$$\sin^2\gamma = 1 - \cos^2\gamma = 1 - \sin^2\theta\cos^2(\phi-\psi) \tag{2.27}$$

如果入射光为非偏振光,$\sin^2\gamma$ 需要对角度 ψ 求平均:

$$\langle\sin^2\gamma\rangle = 1 - \frac{1}{2}\sin^2\theta = \frac{1}{2}(1+\cos^2\theta) \tag{2.28}$$

因此

$$I(r,\theta) = \frac{k^4|\alpha|^2(1+\cos^2\theta)}{2r^2}I_0 \tag{2.29}$$

上式即式(2.1)。

总散射截面 σ_s 定义为

$$\sigma_s = \frac{1}{I_0}\int_{4\pi}I(r,\theta)r^2d\Omega \tag{2.30}$$

用微分立体角微元 $d\Omega = \sin\theta d\theta d\phi$ 计算式(2.30),得到

$$\sigma_s = 2\pi k^4 \mid \alpha \mid^2 \int_0^\pi \frac{1 + \cos^2\theta}{2} \sin\theta d\theta = \frac{8\pi k^4 \mid \alpha \mid^2}{3} \tag{2.31}$$

上式即式(2.3)。

附录 2B　米氏理论推导

对于折射率为 n_{rel}、半径为 a 的各向同性均匀的球体散射单色平面电磁波的情况,米氏理论给出了麦克斯韦方程组的精确解。米氏理论的简短推导如下。总的思路是:(1) 利用级数展开,用待定系数法求解球内外的麦克斯韦方程组;(2) 在球体表面应用边界条件来求解系数。圆柱体散射的米氏理论不在本书的讨论范围之内。

假设麦克斯韦方程组都满足以下条件:

$$\nabla \cdot \vec{E} = 0 \tag{2.32}$$

$$\nabla \cdot \vec{B} = 0 \tag{2.33}$$

$$\nabla \times \vec{E} = -\frac{\partial \vec{B}}{\partial t} \tag{2.34}$$

$$\nabla \times \vec{B} = \left(\frac{n}{c}\right)^2 \frac{\partial \vec{E}}{\partial t} \tag{2.35}$$

其中,$\vec{E}$ 和 $\vec{B}$ 分别表示电场和磁场,n 表示介质的折射率,c 表示真空中的光速。

1. 矢量和标量波动方程

$\vec{E}$ 和 $\vec{B}$ 的矢量波动方程可由式(2.32)~式(2.35)推导得

$$\nabla^2 \vec{A} = \left(\frac{n}{c}\right)^2 \frac{\partial^2 \vec{A}}{\partial t^2} \tag{2.36}$$

其中,$\vec{A}$ 表示 $\vec{E}$ 或者 $\vec{B}$。每个分矢量都满足标量波动方程:

$$\nabla^2 \Psi = \left(\frac{n}{c}\right)^2 \frac{\partial^2 \Psi}{\partial t^2} \tag{2.37}$$

例 2.1　推导 $\vec{E}$ 的式(2.36)。

对式(2.34)两边进行 $\nabla \times$ 运算,得到

$$\nabla \times (\nabla \times \vec{E}) = -\frac{\partial \nabla \times \vec{B}}{\partial t}$$

由于 $\nabla \times (\nabla \times \vec{E}) = \nabla(\nabla \cdot \vec{E}) - \nabla^2 \vec{E} = -\nabla^2 \vec{E}$,有

$$\nabla^2 \vec{E} = \frac{\partial \nabla \times \vec{B}}{\partial t} \tag{2.38}$$

将式(2.35)代入式(2.38),得到关于 $\vec{E}$ 的式(2.36)。

2. 标量波动方程的求解

式(2.37)的标准解法是分离变量法。令 $\Psi(\vec{x}, t) = X(\vec{x})T(t)$,其中 $\vec{x}$ 代表空间坐标,将此表达式代入式(2.37),两边除以 XT,得到

$$\frac{\nabla^2 X}{X} = \left(\frac{n}{c}\right)^2 \frac{1}{T}\left(\frac{\partial^2 T}{\partial t^2}\right) \tag{2.39}$$

上述方程式左边是一个仅关于 $\vec{x}$ 变量的函数,右边是一个仅关于 t 变量的函数,因此方程式两边必然等于一个常量,此常量被称为分离变量常量,用 $-\beta^2$ 表示。随时间变化的部分可表示为

$$\left(\frac{\partial^2 T}{\partial t^2}\right) + \omega^2 T = 0 \tag{2.40}$$

其中, $\omega = \beta c / n$,因 ω 表示波的角频率,可得 $\beta = k = nk_0$,其中 k 和 k_0 分别表示在介质和真空中的传播常量。

式(2.40)的解为

$$T \sim \begin{cases} \cos \omega t \\ \sin \omega t \end{cases} \tag{2.41}$$

式中,大括号表示括号内两个函数的线性组合。随空间变化的部分满足标量的亥姆霍兹方程:

$$\nabla^2 X + k^2 X = 0 \tag{2.42}$$

可以用球坐标表示为

$$\left[\frac{1}{r^2}\frac{\partial}{\partial r}\left(r^2\frac{\partial}{\partial r}\right) + \frac{1}{r^2\sin\theta}\frac{\partial}{\partial\theta}\left(\sin\theta\frac{\partial}{\partial\theta}\right) + \frac{1}{r^2\sin^2\theta}\frac{\partial^2}{\partial\phi^2}\right]X + k^2 X = 0 \tag{2.43}$$

令 $X = R(r)\Theta(\theta)\Phi(\phi)$,代入式(2.43),然后方程两边同除以 $R(r)\Theta(\theta)\Phi(\phi)$,得到

$$\frac{1}{r^2 R}\frac{\partial}{\partial r}\left(r^2\frac{\partial R}{\partial r}\right) + \frac{1}{r^2\Theta\sin\theta}\frac{\partial}{\partial\theta}\left(\sin\theta\frac{\partial\Theta}{\partial\theta}\right) + \frac{1}{r^2\Phi\sin^2\theta}\frac{\partial^2\Phi}{\partial\phi^2} + k^2 = 0 \tag{2.44}$$

式(2.44)两边同乘以 $r^2\sin^2\theta$ 后,左边第三项仅与变量 ϕ 相关,而其他项则与变量 ϕ 无关,因此,令

$$\frac{1}{\Phi}\frac{\partial^2\Phi}{\partial\phi^2} = 常数 = -m^2 \tag{2.45}$$

有

$$\frac{\partial^2\Phi}{\partial\phi^2} + m^2\Phi = 0 \tag{2.46}$$

上式便有如下解：

$$\Phi \sim \begin{Bmatrix} \cos(m\phi) \\ \sin(m\phi) \end{Bmatrix} \qquad (2.47)$$

根据边界条件 $\Phi(0) = \Phi(2\pi)$，有 $m = 0, \pm 1, \pm 2, \cdots$。式(2.44)中 $r\theta$ 相关的部分如下：

$$\frac{1}{r^2 R} \frac{\partial}{\partial r}\left(r^2 \frac{\partial R}{\partial r}\right) + \frac{1}{r^2 \Theta \sin\theta} \frac{\partial}{\partial \theta}\left(\sin\theta \frac{\partial \Theta}{\partial \theta}\right) - \frac{m^2}{r^2 \sin^2\theta} + k^2 = 0 \quad (2.48)$$

将上述方程乘以 r^2 后，第一项和第四项仅与变量 r 相关，而其他项与变量 r 不相关，令

$$\frac{1}{\Theta \sin\theta} \frac{\partial}{\partial \theta}\left(\sin\theta \frac{\partial \Theta}{\partial \theta}\right) - \frac{m^2}{\sin^2\theta} = 常数 = -l(l+1) \qquad (2.49)$$

有

$$\frac{1}{r^2} \frac{\partial}{\partial r}\left(r^2 \frac{\partial R}{\partial r}\right) + \left[k^2 - \frac{l(l+1)}{r^2}\right] R = 0 \qquad (2.50)$$

和

$$(1 - z^2) \frac{\partial^2 \Theta}{\partial z^2} - 2z \frac{d\Theta}{dz} + \left[l(l+1) - \frac{m^2}{1 - z^2}\right] \Theta = 0 \qquad (2.51)$$

式中，$z = \cos\theta$。式(2.50)的解为

$$R \sim \begin{Bmatrix} j_l(kr) \\ y_l(kr) \end{Bmatrix} = \begin{Bmatrix} j_l(nk_0 r) \\ y_l(nk_0 r) \end{Bmatrix} \qquad (2.52)$$

式中，l 是整数，$j_l(x)$ 和 $y_l(x)$ 分别表示第一类球贝塞尔函数和第二类球贝塞尔函数，分别为

$$j_l(x) = \sqrt{\frac{\pi}{2x}} J_{l+1/2}(x) \qquad (2.53)$$

$$y_l(x) = \sqrt{\frac{\pi}{2x}} Y_{l+1/2}(x) \qquad (2.54)$$

式(2.51)的解为

$$\Theta \sim \begin{Bmatrix} P_{l,m}(\cos\theta) \\ Q_{l,m}(\cos\theta) \end{Bmatrix} \qquad (2.55)$$

式中，$P_{l,m}(\cos\theta)$ 和 $Q_{l,m}(\cos\theta)$ 分别表示第一类勒让德多项式和第二类勒让德多项式。

由前面的 $\Psi(\vec{x}, t) = X(\vec{x})T(t)$ 和 $X = R(r)\Theta(\theta)\Phi(\phi)$，可得到在球坐标系中(参见图 2.1)的标量波动方程(2.37)式的解：

$$\Psi \sim \begin{Bmatrix} \cos(\omega t) \\ \sin(\omega t) \end{Bmatrix} \begin{Bmatrix} \cos(m\phi) \\ \sin(m\phi) \end{Bmatrix} \begin{Bmatrix} j_l(nk_0 r) \\ y_l(nk_0 r) \end{Bmatrix} \begin{Bmatrix} P_{l,m}(\cos\theta) \\ Q_{l,m}(\cos\theta) \end{Bmatrix} \qquad (2.56)$$

和时间相关表达式 $\exp(i\omega t)$ 线性组合表示波的相位。当然，也可以使用 $\exp(-i\omega t)$ 表达。舍去函数 $Q_{l,m}(\cos\theta)$，因为参数 $\theta \in \{0, \pi\}$ 时此函数存在奇点。

对于球内波,舍去函数 $y_l(nk_0r)$,因为当 $r \to 0$ 时,$y_l(nk_0r) \to -\infty$。对于球外的向外的球面波,选择具有渐近性的第二类球汉克尔函数 $h_l^{(2)}(nk_0r)$:

$$h_l^{(2)}(nk_0r) \sim \frac{i^{l+1}}{nk_0r}\exp(-ink_0r) \tag{2.57}$$

因此,有

$$\Psi \sim \exp(i\omega t) \begin{Bmatrix} \cos(m\phi) \\ \sin(m\phi) \end{Bmatrix} \begin{Bmatrix} j_l(nk_0r) \\ h_l^{(2)}(nk_0r) \end{Bmatrix} P_{l,m}(\cos\theta) \tag{2.58}$$

如果使用 $\exp(-i\omega t)$,对向外的球面波就要选择第一类球汉克尔函数 $h_l^{(1)}(nk_0r)$。

3. 与标量和矢量波动方程求解相关的定理

由式(2.37),与时间无关的标量波动方程(标量亥姆霍兹方程)为

$$\nabla^2 X + n^2 k_0^2 X = 0 \tag{2.59}$$

上式有如下解:

$$X \sim \begin{Bmatrix} \cos(m\varphi) \\ \sin(m\varphi) \end{Bmatrix} \begin{Bmatrix} j_l(nk_0r) \\ h_l^{(2)}(nk_0r) \end{Bmatrix} P_{l,m}(\cos\theta) \tag{2.60}$$

同样,由式(2.36)得,与时间无关的矢量波动方程(矢量亥姆霍兹方程)为

$$\nabla^2 \vec{A} + n^2 k_0^2 \vec{A} = 0 \tag{2.61}$$

矢量亥姆霍兹方程的解可以由下面的定理得出。如果 X 满足标量波动方程(2.59)式,矢量 $\vec{M}_X$ 和 $\vec{N}_X$ 定义为

$$\vec{M}_X = \nabla \times (\vec{r}X), \quad nk_0\vec{N}_X = \nabla \times \vec{M}_X \tag{2.62}$$

必须满足标量亥姆霍兹方程(2.61)式,其中 $\vec{M}_X$ 和 $\vec{N}_X$ 有关系:

$$nk_0\vec{M}_X = \nabla \times \vec{N}_X \tag{2.63}$$

$\vec{M}_X$ 和 $\vec{N}_X$ 的所有分量为

$$M_r = 0 \tag{2.64}$$

$$M_\theta = \frac{1}{r\sin\theta}\frac{\partial(rX)}{\partial\phi} \tag{2.65}$$

$$M_\phi = -\frac{1}{r}\frac{\partial(rX)}{\partial\theta} \tag{2.66}$$

$$nk_0N_r = \frac{1}{r^2}\frac{\partial}{\partial r}\left[r^2\frac{\partial(rX)}{\partial r}\right] + n^2 k_0^2 rX \tag{2.67}$$

$$nk_0N_\theta = \frac{1}{r}\frac{\partial^2(rX)}{\partial r\partial\theta} \tag{2.68}$$

$$nk_0N_\phi = \frac{1}{r\sin\theta}\frac{\partial^2(rX)}{\partial r\partial\phi} \tag{2.69}$$

式(2.67)也可表示为

$$nk_0N_r = -\frac{1}{r\sin\theta}\frac{\partial}{\partial\theta}\left(\sin\theta\frac{\partial X}{\partial\theta}\right) - \frac{1}{r\sin^2\theta}\frac{\partial^2 X}{\partial\phi^2} \tag{2.70}$$

如果 u 和 v 是标量波动方程的两个解,那么 $\vec{M}_u$,$\vec{N}_u$,$\vec{M}_v$ 和 $\vec{N}_v$ 是导出的矢量场,则矢量波动方程解的空间部分为

$$\vec{E} = \vec{M}_v + i\vec{N}_u \quad \text{和} \quad \vec{B} = \frac{n}{c}(-\vec{M}_u + i\vec{N}_v) \tag{2.71}$$

$\vec{E}$ 和 $\vec{B}$ 的分量因而可以用解 u 和 v 以及它们的一阶、二阶导数表示。

例 2.2 证明式(2.62)定义的矢量 $\vec{M}_X$ 满足式(2.61)形式的矢量波动方程。

方程式两边同乘以 $\vec{r}$,再对式(2.59)两边进行 $\nabla \times$ 运算,得到

$$\nabla \times (\vec{r}\nabla^2 X) + n^2 k_0^2 \vec{M}_X = 0 \tag{2.72}$$

由矢量恒等式

$$\nabla[\nabla \cdot (\nabla X \times \vec{r})] = \vec{r}(\nabla \times \nabla X) - \nabla X(\nabla \times \vec{r}) = 0 \tag{2.73}$$

推导得

$$\begin{aligned}
\nabla \times \nabla \times (\nabla X \times \vec{r}) &= \nabla[\nabla \cdot (\nabla X \times \vec{r})] - \nabla^2(\nabla X \times \vec{r}) \\
&= -\nabla^2(\nabla X \times \vec{r})
\end{aligned} \tag{2.74}$$

同理

$$\begin{aligned}
&\nabla \times [\nabla \times (\nabla X \times \vec{r})] \\
&= \nabla \times [(\vec{r} \cdot \nabla)\nabla X - \vec{r}\nabla^2 X - (\nabla X \cdot \nabla)\vec{r} + \nabla X(\nabla \cdot \vec{r})] \\
&= \nabla \times [(\vec{r} \cdot \nabla)\nabla X] - \nabla \times [\vec{r}\nabla^2 X] - \nabla \times [(\nabla X \cdot \nabla)\vec{r}] \\
&\quad + \nabla \times [\nabla X(\nabla \cdot \vec{r})]
\end{aligned} \tag{2.75}$$

方程式右边的第一项、第三项和第四项可做如下等效变换:

$$\vec{r} \cdot \nabla = r\frac{\partial}{\partial r} \Rightarrow \nabla \times [(\vec{r} \cdot \nabla)\nabla X] = \nabla \times \left(r\frac{\partial}{\partial r}\nabla X\right) = 0 \tag{2.76}$$

$$(\nabla X \cdot \nabla)\vec{r} = \nabla X \Rightarrow \nabla \times [(\nabla X \cdot \nabla)\vec{r}] = \nabla \times \nabla X = 0 \tag{2.77}$$

$$\nabla \cdot \vec{r} = 3 \Rightarrow \nabla \times [\nabla X(\nabla \cdot \vec{r})] = 0 \tag{2.78}$$

因此,式(2.75)变成

$$\nabla \times [\nabla \times (\nabla X \times \vec{r})] = -\nabla \times (\vec{r}\nabla^2 X) \tag{2.79}$$

由式(2.74) 和式(2.79),得到

$$\nabla^2(\nabla X \times \vec{r}) = \nabla \times (\vec{r}\nabla^2 X) \tag{2.80}$$

同理可得

$$\nabla^2 \vec{M}_X = \nabla^2[\nabla \times (\vec{r}X)] = \nabla^2[\nabla X \times \vec{r} + X(\nabla \times \vec{r})] = \nabla^2(\nabla X \times \vec{r}) \tag{2.81}$$

合并式(2.72)、式(2.80)和式(2.81),有

$$\nabla^2 \vec{M}_X + n^2 k_0^2 \vec{M}_X = 0 \tag{2.82}$$

表明 $\vec{M}_X$ 是矢量波动方程的一个有效解。

例 2.3 验证方程式(2.64)~式(2.66)之间的关系。

由球坐标系中矢量旋度运算得

$$\nabla \times \vec{V} = \frac{\hat{r}}{r\sin\theta}\left[\frac{\partial}{\partial\theta}(\sin\theta V_{\phi}) - \frac{\partial V_{\theta}}{\partial\phi}\right] + \frac{\hat{\theta}}{r}\left[\frac{1}{\sin\theta}\frac{\partial V_r}{\partial\phi} - \frac{\partial}{\partial r}(rV_{\phi})\right]$$

$$+ \frac{\hat{\phi}}{r}\left(\frac{\partial}{\partial r}(rV_{\theta}) - \frac{\partial V_r}{\partial\theta}\right) \tag{2.83}$$

因此有

$$\vec{M}_X = \nabla \times (\vec{r}X) = \frac{\hat{\theta}}{\sin\theta}\frac{\partial X}{\partial\phi} - \hat{\varphi}\frac{\partial X}{\partial\theta} \tag{2.84}$$

此式能再写成式(2.64)~式(2.66)。

4. 边界条件下的系数求解

坐标原点设置在球形散射体的中心。假定 z 轴正方向沿着入射波的传播方向，x 轴位于线偏振入射波的电场振动平面内。解 u 和 v 选用以下形式表示：

(1) 对于球形粒子外的入射平面波，有

$$u = n_b\exp(\mathrm{i}\omega t)\cos\phi\sum_{l=1}^{\infty}(-\mathrm{i})^l\frac{2l+1}{l(l+1)}\mathrm{P}_{l,1}(\cos\theta)\mathrm{j}_l(kr) \tag{2.85}$$

$$v = n_b\exp(\mathrm{i}\omega t)\sin\phi\sum_{l=1}^{\infty}(-\mathrm{i})^l\frac{2l+1}{l(l+1)}\mathrm{P}_{l,1}(\cos\theta)\mathrm{j}_l(kr) \tag{2.86}$$

其中 k 是背景介质传播常数。

(2) 对于球形粒子外的散射波，有

$$u = n_b\exp(\mathrm{i}\omega t)\cos\phi\sum_{l=1}^{\infty} - a_l(-\mathrm{i})^l\frac{2l+1}{l(l+1)}\mathrm{P}_{l,1}(\cos\theta)\mathrm{h}_l^{(2)}(kr) \tag{2.87}$$

$$v = n_b\exp(\mathrm{i}\omega t)\sin\phi\sum_{l=1}^{\infty} - b_l(-\mathrm{i})^l\frac{2l+1}{l(l+1)}\mathrm{P}_{l,1}(\cos\theta)\mathrm{h}_l^{(2)}(kr) \tag{2.88}$$

其中 a_l 和 b_l 是待定系数。

(3) 对于球形粒子内的波，有

$$u = n_s\exp(\mathrm{i}\omega t)\cos\phi\sum_{l=1}^{\infty}c_l(-\mathrm{i})^l\frac{2l+1}{l(l+1)}\mathrm{P}_{l,1}(\cos\theta)\mathrm{j}_l(n_{\mathrm{rel}}kr) \tag{2.89}$$

$$v = n_s\exp(\mathrm{i}\omega t)\sin\phi\sum_{l=1}^{\infty}d_l(-\mathrm{i})^l\frac{2l+1}{l(l+1)}\mathrm{P}_{l,1}(\cos\theta)\mathrm{j}_l(n_{\mathrm{rel}}kr) \tag{2.90}$$

其中 c_l 和 d_l 是待定系数。

为了确定这些系数，由式(2.85)~式(2.90)得到解 $\vec{E}$ 和 $\vec{B}$ 的表达式，并代入下列边界条件：

$$\hat{u}_{\mathrm{n}} \times (\vec{E}_{\mathrm{o}} - \vec{E}_{\mathrm{i}}) = \hat{u}_{\mathrm{n}} \times (\vec{B}_{\mathrm{o}} - \vec{B}_{\mathrm{i}}) = 0 \tag{2.91}$$

其中 $\hat{u}_{\mathrm{n}}$ 表示垂直于边界表面的单位向量，下标 o 和 i 分别代表球外和球内，得到的系数 a_l 和 b_l 如式(2.12)所示。

5. 散射效率因子和各向异性因子

将渐近表达的第二类球汉克尔函数代入式(2.87)～式(2.88)中,可得

$$u = -\mathrm{i}\,\frac{\exp(-\mathrm{i}kr + \mathrm{i}\omega t)}{kr}\cos\phi\sum_{l=1}^{\infty}a_l\,\frac{2l+1}{l(l+1)}\mathrm{P}_{l,1}(\cos\theta) \tag{2.92}$$

$$v = -\mathrm{i}\,\frac{\exp(-\mathrm{i}kr + \mathrm{i}\omega t)}{kr}\sin\phi\sum_{l=1}^{\infty}b_l\,\frac{2l+1}{l(l+1)}\mathrm{P}_{l,1}(\cos\theta) \tag{2.93}$$

由此产生分量为

$$E_\theta = B_\phi = -\mathrm{i}\,\frac{\exp(-\mathrm{i}kr + \mathrm{i}\omega t)}{kr}\cos\phi S_2(\theta) \tag{2.94}$$

$$-E_\phi = B_\theta = -\mathrm{i}\,\frac{\exp(-\mathrm{i}kr + \mathrm{i}\omega t)}{kr}\sin\phi S_1(\theta) \tag{2.95}$$

振幅函数为

$$S_1(\theta) = \sum_{l=1}^{\infty}\frac{2l+1}{l(l+1)}\big[a_l\pi_l(\cos\theta) + b_l\tau_l(\cos\theta)\big] \tag{2.96}$$

$$S_2(\theta) = \sum_{l=1}^{\infty}\frac{2l+1}{l(l+1)}\big[b_l\pi_l(\cos\theta) + a_l\tau_l(\cos\theta)\big] \tag{2.97}$$

式中

$$\pi_l(\cos\theta) = \frac{\mathrm{P}_{l,1}(\cos\theta)}{\sin\theta} \tag{2.98}$$

$$\tau_l(\cos\theta) = \frac{\mathrm{d}}{\mathrm{d}\theta}\mathrm{P}_{l,1}(\cos\theta) \tag{2.99}$$

散射效率因子 Q_s 定义为散射截面积 σ_s 与物理截面积 πa^2 的比值,可用振幅函数表示为

$$Q_s = \frac{\sigma_s}{\pi a^2} = \frac{1}{\pi x^2}\int_{4\pi}(|S_1(\theta)|^2\cos^2\phi + |S_2(\theta)|^2\sin^2\phi)\mathrm{d}\Omega \tag{2.100}$$

随后对 ϕ 变量进行积分,式(2.100)变成

$$Q_s = \frac{1}{x^2}\int_0^\pi(|S_1(\theta)|^2 + |S_2(\theta)|^2)\sin\theta\mathrm{d}\theta \tag{2.101}$$

同理,散射各向异性因子 $g = \langle\cos\theta\rangle$ 可计算为

$$gQ_s = \frac{1}{x^2}\int_0^\pi(|S_1(\theta)|^2 + |S_2(\theta)|^2)\cos\theta\sin\theta\mathrm{d}\theta \tag{2.102}$$

利用 π_l 和 τ_l 的正交关系,式(2.101)和式(2.102)对变量 θ 积分,可得式(2.10)和式(2.11)。

习　　题

2.1　证明:$\dfrac{\partial j_l(kr)}{\partial r} = \dfrac{k}{2l+1}\big[l\mathrm{j}_{l-1}(kr) - (l+1)\mathrm{j}_{l+1}(kr)\big]$。

2.2　证明:$\dfrac{\partial \psi_l(z)}{\partial z} = -\dfrac{l}{z}\psi_l(z) + \psi_{l-1}(z)$。

2.3　证明:$\dfrac{\partial \zeta_l(z)}{\partial z} = -\dfrac{l}{z}\zeta_l(z) + \zeta_{l-1}(z)$。

2.4　推导光施加在球形粒子上的净辐射力。(提示:使用动量守恒关系,光子动量等于光子能量除以光速。)

2.5　绘出瑞利散射模式中散射光的角分布图,并计算散射各向异性因子。

2.6　用米氏理论编写一个可替代程序计算背景介质中悬浮球形粒子的散射效率因子、散射各向异性因子、散射系数和约化散射系数。(1)使用 2.5 节中的实例来验证你的程序;(2)重复图 2.2;(3)总结随着 ka 的变化,粒子散射截面的渐近变化。

2.7　根据附录 2B 的内容,推导式(2.12)中的待定系数 a_l 和 b_l。

2.8　(a)扩展米氏理论到存在吸收的散射体。(b)扩展瑞利理论到存在吸收的散射体。

阅　　读

[1] van de Hulst H C. Light scattering by small particles[M]. New York: Dover Publications, 1981: Sections 2.2, 2.4 and 2.6.

延 伸 阅 读

［1］ Bohren C F，Huffman D R. Absorption and scattering of light by small particles［M］. New York：Wiley，1983.
［2］ Ishimaru A. Wave propagation and scattering in random media［M］. New York：IEEE Press，1997.

第3章 光子在生物组织中传输的蒙特卡罗模拟

3.1 引 言

生物组织中的光子传输过程可以通过蒙特卡罗方法进行数值模拟。光子的轨迹模拟成一个每一步方向依赖于前一步方向的持续的随机行走。与此相反,在一次简单的随机游走中,所有行走的轨迹的方向都是独立的。通过追踪足够多的光子数,我们可以估算出相应的物理量,如漫反射率。

3.2 蒙特卡罗方法

蒙特卡罗方法虽然被广泛地应用于各种学科,但其定义不够简洁。这里,我们采用勒克斯(Lux)和科布林格(Koblinger)提供的描述(1991):"在蒙特卡罗方法的所有应用中,构建一个随机模型,在这个模型中,某个确定的随机变量(或者是几个变量的组合)的期望值等于待确定的物理量值。那么这个期望值可通过平均这个随机变量的多次独立的抽样来估计。为了构建一系列独立的抽样,需要使用满足待估变量分布的随机数。"

蒙特卡罗方法对估计总体平均量是十分有效的。

蒙特卡罗方法为模拟光子在生物组织中的传输提供了一个灵活而严谨的方法。为研究光子传输的平均特征,一个生物组织的总体被模拟。这个总体由微观上不同但宏观特性相同的组织组成。通过概率分布定义光子传播的规则,例如,散射角和步长。统计特征需要追踪大量的光子,这在计算上是耗时的,但可以同时估计出多个物理量。

本章中,光子在每个散射位置处视作波,而在其他地方则视为经典粒子。忽略光子的相干性、偏振和非线性。忽略组织成分的结构各向异性,如肌纤维和胶原蛋白。值得注意的是结构各向异性和散射各向异性不能混淆。

3.3　问题的定义

要解决的问题从无限窄光子束(也被称为笔形光束)垂直入射到多层散射介质(图3.1)上开始,计算其响应的各种物理量。笔形光束由一个空间、方向和时间的脉冲(狄拉克)函数表示,因此,其响应被称为脉冲响应或格林函数。各层无限宽且相互平行,每层由以下参数描述:厚度 d,折射率 n,吸收系数 μ_a,散射系数 μ_s 和散射各向异性因子 g。顶部和底部的周围介质由各自的折射率来描述。虽然在实际情况中不可能无限宽,但如果层的宽度远大于光子的分布就可以这样处理。

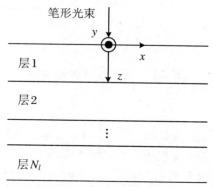

图 3.1　共 N_l 层的散射介质示意图(y 轴指向纸面外)

定义三个坐标系。全局笛卡儿坐标系(x,y,z)(图3.1)用于追踪光子。xOy 平面和散射介质的表面重合,z 轴沿着笔形光束方向。

全局圆柱坐标系(r,ϕ',z),用于记录光子的吸收。与笛卡儿坐标系共享 z 轴。光子的吸收为 r 和 z 的函数。由于每层是均匀的且笔形光束和轴对齐,因此光子的吸收分布具有圆柱对称性。r 坐标也用于记录漫反射率和漫透射率,二者都是 r 和 α 的函数。α 是逸出光子的传播方向相对于散射介质(对于上表面为 $-z$ 轴,对于下表面为 $+z$ 轴)出射面的法矢量的极角。用方位角 ϕ',可以进一步确定逸出光子的位置。

局部移动的球坐标系用于抽样散射角,它的 z 轴和光子传播方向动态对齐。

极角 θ 和方位角 ϕ 一旦被抽样,就要转换为全局笛卡儿坐标系中的方向余弦。

要计算的物理量包括相对特异性的吸收、相对光通量、相对漫反射率、相对漫透射率,所有这些都是相对于入射光能量的。相对特异性的吸收 $A(r,z)$ 表示介质中每单位体积光子吸收的概率;相对光通量 $F(r,z)$ 表示每单位面积光子流的概率,可以通过 $A(r,z)$ 计算得出。光子的第一次非散射吸收相互作用事件总是发生在 z 轴上,单独分开记录。上表面的相对漫反射率 $R_d(r,\alpha)$ 和下表面的相对漫透射率 $T_d(r,\alpha)$,一起称为相对扩散再发射率,其被定义为 r 处每单位面积,α 附近每单位立体角光子从表面逸出的概率。立体角的单位是球面度(sr)。非散射吸收、镜面反射和非散射透射的光子被分别记录。低维物理量可以由高维物理量计算得出。除非另有说明,为简洁起见,本章中相对物理量简称为物理量。

模拟的物理量用坐标系上的网格表示。对于光子吸收,在 z 和 r 方向上建立一个二维均匀网格系统。在 z 和 r 方向上的网格尺寸分别是 Δr 和 Δz,网格单元总数分别是 N_r 和 N_z。对于逸出光子,在 α 方向上建立一个带有 N_α 个网格元素的一维网格系统。因为 α 的范围为 $\pi/2$,故网格单元的尺寸为 $\Delta\alpha = \pi/(2N_\alpha)$。为了简便,本章中应当出现在物理量后的网格单元有时用坐标表示。

为了一致,在整个模拟中,使用厘米(cm)作为长度的基本单位。例如,在 z 和 r 方向上每层的厚度和网格单元尺寸用 cm 度量,吸收和散射系数用 cm^{-1} 度量。

3.4　光子的传播

本节介绍控制光子传播的规则。图 3.2 显示了蒙特卡罗模拟光子在多层介质中传输的光子追踪部分的基本流程图。在 ANSI Standard C 中,我们编写了蒙特卡罗模拟程序,并作为一个软件包命名为 MCML(见附录3A)。这个软件可以在任何支持 ANSI Standard C 的计算机平台上执行。以下小节介绍了流程图中多个方框的实现。

3.4.1　随机变量的抽样

蒙特卡罗方法依赖于从随机变量的概率分布中进行随机变量的抽样。概率密度函数(PDF)$p(\chi)$ 定义了在区间 (a,b) 上 χ 的分布。在某些情况下,区间可以是封闭的或半封闭的,通常没有实际上的差别。对于不熟悉 PDF 的读者,在附录 3B 中给出了简短的回顾。

为了抽样 χ,基于它的 PDF,我们需要反复取值。首先,一个均匀分布在 0 和 1 间的一个伪随机数 ξ 由计算机生成。接着,通过求解下面的方程对 χ 抽样:

$$\int_a^\chi p(\chi)\mathrm{d}\chi = \xi \tag{3.1}$$

因为左边表示累积分布函数（CDF）$P(\chi)$，我们有

$$P(\chi) = \xi \tag{3.2}$$

这个方程意味着如果 $P(\chi)$ 通过 ξ 在 0 和 1 间均匀抽样，如图 3.3 所示，其逆变换就能准确地抽样 χ：

$$\chi = P^{-1}(\xi) \tag{3.3}$$

这种抽样法，称为逆分布法（IDM），将会在下面反复涉及。

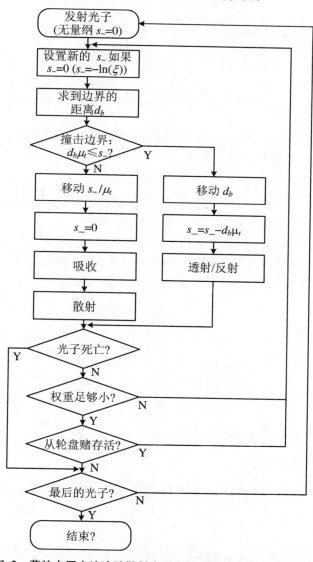

图 3.2　蒙特卡罗方法追踪散射介质中的光子流程图，这里 $s\_$ 表示
无量纲的步长（待讨论），Y 和 N 分别表示是和否

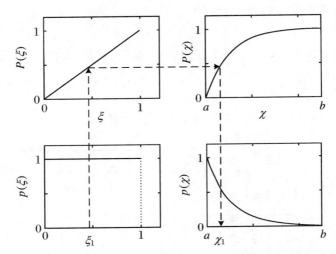

图 3.3　基于均匀分布在 0 和 1 间的随机数 ξ,抽样随机变量 χ 的逆
　　　　分布法(IDM)示意图

例 3.1　证明式(3.1)。

我们证明当 χ 根据式(3.1)被抽样时,χ 遵循原定的 CDF $P(\chi)$。

如果 χ 基于式(3.1)被抽样,则 χ 小于 χ_1 的概率为

$$P_{\text{IDM}}\{\chi < \chi_1\} = P\{\xi < \xi_1\} \tag{3.4}$$

这里,$P_{\text{IDM}}\{\}$ 表示括号中事件 IDM 的概率,$P\{\}$ 表示基于随机变量的 CDF 括号中事件的真实概率。通过式(3.1),χ_1 和 ξ_1 有关系:

$$\xi_1 = \int_a^{\chi_1} p(\chi)\mathrm{d}\chi \tag{3.5}$$

因为 ξ 等分布在 0 到 1 之间,我们有 $P\{\xi < \xi_1\} = \xi_1$。因此,我们得到

$$P_{\text{IDM}}\{\chi < \chi_1\} = \int_a^{\chi_1} p(\chi)\mathrm{d}\chi \tag{3.6}$$

由于右边是 CDF $P(\chi)$,我们有

$$P_{\text{IDM}}\{\chi < \chi_1\} = P(\chi_1) \tag{3.7}$$

这意味着抽样的 χ 的确遵循它预期的 CDF。

3.4.2　光子包的表示

一种简单的减小方差的技术,也被称为隐光子捕获,用来提高蒙特卡罗模拟的效率。这项技术使许多光子作为一个等效权重为 W 的光子包沿着特定的轨迹传播。

在 C 语言中,结构化相关参数使程序更易于编写、读取和修改。光子包的参数组合成单个结构体,其定义为:

typedef struct {

double x, y ,z; /* Cartesian coordinates of photon packet. */
double ux, uy, uz;/* direction cosines of photon propagation. */
double w; /* weight of photon packet. */
char dead; /* 0 if photon is propagating, 1 if terminated. */
double s_; /* dimensionless step size. */
long scatters; /* number of scattering events experienced. */
short layer; /* index of layer where photon packet resides. */
}PhotonStruct;

其中结构成员"x"、"y"和"z"分别表示光子包的坐标(x,y,z),结构成员"ux"、"uy"和"uz"分别表示光子包传播方向的方向余弦$\{\mu_x,\mu_y,\mu_z\}$,结构成员"w"表示光子包的权重 W。

结构成员"dead"表示光子包的状态,在光子包发射时其初值为零。如果光子包从散射介质中逸出或没能从俄罗斯轮盘赌(待讨论)中存活,这个结构成员设置为单位 1,这表示程序将停止追踪当前的光子包。

结构成员"s_"表示无量纲的步长,其定义为消光系数 μ_t 在光子包轨迹上的积分。在均匀介质中,无量纲的步长仅为物理路径长度乘以消光系数。

结构成员"scatters"存储光子包经历的散射事件次数,当光子包权重被记录,且其结构成员为 0 时,权重记录到非散射的物理量中。

结构成员"layer"是光子包所在介质层的索引,只有在光子包离开当前层时其值才会更新。

3.4.3　光子包的发射

光子包依次都正入射到散射介质上。对于每个新的光子包,初始化坐标(x,y,z)为$(0,0,0)$,初始化方向余弦$\{\mu_x,\mu_y,\mu_z\}$为$(0,0,1)$,初始化权重 W 为单位 1。其他几个结构成员,包括"dead"、"scatters"和"layer"也被初始化。

如果上表面的周围介质和第一层介质的折射率不匹配(设分别为 n_0 和 n_1),则镜面(菲涅耳)反射发生。正入射时的镜面反射率为

$$R_{sp} = \left(\frac{n_0 - n_1}{n_0 + n_1}\right)^2 \tag{3.8}$$

如果折射率为 n_1 的第一层是透明介质,会产生多次镜面反射和透射。如果忽略干涉效应,有效的镜面反射率可计算如下:

$$R_{sp} = R_{sp1} + \frac{(1 - R_{sp1})^2 R_{sp2}}{1 - R_{sp1} R_{sp2}} \tag{3.9}$$

式中,R_{sp1} 和 R_{sp2} 是第一层两个边界上的镜面反射率:

$$R_{sp1} = \left(\frac{n_0 - n_1}{n_0 + n_1}\right)^2 \tag{3.10}$$

$$R_{sp2} = \left(\frac{n_1 - n_2}{n_1 + n_2}\right)^2 \tag{3.11}$$

其中 n_2 表示第二层的折射率。

当光子包进入散射介质时,其权重减少 R_{sp}:

$$W = 1 - R_{sp} \tag{3.12}$$

如果式(3.8)适用,设置结构成员"layer"为第一层;如果式(3.9)适用,设置结构成员"layer"为第二层,相应地设置结构成员 z。

例 3.2 分别计算空气与水、玻璃和软组织之间正入射的镜面反射率。

水:$n_1 = 1.33$。对于空气—水界面,$R_{sp} = 2.0\%$,其中空气 $n_0 = 1$。

玻璃:$n_2 = 1.5$。对于空气—玻璃界面,$R_{sp} = 4.0\%$。

软组织:$n_1 = \sim 1.37$。对于空气和软组织间的界面,$R_{sp} = \sim 2.4\%$。

例 3.3 计算正入射到夹在空气和水之间的载玻片上的有效镜面反射率。

空气 $n_0 = 1$,玻璃 $n_1 = 1.5$,水 $n_2 = 1.33$。因此,$R_{sp1} = 0.04$,$R_{sp2} = 0.0035$。有效的镜面反射率 $R_{sp} = 0.0432$。在这种情况下,R_{sp} 相当接近 R_{sp1} 和 R_{sp2} 的和。

3.4.4 光子包的步长

基于光子有量纲的自由程 s($0 \leqslant s < \infty$)的 PDF,光子包的步长由 IDM((3.3)式)来进行抽样。我们首先考虑一个均匀的介质。根据消光系数 μ_t 的定义,我们有

$$\mu_t = \frac{-dP\{s \geqslant s'\}}{P\{s \geqslant s'\}} \frac{1}{ds'} \tag{3.13}$$

其中 $P\{\}$ 表示括号中事件的概率。右边的第一分式表示在区间(s', $s' + ds'$)相互作用的概率,第二分式表示通过路径长度归一化。重新整理式(3.13)得到

$$d[\ln(\{s \geqslant s'\})] = -\mu_t ds' \tag{3.14}$$

在区间($0, s_1$)上对上述方程积分,我们得到

$$P\{s \geqslant s_1\} = \exp(-\mu_t s_1) \tag{3.15}$$

这是众所周知的 Beer 定律的一种形式。

从式(3.15),在 s_1 范围内发生相互作用的概率为

$$P\{s < s_1\} = 1 - \exp(-\mu_t s_1) \tag{3.16}$$

相应的 PDF 为

$$p(s_1) = \frac{dP\{s < s_1\}}{ds_1} = \mu_t \exp(-\mu_t s_1) \tag{3.17}$$

根据 IDM,式(3.16)中 s 的 CDF 等于 ξ,因此得到步长的抽样方程为

$$s_1 = -\frac{\ln(1 - \xi)}{\mu_t} \tag{3.18}$$

因为 ξ 是均匀分布在 $0 \sim 1$ 间的,为简便起见,$1 - \xi$ 可以用 ξ 取代:

$$s_1 = -\frac{\ln \xi}{\mu_t} \tag{3.19}$$

接着考虑多层介质。在相互作用发生之前,光子包可能穿过多层。这种情况下,式(3.15)相应地变成

$$P\{s \geqslant s_t\} = \exp\left(-\sum_i \mu_{ti} s_i\right) \tag{3.20}$$

这里,求和是指在相互作用发生之前光子包穿过多层介质的所有段之和,μ_{ti} 是第 i^{th} 段的消光系数,s_i 是第 i^{th} 段的长度,s_t 是总步长:

$$s_t = \sum_i s_i \tag{3.21}$$

式(3.20)与 ξ 等价,得到抽样方程为

$$\sum_i \mu_{ti} s_i = -\ln(\xi) \tag{3.22}$$

这是式(3.19)的一般形式。式(3.22)的左边是总的无量纲步长。注意到由于透明介质的消光系数为零,其光子路径不会改变无量纲步长。

式(3.22)用于在 MCML 中抽样步长。其中无量纲步长 $s\_$初始化为 $-\ln(\xi)$。多层散射介质中,光子包在到达相互作用位置之前,可能移动多个大小为 s_i 的子步长。只有当光子包完成无量纲步长 $-\ln(\xi)$,相互作用才会发生。在相互作用事件中,整个光子包必须经历吸收和散射。因为步长被模拟,所以这个模拟本质上是时间分辨的。

3.4.5　光子包的移动

一旦确定了无量纲子步长 s_i,光子包将移动。光子包的坐标更新为

$$x \leftarrow x + \mu_x s_i, \quad y \leftarrow y + \mu_y s_i, \quad z \leftarrow z + \mu_z s_i \tag{3.23}$$

箭头表示数量替换。左边的变量是新值,右边的变量是旧值。在 C/C++ 中,等号"="用于此目的。

3.4.6　光子包的吸收

一旦光子包到达相互作用位置,其权重的一小部分 ΔW 被吸收:

$$\Delta W = \frac{\mu_a}{\mu_t} W \tag{3.24}$$

如果光子包没有被散射,ΔW 将记录到表示非散射吸收的数组中。否则,记录到当地网格单元 $A(r,z)$ 中:

$$A(r,z) \leftarrow A(r,z) + \Delta W \tag{3.25}$$

权重必须更新为

$$W \leftarrow W - \Delta W \tag{3.26}$$

具有新权重的光子包随后在相互作用位置处将经历散射。

3.4.7　光子包的散射

对于散射,极角 θ($0 \leqslant \theta \leqslant \pi$)和方位角 φ($0 \leqslant \varphi \leqslant 2\pi$)由 IDM 抽样。$\cos\theta$ 的概率分布一般由亨瑞—格林斯坦(Henyey-Greenstein)相位函数给出。这个相位函数最初是针对星系散射提出的:

$$p(\cos\theta) = \frac{1 - g^2}{2(1 + g^2 - 2g\cos\theta)^{3/2}} \tag{3.27}$$

各向异性 g,被定义为 $\langle\cos\theta\rangle$,是 -1 和 1 之间的一个值。0 值表示各向同性散射,值接近于 1 时表示前向散射为主,对于大多数生物组织,g 为 0~0.9。除了亨瑞—格林斯坦相位函数,米氏理论也可以提供相函数。需要注意的是相函数与电磁波的相位无关。

对式(3.27)应用 IDM(式(3.1)),对 $\cos\theta$ 进行如下抽样:

$$\cos\theta = \begin{cases} \dfrac{1}{2g}\left\{1 + g^2 - \left[\dfrac{1 - g^2}{1 - g + 2g\xi}\right]^2\right\}, & \text{如果 } g \neq 0 \\ 2\xi - 1, & \text{如果 } g = 0 \end{cases} \tag{3.28}$$

方位角 ϕ 假定均匀分布在间隔 $[0, 2\pi)$ 上,用另一个独立的伪随机数 ξ 抽样:

$$\phi = 2\pi\xi \tag{3.29}$$

一旦该处极角和方位角被抽样,光子包新的传播方向就可以在全局坐标系中表示为

$$\begin{cases} \mu'_x = \dfrac{\sin\theta(\mu_x\mu_z\cos\phi - \mu_y\sin\phi)}{\sqrt{1 - \mu_z^2}} + \mu_x\cos\theta \\ \mu'_y = \dfrac{\sin\theta(\mu_y\mu_z\cos\phi - \mu_x\sin\phi)}{\sqrt{1 - \mu_z^2}} + \mu_y\cos\theta \\ \mu'_z = -\sqrt{1 - \mu_z^2}\sin\theta\cos\phi + \mu_z\cos\theta \end{cases} \tag{3.30}$$

如果光子方向相当接近 z 轴(例如 $|\mu_z| > 0.99999$),为了避免除数接近于零,用以下公式来替代:

$$\begin{cases} \mu'_x = \sin\theta\cos\varphi \\ \mu'_y = \sin\theta\sin\varphi \\ \mu'_z = \operatorname{sgn}(\mu_z)\cos\theta \end{cases} \tag{3.31}$$

当 μ_z 为正,符号函数 $\operatorname{sgn}(\mu_z)$ 返回 1;当 μ_z 为负,符号函数 $\operatorname{sgn}(\mu_z)$ 返回 -1。

需要注意的是方向余弦是在全局笛卡儿坐标系中表示的,而极角和方位角是在局部球坐标系中表示的。由于三角运算计算强度大,鼓励尽可能在程序中选择代数运算。

例 3.4　对 $g \neq 0$ 运用 IDM(式(3.1)),推导式(3.28)。

这里,$\chi = \cos\theta$ 并且 $\chi \in [-1, 1]$,因此,有

$$\xi = \int_{-1}^{\chi} p(\chi)\mathrm{d}\chi = \int_{-1}^{\cos\theta} (\cos\theta')\mathrm{d}\cos\theta' = \frac{1 - g^2}{2g}\left[\frac{1}{\sqrt{1 + g^2 - 2g\cos\theta}} - \frac{1}{1 + g}\right]$$

由此可推导出在 $g \neq 0$ 时的方程式(3.28)。

3.4.8　光子包的边界穿越

在移动一个无量纲步长 $s\_$ 期间,光子包可能会碰到当前层的边界。在边界穿越过程中包括几个步骤。

步骤 1　计算光子包的当前位置 (x, y, z) 和在光子传播方向上与当前层边界的距离 d_b:

$$d_b = \begin{cases} \dfrac{z_0 - z}{\mu_z}, & \text{如果 } \mu_z < 0 \\ \infty, & \text{如果 } \mu_z = 0 \\ \dfrac{z_1 - z}{\mu_z}, & \text{如果 } \mu_z > 0 \end{cases} \tag{3.32}$$

式中, z_0 和 z_1 是当前层上边界和下边界的 z 坐标。如果 μ_z 接近于零,那么距离接近无穷大,这在 C 中由常量 DBL_MAX 表示。

步骤 2　无量纲的步长 $s\_$ 和 d_b 比较如下:

$$d_b \mu_t \leqslant s\_ \tag{3.33}$$

这里 μ_t 是当前层的消光系数。如果式(3.33)成立,移动光子包到边界; $s\_$ 将由 $s\_ \leftarrow s\_ - d_b \mu_t$ 更新;模拟进入步骤 3。否则,光子包移动 $s\_/\mu_t$ 到相互作用的位置;设置 $s\_$ 为零用于标记下一个无量纲步长的生成;光子包经历吸收和散射。因为可避免以 μ_t 作为除数,式(3.33)也适用于透明层($\mu_t = 0$)。

步骤 3　如果光子包碰到边界则需计算镜面反射率。光子包的入射角 α_i 首先计算为

$$\alpha_i = \cos^{-1}(|\mu_z|) \tag{3.34}$$

透射角 α_t 由斯涅耳定律计算:

$$n_i \sin \alpha_i = n_t \sin \alpha_t \tag{3.35}$$

其中 n_i 和 n_t 分别表示入射介质和透射介质的折射率。如果 $n_i > n_t$ 并且 α_i 远大于临界角 $\sin^{-1}(n_t/n_i)$,则该处的反射率 $R_i(\alpha_i)$ 等于 1。否则, $R_i(\alpha_i)$ 由菲涅尔公式计算:

$$R_i(\alpha_i) = \frac{1}{2}\left[\frac{\sin^2(\alpha_i - \alpha_t)}{\sin^2(\alpha_i + \alpha_t)} + \frac{\tan^2(\alpha_i - \alpha_t)}{\tan^2(\alpha_i + \alpha_t)}\right] \tag{3.36}$$

因为假定光是随机偏振的,故 $R_i(\alpha_i)$ 为两个正交的线性偏振光的反射率的平均值。

步骤 4　为了确定光子包是反射还是透射,产生一个伪随机数 ξ。如果 $\xi \leqslant R_i(\alpha_i)$,则光子包反射;否则,光子包透射。如果反射,光子包停留在边界上,并且其方向余弦的 z 分量反向更新:

$$\{\mu_x, \mu_y, \mu_z\} \leftarrow \{\mu_x, \mu_y, -\mu_z\} \tag{3.37}$$

如果透射到相邻层,光子包则以更新的方向和步长继续传播。新的方向余弦为

$$\mu'_x = \mu_x \sin \alpha_t / \sin \alpha_i \qquad (3.38)$$

$$\mu'_y = \mu_y \sin \alpha_t / \sin \alpha_i \qquad (3.39)$$

$$\mu'_z = \mathrm{sgn}(\mu_z)\cos \alpha_t \qquad (3.40)$$

基于斯涅耳定律,式(3.38)和式(3.39)可以更有效地计算为

$$\mu'_x = \mu_x n_i / n_t \qquad (3.41)$$

$$\mu'_y = \mu_y n_i / n_t \qquad (3.42)$$

如果透射到周围介质,光子包逸出。如果光子包没有发生散射,将其权重记录到未散射的再发射率上,否则,将其权重记录到漫反射率 $R_d(r,a_i)$ 或漫透射率 $T_d(r,a_i)$ 上:

$$R_d(r,a_i) \leftarrow R_d(r,a_i) + W \quad (z = 0)$$

$$T_d(r,a_i) \leftarrow T_d(r,a_i) + W \quad (z \text{ 位于介质底部})$$

当从散射介质中再发射出,光子包完成它的历程(或马尔可夫链)。

光子包在界面的再发射,还有一种可选的模拟。光子包可以被部分反射和部分透射,而不是将光子包的反射视为一个有或无的事件。从散射介质再发射出的光子包当前权重分数为 $1 - R_i(\alpha_i)$,并被记录到所在处再发射率中。接着,光子包权重更新为 $W \leftarrow WR_i(\alpha_i)$,新权重的光子包被反射并进一步传播。

3.4.9 光子包的终止

如上文所述,光子包可以从散射介质再发射出并被自动终止。如果通过许多相互作用事件,光子包的权重已充分地减少,而研究兴趣又不是聚焦在光子传输的后期阶段,那么光子包进一步传播产生的有用信息很少。然而,光子包最终必须适当地终止以便能量守恒。

当权重降到阈值 W_{th}(例如 $W_{th} = 0.0001$)以下,一种称为俄罗斯轮盘赌的技术用在 MCML 中来终止光子包。这种技术用 m(例如 $m = 10$)给光子包一次存活的机会,权重变为 mW。换句话说,如果光子包不能存活于俄罗斯轮盘,它的权重设为 0 并终止;否则,光子包权重从 W 增加到 mW。这个技术在数学上总结为

$$W \leftarrow \begin{cases} mW, & \text{如果 } \xi \leqslant \dfrac{1}{m} \\ 0, & \text{如果 } \xi > \dfrac{1}{m} \end{cases} \qquad (3.44)$$

式中,ξ 是均匀分布的伪随机数($0 \leqslant \xi \leqslant 1$)。这个方法以无偏的方式终止光子,同时保证了总能量守恒。

3.5　物　理　量

在本节中,将详细讨论获取物理量的过程。在一些物理量各自表达式的最后,将给出它们的单位。

物理量保存于数组中。虽然光子包在无限大的连续空间(由计算精度限制)内传播,但是其权重被记录到有限大的离散空间(由网格单元尺寸限制)内。当一个光子包被记录时,它的物理位置也许不在网格系统。在这种情况下,溢出的方向上最后一个网格单元用于收集权重。因此,在 r 和 z 方向上的最后网格单元不反映相应位置的实际值。但对角度 α,不会产生溢出。

根据经验,对于大多数问题,每个空间网格单元的尺度应该设为穿透深度的 1/10 或传输的平均自由程。如果网格单元太小,则由网格单元发生事件数量决定的相对误差将过大;如果网格单元太大,将不会有好的分辨率来表示物理量的变化。

3.5.1　反射率和透射率

在 MCML 中,漫反射率和漫透射率分别由两个数组 $R_{d\_ra}[i_r, i_a]$ 和 $T_{d\_ra}[i_r, i_a]$ 表示,其中 i_r 和 i_a($0 \leqslant i_r \leqslant N_r - 1, 0 \leqslant i_a \leqslant N_a - 1$)分别是 r 和 α 的索引。未散射的反射率和未散射的透射率分别存储在 $R_{d\_r}[-1]$ 和 $T_{d\_r}[-1]$ 中。

可以证明对于径向和角向上的网格单元,模拟物理量的最优坐标如下所示(见习题 3.1):

$$r(i_r) = \left[(i_r + 1/2) + \frac{1}{12(i_r + 1/2)}\right]\Delta r \text{ (cm)} \tag{3.45}$$

$$\alpha(i_a) = (i_a + 1/2)\Delta\alpha + \left[1 - \frac{1}{2}\Delta\alpha\cot\left(\frac{1}{2}\Delta\alpha\right)\right]\cot[(i_a + 1/2)\Delta a] \text{ (rad)} \tag{3.46}$$

对于第一个径向网格单元,最优点到中心的偏差是 25%,但其随着网格单元索引的增加而减小。由于只有在所有光子包被模拟完后,才计算最优坐标,因此这个最优坐标的计算不会增加模拟时间但增加了精度。

在跟踪完多个(N)光子包后,原始数据 $R_{d\_ra}[i_r, i_a]$ 和 $T_{d\_ra}[i_r, i_a]$ 表示每个网格单元的总累计权重,为了计算二维网格系统每个方向上的总的权重,我们对二维数组求和:

$$R_{d\_r}[i_r] = \sum_{i_a=0}^{N_a-1} R_{d\_ra}[i_r, i_a] \tag{3.47}$$

$$R_{d\_a}[i_a] = \sum_{i_r=0}^{N_r-1} R_{d\_ra}[i_r, i_a] \tag{3.48}$$

$$T_{d\_r}[i_r] = \sum_{i_a=0}^{N_a-1} T_{d\_ra}[i_r, i_a] \tag{3.49}$$

$$T_{d\_a}[i_a] = \sum_{i_r=0}^{N_r-1} T_{d\_ra}[i_r, i_a] \tag{3.50}$$

为了计算总漫反射率和总漫透射率,对一维数组求和:

$$R_d = \sum_{i_r=0}^{N_r-1} R_{d\_r}[i_r] \tag{3.51}$$

$$T_d = \sum_{i_r=0}^{N_r-1} T_{d\_r}[i_r] \tag{3.52}$$

基于 N 个单位权重的初始光子包,上述数组描述了每个网格单元的总权重。原始数据 $R_{d\_ra}[i_r, i_a]$ 和 $T_{d\_ra}[i_r, i_a]$ 转换为每单位立体角每单位横截面光子再发射出的概率如下:

$$R_{d\_ra}[i_r, i_a] \leftarrow \frac{R_{d\_ra}[i_r, i_a]}{\Delta a \cos\alpha \Delta\Omega N} \ (\mathrm{cm}^{-2} \cdot \mathrm{sr}^{-1}) \tag{3.53}$$

$$T_{d\_ra}[i_r, i_a] \leftarrow \frac{T_{d\_ra}[i_r, i_a]}{\Delta a \cos\alpha \Delta\Omega N} \ (\mathrm{cm}^{-2} \cdot \mathrm{sr}^{-1}) \tag{3.54}$$

面积 Δa 和立体角 $\Delta\Omega$ 为

$$\Delta a = 2\pi\left(i_r + \frac{1}{2}\right)(\Delta r)^2 (\mathrm{cm}^2) \tag{3.55}$$

$$\Delta\Omega = 4\pi\sin\left[\left(i_a + \frac{1}{2}\right)\Delta a\right]\sin\left(\frac{1}{2}\Delta a\right) \ (\mathrm{sr}) \tag{3.56}$$

原始的 $R_{d\_r}[i_r]$ 和 $T_{d\_r}[i_r]$ 转换为每单位面积光子逸出的概率如下:

$$R_{d\_r}[i_r] \leftarrow \frac{R_{d\_r}[i_r]}{N\Delta a} \ (\mathrm{cm}^{-2}) \tag{3.57}$$

$$T_{d\_r}[i_r] \leftarrow \frac{T_{d\_r}[i_r]}{N\Delta a} \ (\mathrm{cm}^{-2}) \tag{3.58}$$

通过除以 N,原始的 $R_{d\_r}[-1]$ 和 $T_{d\_r}[-1]$ 分别转化为总的未散射反射率和总的未散射透射率。那么,镜面反射率或有效的镜面反射率使 $R_{d\_r}[-1]$ 增加。

原始的 $R_{d\_a}[i_a]$ 和 $T_{d\_a}[i_a]$ 转换为每单位立体角光子逸出的概率如下:

$$R_{d\_a}[i_a] \leftarrow \frac{R_{d\_a}[i_a]}{N\Delta\Omega} \ (\mathrm{sr}^{-1}) \tag{3.59}$$

$$T_{d\_a}[i_a] \leftarrow \frac{T_{d\_a}[i_a]}{N\Delta\Omega} \ (\mathrm{sr}^{-1}) \tag{3.60}$$

原始的 R_d 和 T_d 转换为光子逸出的概率如下:

$$R_d \leftarrow \frac{R_d}{N} \quad \text{(无量纲)} \tag{3.61}$$

$$T_d \leftarrow \frac{T_d}{N} \quad \text{(无量纲)} \tag{3.62}$$

3.5.2　吸收与光通量

在每次相互作用后,所吸收的权重存储在特定吸收数组 $A_{rz}[i_r, i_z]$ 中,其中 i_r 和 i_z($0 \leqslant i_r \leqslant N_r - 1, 0 \leqslant i_z \leqslant N_z - 1$)分别是 r 和 z 方向上网格单元的索引。未散射吸收储存在 $A_{rz}[-1, i_z]$ 中。相对式(3.45)中所示的 i_r 的最优坐标,i_z 的最优坐标是简单的:

$$z(i_z) = \left(i_z + \frac{1}{2}\right)\Delta z \tag{3.63}$$

原始的 $A_{rz}[i_r, i_z]$ 表示每个网格单元的总累计权重,z 方向上每个网格单元的总权重可以通过对 r 方向的二维数组求和计算得出:

$$A_z[i_z] = \sum_{i_r = 0}^{N_r - 1} A_{rz}[i_r, i_z] \tag{3.64}$$

然后,每层的总吸收权重 $A_l[i_l]$ 可以计算得出:

$$A_l[i_l] = \sum_{i_z} A_z[i_z] \tag{3.65}$$

该层的索引是 i_l,其吸收权重的总和包括在 i_l 层中所有具有 z 坐标且索引为 i_z 的数组元素和。进一步,在散射介质中总吸收权重 A 可以计算为

$$A = \sum_{i_z = 0}^{N_z - 1} A_z[i_z] \tag{3.66}$$

那么,这些原始量转换成最终的物理量如下:

$$A_{rz}[i_r, i_z] \leftarrow \frac{A_{rz}[i_r, i_z]}{N \Delta a \Delta z} \quad \text{(cm}^{-3}\text{)} \tag{3.67}$$

$$A_{rz}[-1, i_z] \leftarrow \frac{A_{rz}[-1, i_z]}{N \Delta z} \quad \text{(cm}^{-1}\text{)} \tag{3.68}$$

$$A_z[i_z] \leftarrow \frac{A_z[i_z]}{N \Delta z} \quad \text{(cm}^{-1}\text{)} \tag{3.69}$$

$$A_l[i_l] \leftarrow \frac{A_l[i_l]}{N} \quad \text{(无量纲)} \tag{3.70}$$

$$A \leftarrow \frac{A}{N} \quad \text{(无量纲)} \tag{3.71}$$

一维数组 $A_l[i_l]$ 表示每层光子吸收的概率,物理量 A 表示整个散射介质中光子吸收的概率,二维数组 $A_{rz}[i_r, i_z]$ 表示每单位体积光子吸收的概率,可以转换成光通量 $F_{rz}[i_r, i_z]$ 如下:

$$F_{rz}[i_r, i_z] = \frac{A_{rz}[i_r, i_z]}{\mu_a} \text{ (cm}^{-2}) \tag{3.72}$$

其中,μ_a 表示该处的吸收系数。这个方程不适用于非吸收介质的情况。

一维数组 $A_z[i_z]$ 表示 z 方向上每单位长度光子吸收的概率,其可以转换为一个无量纲量 $F_z[i_z]$ 如下:

$$F_z[i_z] = \frac{A_z[i_z]}{\mu_a} \text{ (无量纲)} \tag{3.73}$$

除去常数因子,$F_z[i_z]$ 表示作为 z 函数的内部光通量。这个方程同样不适用于非吸收介质。

例 3.5 证明式(3.73)等价于一个与无限宽均匀分布光束的卷积(参见第 4 章)。

基于式(3.64)、式(3.67)和式(3.69),最后转换的 $A_z[i_z]$ 和 $A_{rz}[i_r, i_z]$ 具有如下关系:

$$A_z[i_z] = \sum_{i_r=0}^{N_r-1} A_{rz}[i_r, i_z] \Delta a(i_r) \tag{3.74}$$

其中 $\Delta a(i_r)$ 由式(3.55)计算得到。

利用式(3.72)和式(3.73),可转换式(3.74)为

$$F_z[i_z] = \sum_{i_r=0}^{N_r-1} F_{rz}[i_r, i_z] \Delta a(i_r) \tag{3.75}$$

这个方程可以看成如下积分的离散表示:

$$F_z[z] = \int_0^\infty F_{rz}(r, z) 2\pi r \, \mathrm{d}r \tag{3.76}$$

上述积分本质上是与单位光通量的无限宽均匀分布光束的卷积,因此,$F_z[i_z]$ 表示响应这种光束的沿 z 轴的光通量分布。

3.6 计 算 实 例

作为计算实例,将 MCML 模拟结果与其他理论和其他研究者的蒙特卡罗模拟结果相比较,这些比较部分验证了 MCML。

3.6.1 总漫反射率和总透射率

对于具有以下光学特性的平板散射介质:相对折射率 $n_{rel} = 1$,吸收系数 $\mu_a = 10 \text{ cm}^{-1}$,散射系数 $\mu_s = 90 \text{ cm}^{-1}$,各向异性因子 $g = 0.75$,厚度 $d = 0.02 \text{ cm}$,计算总漫反射率 R_d 和总透射率 T_t(非散射和散射的透射率的总和)。相对折射率定义

为散射介质与周围介质的折射率之比。如果 $n_{rel}=1$，为折射率匹配边界。进行 10 次蒙特卡罗模拟，每次 50000 个光子包。然后，计算总漫反射率和总透射率的平均值和标准差（平均值的标准差）。把 MCML 的结果与范德哈尔斯特（van de Hulst）表格（1980）上的数据和普拉尔（Prahl）蒙特卡罗模拟（1989）的数据进行比较，如表 3.1 所示。表中"R_d 平均"和"R_d 误差"分别列出了总漫反射率的平均值和标准差，"T_t 平均"和"T_t 误差"分别列出了总透射率的平均值和标准差。因为未散射的透射率是

$$\exp[-(\mu_a+\mu_s)d]=\mathrm{e}^{-2}=0.13534$$

总的漫透射率等于 $0.66096-0.13534=0.52562$。所有的结果都吻合得很好。值得注意的是：由中心极限定理，标准差预计以追踪的光子包数量的平方根成比例地减少。

表 3.1 MCML 结果与范德哈尔斯特和普拉尔的蒙特卡罗模拟数据的比较

来源	R_d 平均	R_d 误差	T_t 平均	T_t 误差
MCML	0.09734	0.00035	0.66096	0.00020
van de Hulst, 1980	0.09739		0.66096	
Prahl, et al., 1989	0.09711	0.00033	0.66159	0.00049

对于具有折射率不匹配边界（$n_{rel}\neq1$）的半无限大散射介质，同样地计算总反射率，并在表 3.2 中与焦瓦内利（Giovanelli）（1955）和普拉尔蒙特卡罗模拟（1989）的数据相比较。散射介质有如下的光学性质：$n_{rel}=1.5$，$\mu_a=10$ cm^{-1}，$\mu_s=90$ cm^{-1}，$g=0$（各向同性散射）。每次模拟 50000 个光子包，进行 10 次蒙特卡罗模拟来计算总漫反射率的平均值和标准差。

表 3.2 MCML 的总反射率与来自焦瓦内利和普拉尔的数据比较
（总反射率包括镜面反射率（0.04）和漫反射率）

来源	R_d 平均	R_d 误差
MCML	0.25907	0.00170
Giovanelli, 1955	0.2600	
Prahl, et al., 1989	0.26079	0.00079

3.6.2 角度分辨的漫反射率和透射率

对于有如下光学性质的散射介质平板：$n_{rel}=1$，$\mu_a=10$ cm^{-1}，$\mu_s=90$ cm^{-1}，$g=0.75$ 和 $d=0.02$ cm，计算角分辨的漫反射率和透射率。在这个模拟中，追踪 500000 个光子包，角网格单元的数量为 30，在图 3.4 中将 MCML 的结果与范德哈尔斯特表格（1980）的数据比较。因为范德哈尔斯特使用了不同的反射率和透射率

定义,也使用了 π 的入射通量,在比较之前,他的数据应先乘以 $\cos\alpha$,然后除以 π。

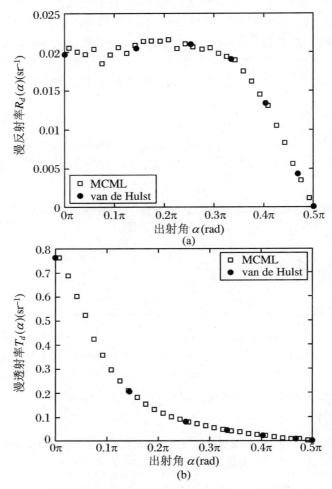

图 3.4　角度分辨的漫反射率 $R_d(\alpha)$ 和漫透射率 $T_d(\alpha)$

3.6.3　深度分辨的光通量

作为一个实例,对具有折射率匹配和折射率不匹配边界的两个半无限大散射介质(图 3.5),我们用 MCML 程序来模拟得到它们深度分辨的内部光通量 $F_z[i_z]$。光学参数为 $n_{rel}=1.0$ 或 1.37,$\mu_a=0.1\,\mathrm{cm}^{-1}$,$\mu_s=100\,\mathrm{cm}^{-1}$ 和 $g=0.9$。在每次模拟中追踪 100 万个光子包。z 方向上网格单元尺寸和网格单元的数量分别是 $0.005\,\mathrm{cm}$ 和 200。

从图 3.5 中可以看出,介质表面附近的光通量远大于 1,这是由于散射的光使光通量增加。此外,在具有折射率不匹配边界的散射介质中其内部光通量远大于折射率匹配边界介质中的内部光通量,这是因为光子通过不匹配边界反射到散射介质中。

当 z 远大于传输平均自由程 l'_t 时,由扩散理论预测的内部光通量分布为

$$F(z) = KF_0\exp(-z/\delta) \tag{3.77}$$

式中,K 是取决于相对折射率的比例因子,F_0 是入射辐照度(采用 MCML 中的单位),δ 是穿透深度。因此,在扩散方式中两条曲线应当只间隔一个常数因子,这意味着在对数—线性坐标图(图 3.5)中两条曲线的末端应该平行。这里,当 $z > l'_t = \dfrac{1}{\mu_a + \mu_s(1-g)} \approx 0.1$ cm 满足时,从图中可以看到两条曲线平行。

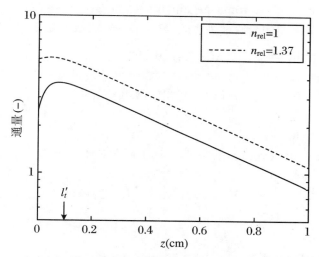

图 3.5　折射率匹配和折射率不匹配边界的两个半无限大散射介质的内部光通量随深度 z 变化的比较,(-)表示无量纲单位

我们用指数函数拟合两条曲线相平行的部分。对折射率匹配的边界,曲线的衰减常数约为 0.578 cm;对折射率不匹配的边界,曲线的衰减常数约为 0.575 cm。这两个值都接近于由扩散理论预测的值:

$$\delta = \frac{1}{\sqrt{3\mu_a[\mu_a + \mu_s(1-g)]}} = 0.574\,(\text{cm}) \tag{3.78}$$

这与相对折射率无关。

附录 3A　MCML 简介

MCML 的全部源代码可以在网络 ftp://ftp.wiley.com/public/sci_tech_

med/biomedical_optics/上找到。MCML 的整个程序被分为几个文件,头文件
"mcml. h"定义数据结构和一些常数,文件"mcmlmain. c"包含主函数和状态报告
函数,文件"mcmlio. c"处理读取和写入数据,文件"mcmlgo. c"包含大部分的光子
追踪代码,文件"mcmlnr. c"包含几个动态数据分配和错误报告的函数。读者使用
前应该首先阅读主函数。

在 MCML 中,一维和二维物理量分别存储在一维和二维数组中。这些数组是
动态分配的,允许用户在运行程序时指定数组大小而不浪费计算机内存,这是静态
数组无法提供的。

由命令"cflow -d3 -n --omit-arguments --omit-symbol-names mcml * . c"可产
生下面的列表,显示出嵌套深度为 3 的程序结构(MCML1. 2. 2)。

```
1 main() 〈int () at MCMLMAIN. C:186〉:
2       ShowVersion() 〈void () at MCMLIO. C:71〉:
3           CtrPuts() 〈void () at MCMLIO. C:48〉:
4           printf()
5           puts()
6       GetFnameFromArgv() 〈void () at MCMLMAIN. C:130〉:
7           strcpy()
8       GetFile() 〈FILE * () at MCMLIO. C:111〉:
9           printf()
10          scanf()
11          strlen()
12          exit()
13          fopen()
14      CheckParm() 〈void () at MCMLIO. C:531〉:
15          ReadNumRuns() 〈short () at MCMLIO. C:222〉:
16          printf()
17          ReadParm() 〈void () at MCMLIO. C:442〉:
18          FnameTaken() 〈Boolean () at MCMLIO. C:504〉:
19          sprintf()
20          free()
21          nrerror() 〈void () at MCMLNR. C:17〉:
22          FreeFnameList() 〈void () at MCMLIO. C:517〉:
23          rewind()
24      ReadNumRuns() 〈short () at MCMLIO. C:222〉:
25          FindDataLine() 〈char * () at MCMLIO. C:201〉:
26          strcpy()
```

```
27          nrerror() 〈void() at MCMLNR.C:17〉;
28          sscanf()
29       ReadParm() 〈void() at MCMLIO.C:442〉;
30          ReadFnameFormat() 〈void() at MCMLIO.C:242〉;
31          ReadNumPhotons() 〈void() at MCMLIO.C:260〉;
32          ReadDzDr() 〈void() at MCMLIO.C:277〉;
33          ReadNzNrNa() 〈void() at MCMLIO.C:293〉;
34          ReadNumLayers() 〈void() at MCMLIO.C:316〉;
35          ReadLayerSpecs() 〈void() at MCMLIO.C:390〉;
36          CriticalAngle() 〈void() at MCMLIO.C:421〉;
37       DoOneRun() 〈void() at MCMLMAIN.C:145〉;
38          InitProfile()
39          cecho2file()
40          InitOutputData() 〈void() at MCMLIO.C:562〉;
41          Rspecular() 〈double() at MCMLGO.C:116〉;
42          PunchTime() 〈time_t() at MCMLMAIN.C:59〉;
43          printf()
44          PredictDoneTime() 〈void() at MCMLMAIN.C:94〉;
45          LaunchPhoton() 〈void() at MCMLGO.C:140〉;
46          HopDropSpin() 〈void() at MCMLGO.C:734〉;
47          exit()
48          ReportResult() 〈void() at MCMLMAIN.C:115〉;
49          FreeData() 〈void() at MCMLIO.C:598〉;
50       fclose()
```

附录 3B   概率密度函数

概率密度函数（PDF），是表达式为 $p(x)$ 的函数，能够给出随机变量 x 假定取值在 x_1 和 x_2 之间的概率：

$$P\{x_1 \leqslant x \leqslant x_2\} = \int_{x_1}^{x_2} p(x)\mathrm{d}x \tag{3.79}$$

PDF 有如下特性：

$$\int_{-\infty}^{+\infty} p(x)\mathrm{d}x = 1 \tag{3.80}$$

和

$$p(x) \geqslant 0, \quad 对于 \; x \in (-\infty, +\infty) \tag{3.81}$$

PDF 和累积分布函数(CDF)$P(x)$间的关系是

$$P(x) = \int_{-\infty}^{x} p(x') \mathrm{d}x' \tag{3.82}$$

或

$$p(x) = \frac{\mathrm{d}}{\mathrm{d}x} P(x) \tag{3.83}$$

习　　题

3.1　推导式(3.45)与式(3.46)。

3.2　推导式(3.30)。(注意该公式取决于局部移动坐标系的选择。蒙特卡罗模拟可推导出相同的结果。)

3.3　求光正入射到空气和生物组织($n = 1.37$)之间水层($n = 1.33$)的有效镜面反射率。

3.4　证明:在路径长度 s 上发生散射事件的次数遵循泊松分布。(忽略吸收。)

3.5　证明:散射事件之间自由程的平均值和标准差都等于 $1/\mu_s$。(忽略吸收。)

3.6　当 $g \neq 0$ 时,可以用 $\cos\theta = \frac{1}{2g}\left[1 + g^2 - \left(\frac{1-g^2}{1+g-2g\xi}\right)^2\right]$ 代替式(3.28),为什么?

3.7　厚度为 d 的吸收平板的吸收系数为 μ_a,散射可忽略。强度为 I_{in} 的准直激光束正入射到平板。

(1) 假定周围介质和吸收介质折射率之间的不匹配是可忽略的,计算透射光强度 I_{out}。

(2) 假定周围介质和吸收介质折射率之间的不匹配导致平板表面上的镜面反射为 R,重新计算透射光强度 I_{out}。

3.8　笔形光束入射到参考的半无限大散射介质上,已知时间和空间分辨的漫反射率 $R_0(r, t)$,介质的光学参数如下:吸收系数 μ_{a0},散射系数 μ_{s0},散射各向异性因子 g_0,r 表示观察点与入射点间的径向距离,t 表示时间。c 是光在介质中的速度。

(1) 如果吸收系数从 μ_{a0} 变为 μ_{a1},但其他光学参数不变,写出新的漫反射率

$R_1(r,t)$ 的表达式。

（2）如果吸收系数和散射系数用相同的因子 C 缩放，并且其他光学参数不变，例如 $\mu_{a2} = C\mu_{a0}$ 和 $\mu_{s2} = C\mu_{s0}$，写出新的漫反射率 $R_2(r,t)$ 的表达式。

3.9　考虑一半径为 R、总能量为 1 mJ 且径向能量密度分布为 $S(r) = \dfrac{2}{\pi R^2} \cdot \exp(-2r^2/R^2)$ 的高斯光束。基于均匀分布在 0 和 1 之间的随机数 ξ，推导出半径 r 的抽样表达式。

3.10　在半无限大散射介质中，用 C/C++ 或其他编程语言实现光子传输的蒙特卡罗模拟，假定亨瑞—格林斯坦函数为相位函数。程序的输入包括 n、μ_a、μ_s 和 g，程序的输出包括总反射率 R 和深度分辨光通量。

（1）利用表 3.2 中的结果来验证你的程序。

（2）对光学参数为 $n = 1.37$，$\mu_a = 0.1 \text{ cm}^{-1}$，$\mu_s = 100 \text{ cm}^{-1}$ 和 $g = 0.9$ 的情况进行计算。

（3）作出图 3.5。

3.11　对于习题 3.10，使用原蒙特卡罗编写的代码和修改后的版本来证实以下两种算法是统计相同的。运用统计检验来比较总漫反射率和总吸收。光学参数为 $n = 1$，$\mu_a = 0.1 \text{ cm}^{-1}$，$\mu_s = 100 \text{ cm}^{-1}$，$g = 0.9$。

（1）抽样步长为 $s = -\dfrac{\ln \xi}{\mu_t}$，由 $\Delta W = \dfrac{\mu}{\mu_t} W$ 计算每步权重损失。

（2）抽样步长为 $s = -\dfrac{\ln \xi}{\mu_s}$，由 $\Delta W = W[1 - \exp(-\mu_a s)]$ 计算每步权重损失。

阅　　读

[1] Giovanelli R G. Reflection by semi-infinite diffusers[J]. Optica Acta, 1955 (2)：153-162，Section 3.6.

[2] Lux I, Koblinger L. Monte Carlo particle transport methods：neutron and photon calculations[M]. Boca Raton：CRC Press, 1991：Section 3.2.

[3] Prahl S A, Keijzer M, Jacques S L, Welch A J. A Monte Carlo model of light propagation in tissue[M]//Muller G J, Sliney D H, eds. Dosimetry of Laser Radiation in Medicine and Biology. SPIE Press, 1989, IS 5：102-111, Section 3.6.

[4] van de Hulst H C. Multiple light scattering：tables, formulas, and applications[M]. New York：Academic Press, 1980：Section 3.6.

［5］Marquez G，Wang L H V，Lin S P，Schwartz J A，Thomsen S L. Anisotropy in the absorption and scattering spectra of chicken breast tissue［J］. Applied Optics，1998，37(4)：798-804，Section 3.2.

［6］Wang L H V，Jacques S L，Zheng L Q. MCML-Monte Carlo modeling of light transport in multi-layered tissues［J］. Computer Methods and Programs in Biomedicine，1995(47)：131-146，All sections.

延 伸 阅 读

［1］Ahrens J H，Dieter U. Computer methods for sampling for the exponential and normal distributions［J］. Communications of the ACM，1972(15)：873-882.

［2］Baranoski G V G，Krishnaswamy A，Kimmel B. An investigation on the use of data-driven scattering profiles in Monte Carlo simulations of ultraviolet light propagation in skin tissues［J］. Physics in Medicine and Biology，2004，49(20)：4799-4809.

［3］Bartel S，Hielscher A H. Monte Carlo simulations of the diffuse backscattering Mueller matrix for highly scattering media［J］. Applied Optics，2000，39(10)：1580-1588.

［4］Boas D A，Culver J P，Stott J J，Dunn A K. Three dimensional Monte Carlo code for photon migration through complex heterogeneous media including the adult human head［J］. Optics Express，2002，10(3)：159-170.

［5］Carter L L，Cashwell E D. Particle-transport simulation with the Monte Carlo method［J］. USERDA Technical Information Center，Oak Ridge，TN，1975.

［6］Cashwell E D，Everett C J. A practical manual on the Monte Carlo method for random walk problems［M］. New York：Pergamon Press，1959.

［7］Churmakov D Y，Meglinski I V，Piletsky S A，Greenhalgh D A. Analysis of skin tissues spatial fluorescence distribution by the Monte Carlo simulation［J］. Journal of Physics D-Applied Physics，2003，36(14)：1722-1728.

［8］Cote D，Vitkin I A. Robust concentration determination of optically active molecules in turbid media with validated three-dimensional polarization sensitive Monte Carlo calculations［J］. Optics Express，2005，13(1)：148-163.

［9］ Ding L，Splinter R，Knisley S B. Quantifying spatial localization of optical mapping using Monte Carlo simulations［J］. IEEE Transactions on Biomedical Engineering，2001，48(10)：1098-1107.

［10］ Flock S T，Patterson M S，Wilson B C，Wyman D R. Monte-Carlo modeling of light-propagation in highly scattering tissues .1. model predictions and comparison with diffusion-theory［J］. IEEE Transactions on Biomedical Engineering，1989，36(12)：1162-1168.

［11］ Flock S T，Wilson B C，Patterson M S. Monte-Carlo modeling of light-propagation in highly scattering tissues .2. comparison with measurements in phantoms［J］. IEEE Transactions on Biomedical Engineering，1989，36 (12)：1169-1173.

［12］ Gardner C M，Welch A J. Monte-Carlo simulation of light transport in tissue-unscattered absorption events［J］. Applied Optics，1994，33 (13)：2743-2745.

［13］ Hendricks J S，Booth T E. MCNP variance reduction overview［J］. Lecture Notes in Physics (AXV64)，1985，240：83-92.

［14］ Henniger J，Minet O，Dang H T，Beuthan J. Monte Carlo simulations in complex geometries：Modeling laser light transport in real anatomy of rheumatoid arthritis［J］. Laser Physics，2003，13(5)：796-803.

［15］ Igarashi M，Gono K，Obi T，Yamaguchi M，Ohyama N. Monte Carlo simulations of reflected spectra derived from tissue phantom with double-peak particle size distribution［J］. Optical Review，2004，11(2)：61-67.

［16］ Jacques S L，Later C A，Prahl S A. Angular dependence of HeNe laser light scattering by human dermis［J］. Lasers in the Life Sciences，1987(1)：309-333.

［17］ Jacques S L. Time resolved propagation of ultrashort laser-pulses within turbid tissues［J］. Applied Optics，1989，28(12)：2223-2229.

［18］ Jacques S L. Time-resolved reflectance spectroscopy in turbid tissues［J］. IEEE Transactions on Biomedical Engineering，1989，36(12)：1155-1161.

［19］ Jaillon F，Saint-Jalmes H. Description and time reduction of a Monte Carlo code to simulate propagation of polarized light through scattering media［J］. Applied Optics，2003，42(16)：3290-3296.

［20］ Kahn H. Random sampling Monte Carlo techniques in neutron attenuation problems I［J］. Nucleonics，1950(6)：27-37.

［21］ Kalos M H，Whitlock P A. Monte Carlo methods［M］. New York：J. Wiley & Sons，1986.

[22] Keijzer M, Jacques S L, Prahl S A, Welch A J. Light distributions in artery tissue-monte-carlo simulations for finite-diameter laser-beams[J]. Lasers in Surgery and Medicine, 1989, 9(2): 148-154.

[23] Keijzer M, Pickering J W, Gemert M J Cv. Laser beam diameter for port wine stain treatment[J]. Lasers in Surgery and Medicine, 1991(11): 601-605.

[24] Kienle A, Patterson M S. Determination of the optical properties of turbid media from a single Monte Carlo simulation[J]. Physics in Medicine and Biology, 1996, 41(10): 2221-2227.

[25] Li H, Tian J, Zhu F P, Cong W X, Wang L H V, Hoffman E A, Wang G. A mouse optical simulation environment (MOSE) to investigate bioluminescent phenomena in the living mouse with the Monte Carlo method [J]. Academic Radiology, 2004, 11(9): 1029-1038.

[26] Lu Q, Gan X S, Gu M, Luo Q M. Monte Carlo modeling of optical coherence tomography imaging through turbid media[J]. Applied Optics, 2004, 43(8): 1628-1637.

[27] MacLaren M D, Marsaglia G, Bray A T. A fast procedure for generating exponential random variables[J]. Communications of the ACM, 1964(7): 298-300.

[28] Marsaglia G. Generating exponential random variables[J]. Annals of Mathematical Statistics, 1961(32): 899-900.

[29] McShane M J, Rastegar S, Pishko M, Cote G L. Monte carlo modeling for implantable fluorescent analyte sensors[J]. IEEE Transactions on Biomedical Engineering, 2000, 47(5): 624-632.

[30] Meglinski I V. Monte Carlo simulation of reflection spectra of random multilayer media strongly scattering and absorbing light[J]. Quantum Electronics, 2001, 31(12): 1101-1107.

[31] Meglinski I V, Matcher S D. Analysis of the spatial distribution of detector sensitivity in a multilayer randomly inhomogeneous medium with strong light scattering and absorption by the Monte Carlo method[J]. Optics and Spectroscopy, 2001, 91(4): 654-659.

[32] Mroczka J, Szczepanowski R. Modeling of light transmittance measurement in a finite layer of whole blood: a collimated transmittance problem in Monte Carlo simulation and diffusion model[J]. Optica Applicata, 2005, 35(2): 311-331.

[33] Nishidate I, Aizu Y, Mishina H. Estimation of melanin and hemoglobin in

skin tissue using multiple regression analysis aided by Monte Carlo simulation[J]. Journal of Biomedical Optics, 2004, 9(4): 700-710.

[34] Patwardhan S V, Dhawan A P, Relue P A. Monte Carlo simulation of light-tissue interaction: Three-dimensional simulation for trans-illumination-based Imaging of skin lesions[J]. IEEE Transactions on Biomedical Engineering, 2005, 52(7): 1227-1236.

[35] Plauger P J, Brodie J. Standard C[M]. Redmond, Wash.: Microsoft Press, 1989.

[36] Plauger P J, Brodie J, Plauger P J. ANSI and ISO Standard C: programmer's reference[M]. Redmond, Wash.: Microsoft Press, 1992.

[37] Qian Z Y, Victor S S, Gu Y Q, Giller C A, Liu H L. "Look-Ahead Distance" of a fiber probe used to assist neurosurgery: Phantom and Monte Carlo study[J]. Optics Express, 2003, 11(16): 1844-1855.

[38] Ramella-Roman J C, Prahl S A, Jacques S L. Three Monte Carlo programs of polarized light transport into scattering media: part I[J]. Optics Express, 2005, 13(12): 4420-4438.

[39] Sharma S K, Banerjee S. Role of approximate phase functions in Monte Carlo simulation of light propagation in tissues[J]. Journal of Optics A, 2003, 5(3): 294-302.

[40] Swartling J, Pifferi A, Enejder A M K, Andersson-Engels S. Accelerated Monte Carlo models to simulate fluorescence spectra from layered tissues [J]. Journal of the Optical Society of America A, 2003, 20(4): 714-727.

[41] Tycho A, Jorgensen T M, Yura H T, Andersen P E. Derivation of a Monte Carlo method for modeling heterodyne detection in optical coherence tomography systems[J]. Applied Optics, 2002, 41(31): 6676-6691.

[42] van de Hulst H C. Multiple light scattering: tables, formulas, and applications[M]. New York: Academic Press, 1980.

[43] Wang L H V, Jacques S L. Hybrid model of Monte Carlo simulation diffusion theory for light reflectance by turbid media[J]. Journal of Optical Society of America A, 1993(10): 1746-1752.

[44] Wang L H V, Jacques S L. Optimized radial and angular positions in Monte Carlo modeling[J]. Medical Physics, 1994(21): 1081-1083.

[45] Wang L H V, Nordquist R E, Chen W R. Optimal beam size for light delivery to absorption-enhanced tumors buried in biological tissues and effect of multiple-beam delivery: a Monte Carlo study[J]. Applied Optics, 1997, 36(31): 8286-8291.

[46] Wang L H V. Mechanisms of ultrasonic modulation of multiply scattered coherent light: a Monte Carlo model[J]. Optics Letters, 2001, 26(15): 1191-1193.

[47] Wang R K K. Signal degradation by coherence tomography multiple scattering in optical of dense tissue: a Monte Carlo study towards optical clearing of biotissues[J]. Physics in Medicine and Biology, 2002, 47(13): 2281-2299.

[48] Wang X D, Yao G, Wang L H V. Monte Carlo model and single-scattering approximation of the propagation of polarized light in turbid media containing glucose[J]. Applied Optics, 2002, 41(4): 792-801.

[49] Wang X D, Wang L H V, Sun C W, Yang C C. Polarized light propagation through scattering media: time-resolved Monte Carlo simulations and experiments[J]. Journal of Biomedical Optics, 2003, 8(4): 608-617.

[50] Wang X Y, Zhang C P, Zhang L S, Qi S W, Xu T, Tian J G. Reconstruction of optical coherence tomography image based on Monte Carlo method[J]. Journal of Infrared and Millimeter Waves, 2003, 22(1): 68-70.

[51] Wilson B C, Adam G A. Monte Carlo model for the absorption and flux distributions of light in tissue[J]. Medical Physics, 1983(10): 824-830.

[52] Wilson B C, Jacques S L. Optical reflectance and transmittance of tissues: principles and applications[J]. IEEE Journal of Quantum Electronics, 1990(26): 2186-2199.

[53] Wong B T, Menguc M P. Comparison of Monte Carlo techniques to predict the propagation of a collimated beam in participating media[J]. Numerical Heat Transfer Part B-Fundamentals, 2002, 42(2): 119-140.

[54] Xiong G L, Xue P, Wu J G, Miao Q, Wang R, Ji L. Particle-fixed Monte Carlo model for optical coherence tomography[J]. Optics Express, 2005, 13(6): 2182-2195.

[55] Yadavalli V K, Russell R J, Pishko M V, McShane M J, Cote G L. A Monte Carlo simulation of photon propagation in fluorescent poly(ethylene glycol) hydrogel microsensors[J]. Sensors and Actuators B-Chemical, 2005, 105(2): 365-377.

[56] Yang Y, Soyemi O O, Landry M R, Soller B R. Influence of a fat layer on the near infrared spectra of human muscle: quantitative analysis based on two-layered Monte Carlo simulations and phantom experiments[J]. Optics Express, 2005, 13(5): 1570-1579.

［57］ Yao G，Wang L H V. Monte Carlo simulation of an optical coherence tomography signal in homogeneous turbid media［J］. Physics in Medicine and Biology，1999，44(9)：2307-2320.

［58］ Yao G，Haidekker M A. Transillumination optical tomography of tissue-engineered blood vessels：a Monte Carlo simulation［J］. Applied Optics，2005，44(20)：4265-4271.

第 4 章　卷积求宽光束的响应

4.1　引　　言

在第 3 章中介绍了蒙特卡罗程序 MCML,计算了笔形光束垂直入射到多层散射介质的响应,我们称这些响应为格林函数或脉冲响应。对准直的有限宽光束,蒙特卡罗方法仍能通过将入射位置分布到横截面上来计算响应,但即使其他参数没有改变,每个宽光束仍需要一个新的耗时的蒙特卡罗模拟。而对同一个多层散射介质,格林函数的卷积能有效地计算出宽光束的响应,这种卷积能通过一个命名为 CONV 的程序(见 4.7 节)实现。与蒙特卡罗方法类似,CONV 是用 ANSI 标准 C 语言编写的,可以在不同的计算机平台上执行。虽然卷积适用于任何强度分布的准直光束,但在 CONV 版本 1 中,只考虑了高斯光束和顶帽(平顶)光束。

4.2　卷积的一般表达式

卷积适用于稳定(时不变)、线性、平移不变的系统。我们的系统由具有稳定性的水平多层均匀散射介质组成,系统输入是垂直入射到散射介质表面的准直光束,响应可以是任何可观察的物理量,如特异性的吸收、光通量、反射率或透过率。线性性表示:(1) 如果输入强度增加一个常数因子,响应按同样的因子增加;(2) 两个光子束的响应等于每个光子束响应的和。空间上平移不变性表示如果光子束在水平方向平移某个距离,响应也会在相同方向平移同样的距离;时间上的平移不变性表示光子束如果有一定时间的延迟,响应也会有同样的延迟。因此,对空间和时间的宽光束其响应可通过脉冲响应的卷积来计算。本章仅就空间卷积进行介绍。

首先用 MCML 计算垂直入射笔形光束的响应。按第 3 章所述建立一个笛卡尔坐标系,坐标系的原点是笔形光束在散射介质表面的入射点,z 轴平行于笔形光束,xOy 平面即散射介质的表面。

我们用 $C(x,y,z)$ 表示一个准直宽光束的特定响应,用 $G(x,y,z)$ 表示相应的脉冲响应。如果准直宽光束光强分布为 $S(x,y)$,那对这个宽光束的响应可以通过下面的卷积得到:

$$C(x,y,z) = \int_{-\infty}^{+\infty}\int_{-\infty}^{+\infty} G(x-x',y-y',z)S(x',y')\mathrm{d}x'\mathrm{d}y' \qquad (4.1)$$

通过 $x''=x-x'$ 和 $y''=y-y'$ 进行变量代换,上式可写成如下形式:

$$C(x,y,z) = \int_{-\infty}^{+\infty}\int_{-\infty}^{+\infty} G(x'',y'',z)S(x-x'',y-y'')\mathrm{d}x''\mathrm{d}y'' \qquad (4.2)$$

因为多层结构具有平面对称性,且光子束是垂直入射到散射介质表面的,所以 $G(x,y,z)$ 具有圆柱对称性。因此式(4.1)所示的格林函数仅依赖于光源 (x',y') 和观察点 (x,y) 之间的距离 r_{os},而不是它们的绝对位置:

$$r_{os} = \sqrt{(x-x')^2 + (y-y')^2} \qquad (4.3)$$

如果 $S(x',y')$ 关于原点圆柱对称,那么它就变成了半径 r' 的函数:

$$r' = \sqrt{x'^2 + y'^2} \qquad (4.4)$$

基于这些对称性,我们把式(4.1)和式(4.2)表示为

$$C(x,y,z) = \int_{-\infty}^{+\infty}\int_{-\infty}^{+\infty} G\left(\sqrt{(x-x')^2 + (y-y')^2},z\right)S\left(\sqrt{x'^2 + y'^2}\right)\mathrm{d}x'\mathrm{d}y'$$

$$(4.5)$$

$$C(x,y,z) = \int_{-\infty}^{+\infty}\int_{-\infty}^{+\infty} G\left(\sqrt{x''^2 + y''^2},z\right)S\left(\sqrt{(x-x'')^2 + (y-y'')^2}\right)\mathrm{d}x''\mathrm{d}y''$$

$$(4.6)$$

因为 $C(x,y,z)$ 有着同样的圆柱对称性,式(4.5)和式(4.6)可在柱坐标系 (r,φ) 中表示为

$$C(r,z) = \int_0^\infty S(r')r'\left[\int_0^{2\pi} G\left(\sqrt{r^2 + r'^2 - 2rr'\cos\varphi'},z\right)\mathrm{d}\varphi'\right]\mathrm{d}r' \qquad (4.7)$$

$$C(r,z) = \int_0^\infty G(r'',z)r''\left[\int_0^{2\pi} S\left(\sqrt{r^2 + r''^2 - 2rr''\cos\varphi''}\right)\mathrm{d}\varphi''\right]\mathrm{d}r'' \qquad (4.8)$$

在式(4.8)中,关于 φ'' 的积分与 z 无关,因此对所有的 z 值只需要计算一次。在某些情况下,关于 φ'' 的积分可求得解析解,因此式(4.8)中二维积分可以简化为计算更高效的一维积分,所以式(4.8)比式(4.7)的计算更方便。

例 4.1　从式(4.5)推导式(4.7)。

微分面积元 $\mathrm{d}x\mathrm{d}y$ 变为 $r\mathrm{d}r\mathrm{d}\varphi$,相应的积分限变为 r 在 0 到 $+\infty$ 取值,φ 在 0 到 2π 取值。在与 (x,y) 对应的极坐标系中,(x,y) 用 $(r,0)$ 表示,(x',y') 用

(r', φ') 表示。我们将式(4.3)写为 $r_{os} = \sqrt{r^2 + r'^2 - 2rr' \cos \varphi'}$。因此式(4.7)可以由式(4.5)获得。

4.3   与高斯光束的卷积

对于高斯光束,卷积可以进一步简化。光束强度分布为

$$S(r') = S_0 \exp \left[-2 \left(\frac{r'}{R} \right)^2 \right] \tag{4.9}$$

式中,R 表示光束的 $1/e^2$ 半径;S_0 表示光束中心的强度,S_0 与总功率 P_0 的关系为

$$S_0 = \frac{2P_0}{\pi R^2} \tag{4.10}$$

将式(4.9)代入式(4.8),得

$$C(r, z) = S(r) \int_0^\infty G(r'', z) \exp \left[-2 \left(\frac{r''}{R} \right)^2 \right] \left[\int_0^{2\pi} \exp \left(\frac{4rr'' \cos \varphi'}{R^2} \right) \mathrm{d}\varphi'' \right] r'' \mathrm{d}r'' \tag{4.11}$$

方括号内的内层积分与零阶修正贝塞尔函数积分表达式类似,后者定义为

$$I_0(x) = \frac{1}{2\pi} \int_0^{2\pi} \exp(x \sin \varphi) \mathrm{d}\varphi \tag{4.12}$$

或

$$I_0(x) = \frac{1}{2\pi} \int_0^{2\pi} \exp(x \cos \varphi) \mathrm{d}\varphi \tag{4.13}$$

通过式(4.13),式(4.11)可写为

$$C(r, z) = 2\pi S(r) \int_0^\infty G(r'', z) \exp \left[-2 \left(\frac{r''}{R} \right)^2 \right] I_0 \left(\frac{4rr''}{R^2} \right) r'' \mathrm{d}r'' \tag{4.14}$$

例 4.2   推导式(4.10)。

从总功率

$$P_0 = \int_0^\infty S(r') 2\pi r' \mathrm{d}r' = 2\pi S_0 \int_0^\infty \exp \left[-2 \left(\frac{r'}{R} \right)^2 \right] r' \mathrm{d}r'$$

$$= -\frac{\pi R^2}{2} S_0 \exp \left[-2 \left(\frac{r'}{R} \right)^2 \right] \Big|_0^\infty = \frac{\pi R^2}{2} S_0 \tag{4.15}$$

可导出式(4.10)。

例 4.3   证明式(4.12)和式(4.13)是等价的。

令 $\varphi = \varphi' + \frac{\pi}{2}$,将式(4.12)的积分分成两部分,我们得到

$$\int_0^{2\pi} \exp(x \sin \varphi) \mathrm{d}\varphi = \int_{-\pi/2}^{3\pi/2} \exp(x \cos \varphi') \mathrm{d}\varphi'$$

$$= \int_{-\pi/2}^{0} \exp(x\cos\varphi')\mathrm{d}\varphi' + \int_{0}^{3\pi/2} \exp(x\cos\varphi')\mathrm{d}\varphi' \qquad (4.16)$$

对右边第一个积分,令 $\varphi' = \varphi'' + 2\pi$,有

$$\int_{-\pi/2}^{0} \exp(x\cos\varphi')\mathrm{d}\varphi' = \int_{3\pi/2}^{2\pi} \exp(x\cos\varphi'')\mathrm{d}\varphi'' \qquad (4.17)$$

将式(4.17)代入式(4.16),合并式(4.16)右边两个积分,可得

$$\int_{0}^{2\pi} \exp(x\sin\varphi)\mathrm{d}\varphi = \int_{3\pi/2}^{2\pi} \exp(x\cos\varphi'')\mathrm{d}\varphi'' + \int_{0}^{3\pi/2} \exp(x\cos\varphi')\mathrm{d}\varphi'$$

$$= \int_{0}^{2\pi} \exp(x\cos\varphi)\mathrm{d}\varphi \qquad (4.18)$$

φ' 和 φ'' 为哑变量,都可以被 φ 所替换。

4.4　与顶帽光束的卷积

对于半径为 R 的顶帽光束,源函数可写为

$$S(r') = \begin{cases} S_0, & \text{如果 } r' \leqslant R \\ 0, & \text{如果 } r' > R \end{cases} \qquad (4.19)$$

S_0 表示光束内的强度,有

$$S_0 = \frac{P_0}{\pi R^2} \qquad (4.20)$$

式中 P_0 表示光束的总功率。

将式(4.19)代入式(4.8),得

$$C(r,z) = 2\pi S_0 \int_{0}^{\infty} G(r'',z) I_{\varphi}(r,r'') r'' \mathrm{d}r'' \qquad (4.21)$$

式中

$$I_{\varphi}(r,r'') = \begin{cases} 1, & \text{如果 } R \geqslant r + r'' \\ \dfrac{1}{\pi} \cos^{-1}\left(\dfrac{r^2 + r''^2 - R^2}{2rr''}\right), & \text{如果 } |r - r''| \leqslant R < r + r'' \\ 0, & \text{如果 } R < |r - r''| \end{cases} \qquad (4.22)$$

由式(4.22),式(4.21)中积分限转化成有限范围为

$$C(r,z) = 2\pi S_0 \int_{a}^{r+R} G(r'',z) I_{\varphi}(r,r'') r'' \mathrm{d}r'' \qquad (4.23)$$

式中

$$a = \max(0, r - R) \qquad (4.24)$$

函数 max( ) 表示选取两个参数中较大的一个。

如果 R 趋近于无穷大,那么式(4.23)变成

$$C(r,z) = 2\pi S_0 \int_0^\infty G(r'',z) r'' \mathrm{d}r'' \qquad (4.25)$$

这个公式表明,在 MCML 程序中,如果对所有 r 上网格单元内的吸收权重求和,然后除以追踪光子包的总数,则结果表示单位光强的无限宽光束的特异性吸收随 z 的变化。

4.5 卷积的数值求解

如第 3 章所述,蒙特卡罗模拟中用到了网格系统。在 r 和 z 方向设置 2D 均匀网格系统,网格单元在 r 和 z 方向的单位距离分别是 Δr 和 Δz,总数目分别是 N_r 和 N_z。

当光束是高斯型或顶帽型时,二维卷积变成一维。由于蒙特卡罗模拟将物理量分配到离散网格单元,一个恰当的积分算法是基于扩展梯形法则。该算法对通过现有数据点进行线性插值而得到的非光滑被积函数是理想的,在 C 中由名为 trapzd( ) 的函数执行,被函数 qtrap( ) 调用。

另一种积分方法是在原始网格点估计被积函数值,但是这一方法不能控制积分精度。比如,对于顶帽光束,N_r 为 50,R 大约是 $5\Delta r$,如果通过式(4.23)来计算 $C(0,z)$,积分区间为 $[0,R]$,仅覆盖 $5\Delta r$,积分只用到了 5 个函数的估计值,因此可能精度很低。相比之下,扩展梯形法则会一直进行函数估计,直至达到用户指定的精度。

图 4.1(a)显示了扩展梯形法则中的函数估计序列,结合之前的估计值,连续调用 trapzd( ) 函数,对新点处的被积函数进行估计。为了在区间 $[a,b]$ 上对 $f(x)$ 积分,我们在第一步中估计 $f(a)$ 和 $f(b)$ 的值,如图 4.1(a)中 1 和 2 所指,为了细化网格,在第二步中估计 $f\left(\frac{1}{2}(a+b)\right)$,如图中 3 所指。重复这一过程直到积分估计值达到一指定的精度。图 4.1(a)中最下方的线显示了经过四次函数调用后得到的所有函数估计值。

4.5.1 物理量的内插和外推

如第 3 章所述,我们讨论的物理量通过基于网格系统的 MCML 计算获得,最优的 r 坐标是

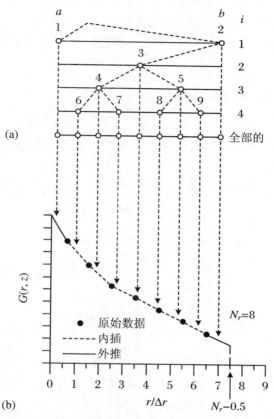

图 4.1　(a) 扩展梯形法则中的函数估计序列；(b) 物理量的内插和外推。在这个例子中，$N_r = 8$，a 和 b 表示积分限，i 为迭代次数。在箭头指向的地方进行被积函数估计。实心圆表示原始数据点。虚线和实线分别表示线性内插和外推

$$r(i_r) = \left[(i_r + 1/2) + \frac{1}{12(i_r + 1/2)} \right] \Delta r \tag{4.26}$$

式中，i_r 是网格单元的编号（$0 \leqslant i_r \leqslant N_r - 1$）。对于 $i_r = 0$，$r(0)$ 为 $\frac{2}{3} \Delta r$ 而不是 $\frac{1}{2} \Delta r$。每个网格单元最优化坐标和中心坐标间的偏移量随着 i_r 增加而减少。

在 qtrap() 中，被积函数（G 只是其中一部分）在某些点处进行估计，这些点可能没有落在如图 4.1 所示的原始网格上，这就需要用邻近的两个原始网格点对这些点进行线性插值，对那些落在原始网格系统（如图 4.1(b) 所示）外的点使用线性外推法。外推法仅能扩充到（$N_r - 0.5$）Δr，因为更远距离的外推是不可靠的。在

MCML 程序中，r 方向最后的网格单元收集的是那些没有进入网格系统的光子包的贡献，不能表示该处真实物理量。因此外推法的上限是 $(N_r - 0.5)\Delta r$ 而不是 $(N_r + 0.5)\Delta r$，超出 $(N_r - 0.5)\Delta r$ 的物理量设为 0。我们表示为

$$r_{\max} = (N_r - 0.5)\Delta r \qquad (4.27)$$

4.5.2　高斯光束的被积函数估计

虽然由于物理原因，积分(4.14)式必定收敛，但由于修正贝塞尔函数随着参数的增大迅速增大，在计算机中，积分可能会溢出。因此，对于被积函数进行适当的改写是必要的。

我们注意到对于较大的 x 值，修正的贝塞尔函数有以下渐近性的近似：

$$I_0(x) \approx \frac{\exp(x)}{\sqrt{2\pi x}} \qquad (4.28)$$

我们定义如下基于 I_0 的新函数：

$$I_{0e}(x) = I_0(x)\exp(-x) \qquad (4.29)$$

或

$$I_0(x) = I_{0e}(x)\exp(x) \qquad (4.30)$$

式中，I_{0e} 总是有界的。将式(4.9)和式(4.30)代入式(4.14)，得到

$$C(r,z) = 2\pi S_0 \int_0^\infty G(r'',z)\exp\left[-2\left(\frac{r''-r}{R}\right)^2\right] I_{0e}\left(\frac{4rr''}{R^2}\right) r''\mathrm{d}r'' \qquad (4.31)$$

因为指数函数和 I_{0e} 项都是有界的，被积函数的计算不会溢出。由于式(4.28)在实际计算中并未使用，故式(4.31)没有进行任何渐近性近似。

另一个问题是计算速度。对式(4.31)中 $\exp()I_{0e}()$ 的估计是计算的主要部分，占据了总时间的 90%。对于多维物理量(比如作为 r 和 z 的函数的通量)，当对不同的 z 坐标进行积分计算时，卷积会在相同的 r 坐标处反复估计 $\exp()I_{0e}()$。因此，对于一个 z 坐标，如果在卷积过程中存储 $\exp()I_{0e}()$ 的值，就可以减少计算时间。因为事先并不知道函数估计值的数量，所以应随动态数据分配保存函数估计值。如图 4.1(a)中所示，在函数 qtrap()中，估计序列类似于二叉树，所以可以用二叉树存储函数估计值。虽然前两个节点失去平衡，但节点 3 以下的子树是完美平衡的。

4.5.3　高斯光束的积分限

式(4.31)中高斯光束的积分上限是无穷的，它可以通过变量替换转换成一个有限值，然后通过 midexp()函数计算积分，但这种方法计算效率不高。因此，我们更倾向于用 qtrap()，这种方法也需要将积分上限变成有限值。为此，被积函数如果在下式成立时为非零值：

$$|r'' - r| \leqslant KR \qquad (4.32)$$

或

$$r - KR \leqslant r'' \leqslant r + KR \tag{4.33}$$

式中，K 是一个常数，可以在 CONV 中设置。例如，如果 K 是 4，式(4.31)中的指数项为 $\exp(-32) \approx 10^{-14}$。

对 G 的计算仅包含区间 $[0, r_{max}]$，r_{max} 由式(4.27)给出。结合式(4.33)，我们重写式(4.31)，得

$$C(r, z) = 2\pi S_0 \int_a^b G(r'', z) \exp\left[-2\left(\frac{r'' - r}{R}\right)^2\right] I_{0e}\left(\frac{4rr''}{R^2}\right) r'' \mathrm{d}r'' \tag{4.34}$$

式中

$$a = \max(0, r - KR) \tag{4.35}$$

$$b = \min(r_{max}, r + KR) \tag{4.36}$$

函数 max()和 min()分别表示求两个参数中较大的和较小的数。

4.5.4　顶帽光束的积分

顶帽光束的积分限是有限的，且被积函数不会溢出，所以比起高斯光束，顶帽光束的积分估计更简单。但是在式(4.23)中对 I_φ 的估计同样很耗时，为了提高效率，同高斯光束中被积函数的估计一样，qtrap()中把需要的 I_φ 估计值保存在二叉树中。

因为物理量的计算区间为 $[0, r_{max}]$，式(4.23)可以表示为

$$C(r, z) = 2\pi S_0 \int_a^b G(r'', z) I_\varphi(r, r'') r'' \mathrm{d}r'' \tag{4.37}$$

式中

$$a = \max(0, r - R) \tag{4.38}$$

$$b = \min(r_{max}, r + R) \tag{4.39}$$

4.5.5　第一次相互作用

在 MCML 中，第一个光子与组织相互作用产生的吸收是单独记录的。第一次相互作用总是发生在 z 轴，以脉冲函数的形式对特定的吸收或相关物理量做出贡献。总的脉冲响应可以表示为两部分：

$$G(r, z) = G_1(0, z)\frac{\delta(r)}{2\pi r} + G_2(r, z) \tag{4.40}$$

式中，第一项由第一次相互作用产生，第二项由后面的相互作用产生。

对于高斯光束，将式(4.40)代入式(4.34)，有

$$C(r, z) = G_1(0, z)S(r) + 2\pi S_0 \int_a^b G_2(r'', z)$$

$$\cdot \exp\left[-2\left(\frac{r'' - r}{R}\right)^2\right] I_{0e}\left(\frac{4rr''}{R^2}\right) r'' \mathrm{d}r'' \tag{4.41}$$

对于顶帽光束,将式(4.40)代入式(4.37),有

$$C(r,z) = G_1(0,z)S(r) + 2\pi S_0 \int_a^b G_2(r'',z)I_\varphi(r,r'')r''\mathrm{d}r'' \qquad (4.42)$$

对单独记录第一次相互作用和未单独记录第一次相互作用获得的数值结果的比较,将在 4.6 节中讨论。

4.5.6 卷积中的截断误差

如式(4.36)和式(4.39)所示,积分上限受 r_{max} 限制。对于顶帽光束,如果

$$r \leqslant r_{max} - R \qquad (4.43)$$

则 r 方向上有限的网格不影响卷积;否则,对 $r > r_{max} - R$,会截断卷积,产生误差。因此,对于顶帽光束响应,为了使 r 物理量的卷积结果可靠,我们必须保证在蒙特卡罗模拟中 r_{max} 足够大,以确保式(4.43)成立。

因为高斯光束理论上是无界的,所以不存在像式(4.43)那样简单的公式。当 $r \gg R$ 时,具有相同 R 和 S_0 的高斯光束和顶帽光束有着相似的卷积结果。因此式(4.43)同样可近似地用于高斯光束。

4.6 计 算 实 例

在这节中,将说明没有单独记录第一次光子与物质相互作用而引起的误差,同时给出一个卷积的数值例子。对于表 4.1 中所描述的散射介质,用 MCML 计算脉冲响应。r 和 z 方向的网格单元尺寸均为 0.01 cm,网格单元数目分别是 50 和 40,追踪一百万个光子包。

表 4.1　三层散射介质的光学参数和结构

层数	n	μ_a(cm^{-1})	μ_s(cm^{-1})	g	厚度(cm)
1	1.37	1.0	100.0	0.9	0.1
2	1.37	1.0	10.0	0	0.1
3	1.37	2.0	10.0	0.7	0.2

注:顶部和底部周围介质的折射率都是 1.0。

单独记录第一次相互作用时,散射介质表面附近($z = 0.005$ cm)的脉冲积分通量如图 4.2(a)所示。如果将第一次相互作用记录在第一个 r 网格单元中,那么第一个网格单元的通量会增加 1.95×10^3 cm^{-2},明显高于当前值 1.34×10^3 cm^{-2}。

作为对比，脉冲响应与具有 1 nJ 能量和 0.01 cm 半径的一顶帽光束进行卷积运算，分别单独记录和不单独记录第一次相互作用（图 4.2(b)）。卷积结果在 $r = 0.015$ cm 处差异高达 120%。

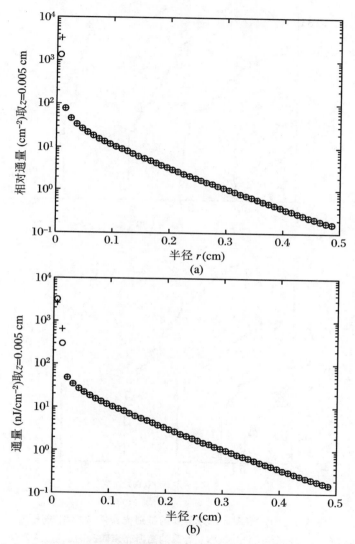

图 4.2　(a) MCML 计算得到的笔形光束响应在 $z = 0.005$ cm 处的相对
通量；(b) CONV 计算的顶帽光束响应在 $z = 0.005$ cm 处的通
量。○表示单独记录第一次相互作用的结果，+ 表示未单独记录
第一次相互作用的结果

脉冲响应也与高斯光束(能量共为 1 nJ,半径为 0.1 cm)进行卷积,卷积误差设为 0.01,卷积前和卷积后通量分布的轮廓线如图 4.3 所示。

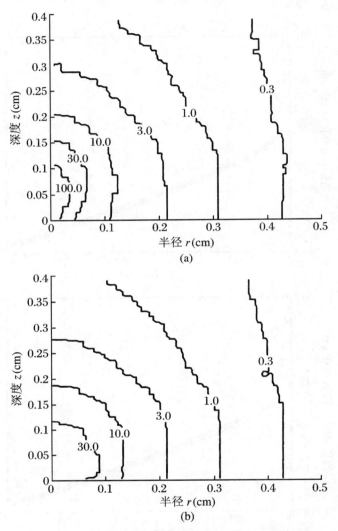

图 4.3　(a) MCML 计算得到的笔形光束响应的相对通量
分布;(b) CONV 计算的高斯光束响应的通量分布

4.7　CONV 简介

　　CONV 的全部源代码可以在网站 ftp://ftp. wiley. com/public/sci_tech_med/biomedical_optics/上找到。程序分为几个文件,头文件"conv. h"定义了数据结构和一些常量,文件"convmain. c"主要包含主函数,文件"convi. c"处理数据读取,文件"convo. c"处理数据写入,文件"convconv. c"完成实际的卷积操作,文件"conviso. c"处理轮廓线的计算,文件"convnr. c"包含一些动态数据分配以及出错报告函数。读者应先阅读主函数。

　　由命令"cflow -d4 -n --omit-arguments --omit-symbol-names conv ∗. c"可产生下面的列表,显示出嵌套深度为 4 的程序结构。

```
1  main() 〈int () at CONVMAIN. C:143〉:
2      ShowVersion() 〈void () at CONVO. C:37〉:
3          put s()
4          CenterStr() 〈char ∗ () at CONVO. C:11〉:
5              strlen()
6              strcpy()
7              strcat()
8      printf()
9      gets()
10     strlen()
11     BranchMainCmd() 〈void () at CONVMAIN. C:122〉:
12     strlen()
13     BranchMainCmd1() 〈void () at CONVMAIN. C:63〉:
14             toupper()
15             ReadMcoFile() 〈void () at CONVI. C:568〉:
16             LaserBeam() 〈void () at CONVCONV. C:92〉:
17             ConvResolution() 〈void () at CONVCONV. C:127〉:
18             ConvError() 〈void () at CONVCONV. C:156〉:
19             ShowMainMenu() 〈void () at CONVMAIN. C:25〉:
20             QuitProgram() 〈void () at CONVMAIN. C:44〉:
21             put s()
22         BranchMainCmd2() 〈void () at CONVMAIN. C:92〉:
```

```
23              toupper()
24              OutputOrigData() 〈void () at CONVO.C:784〉:
25              OutputConvData() 〈void () at CONVCONV.C:1017〉:
26              ContourOrigData() 〈void () at CONVO.C:893〉:
27              ContourConvData() 〈void () at CONVCONV.C:1137〉:
28              ScanOrigData() 〈void () at CONVO.C:1211〉:
29              ScanConvData() 〈void () at CONVCONV.C:1506〉:
30              put s()
31          put s()
```

习　　题

4.1　推导式(4.11)。

4.2　推导式(4.21)。

4.3　推导式(4.23)。

4.4　推导式(4.25)。

4.5　推导式(4.31)。

4.6　推导式(4.41)和式(4.42)。

4.7　写一个脉冲响应与平面光束卷积的计算程序。

4.8　求式(4.1)和式(4.2)关于 x 和 y 的傅里叶变换。

4.9　写出式(4.1)和式(4.2)对于任意脉冲分布 $S(t)$ 的时域形式。脉冲响应 $G(x,y,z,t)$ 定义为对一个时间无限短的光子束 $\delta(t)$ 的时间分辨响应。假定 $S(t)$ 的响应能够实验测得,如何通过反卷积恢复脉冲响应 $G(x,y,z,t)$?

4.10　求式(4.1)和式(4.2)的时域形式关于 t 的傅里叶变换。

4.11　假定入射光子束在时间和空间上都是有限的,表示为 $S(x,y,z,t)$,写出与这个光子束的卷积。

4.12　虽然式(4.9)和式(4.19)与光束的总功率有关,说明为什么当光束是无限短脉冲时,可采用总能量。

阅　读

[1] Wang L H V, Jacques S L, Zheng L Q. CONV—Convolution for responsesto a finite diameter photon beam incident on multi-layered tissues [J]. Computer Methods and Programs in Biomedicine, 1997, 54(3): 141-150, All sections.

延 伸 阅 读

[1] Amelink A, Sterenborg H. Measurement of the local optical properties of turbid media by differential path-length spectroscopy[J]. Applied Optics, 2004, 43(15): 3048-3054.

[2] Carp S A, Prahl S A, Venugopalan V. Radiative transport in the delta-P-1 approximation: accuracy of fluence rate and optical penetration depth predictions in turbid semi-infinite media[J]. Journal of Biomedical Optics, 2004, 9(3): 632-647.

[3] Choi B, Majaron B, Nelson J S. Computational model to evaluate port wine stain depth profiling using pulsed photothermal radiometry[J]. Journal of Biomedical Optics, 2004, 9(2): 299-307.

[4] Diaz S H, Aguilar G, Lavernia E J, Wong B J F. Modeling the thermal response of porcine cartilage to laser irradiation[J]. IEEE Journal of Selected Topics in Quantum Electronics, 2001, 7(6): 944-951.

[5] Ding L, Splinter R, Knisley S B. Quantifying spatial localization of optical mapping using Monte Carlo simulations[J]. IEEE Transactions on Biomedical Engineering, 2001, 48(10): 1098-1107.

[6] Fried N M, Hung V C, Walsh J T. Laser tissue welding: Laser spot size and beam profile studies[J]. IEEE Journal of Selected Topics in Quantum Electronics, 1999, 5(4): 1004-1012.

[7] Gardner C M, Welch A J. Monte-Carlo simulation of light transport in tis-

sue - unscattered absorption events[J]. Applied Optics, 1994, 33(13):
2743-2745.

[8] Garofalakis A, Zacharakis G, Filippidis G, Sanidas E, Tsiftsis D, Ntziach-
ristos V, Papazoglou T G, Ripoll J. Characterization of the reduced scat-
tering coefficient for optically thin samples: theory and experiments[J].
Journal of Optics A, 2004, 6(7): 725-735.

[9] Giller C A, Liu R L, Gurnani P, Victor S, Yazdani U, German D C. Vali-
dation of a near-infrared probe for detection of thin intracranial white mat-
ter structures[J]. Journal of Neurosurgery, 2003, 98(6): 1299-1306.

[10] Hidovic-Rowe D, Claridge E. Modelling and validation of spectral reflec-
tance for the colon[J]. Physics in Medicine and Biology, 2005, 50(6):
1071-1093.

[11] Johns M, Giller C A, Liu H L. Determination of hemoglobin oxygen satu-
ration from turbid media using reflectance spectroscopy with small source-
detector separations[J]. Applied Spectroscopy, 2001, 55(12): 1686-1694.

[12] Johns M, Giller C A, German D C, Liu H L. Determination of reduced
scattering coefficient of biological tissue from a needle-like probe[J]. Op-
tics Express, 2005, 13(13): 4828-4842.

[13] Klavuhn K G, Green D. Importance of cutaneous cooling during photo-
thermal epilation: theoretical and practical considerations[J]. Lasers in
Surgery and Medicine, 2002, 31(2): 97-105.

[14] Laufer J G, Beard P C, Walker S P, Mills T N. Photothermal determina-
tion of optical coefficients of tissue phantoms using an optical fibre probe
[J]. Physics in Medicine and Biology, 2001, 46(10): 2515-2530.

[15] Lee J H, Kim S, Kim Y T. Diffuse-diffuse photon coupling via nonscat-
tering void in the presence of refractive index mismatch on the void
boundary[J]. Medical Physics, 2004, 31(8): 2237-2248.

[16] Marquez G, Wang L H V, Lin S P, Schwartz J A, Thomsen S L. Anisot-
ropy in the absorption and scattering spectra of chicken breast tissue[J].
Applied Optics, 1998, 37(4): 798-804.

[17] McShane M J, Rastegar S, Pishko M, Cote G L. Monte carlo modeling for
implantable fluorescent analyte sensors[J]. IEEE Transactions on Biomed-
ical Engineering, 2000, 47(5): 624-632.

[18] Prahl S A, Keijzer M, Jacques S L, Welch A J. A Monte Carlo model of
light propagation in tissue[M]//Muller G J, Sliney D H, eds. Dosimetry
of Laser Radiation in Medicine and Biology. SPIE Press, 1989, IS 5: 102-

111.

[19] Press W H, Flannery B P, Teukolsky S A, Vetterling W T. Numerical recipes in C[M]. Cambridge: Cambridge University Press, 1992.

[20] Reuss J L. Multilayer modeling of reflectance pulse oximetry[J]. IEEE Transactions on Biomedical Engineering, 2005, 52(2): 153-159.

[21] Shah R K, Nemati B, Wang L H V, Shapshay S M. Optical-thermal simulation of tonsillar tissue irradiation[J]. Lasers in Surgery and Medicine, 2001, 28(4): 313-319.

[22] Wang L H V, Jacques S L. Optimized radial and angular positions in Monte Carlo modeling[J]. Medical Physics, 1994(21): 1081-1083.

[23] Wang L H V, Jacques S L, Zheng L Q. MCML—Monte Carlo modeling of photon transport in multi-layered tissues[J]. Computer Methods and Programs in Biomedicine, 1995(47): 131-146.

第 5 章　辐射传输方程和扩散理论

5.1　引　　言

光子在生物组织中的传输可以由辐射传输方程(RTE)进行解析化建模,这与第 3 章中的数值蒙特卡罗方法是等效的。由于 RTE 很难求解,通常将其近似为一个扩散方程,相比于蒙特卡罗方法,它的计算效率高,但精度较低。

5.2　物理量的定义

光谱辐射率 L_ν——这一章中最常出现的物理量——被定义为在单位时间、单位时间频率带宽内流经单位面积、单位立体角的能量,单位面积垂直于流向。辐射率 L 在这里定义为光谱辐射率在一个窄的频率范围 $[\nu, \nu + \Delta\nu]$ 内的积分:

$$L(\vec{r}, \hat{s}, t) = L_\nu(\vec{r}, \hat{s}, t)\Delta\nu \ (\mathrm{W \cdot m^{-2} \cdot sr^{-1}}) \tag{5.1}$$

式中,$\vec{r}$ 表示位置,$\hat{s}$ 表示单位方向矢量,t 表示时间;圆括号内附上的是方程左边物理量的单位。

在时间 $\mathrm{d}t$(图 5.1)、立体角 $\mathrm{d}\Omega$、面元 $\mathrm{d}A$ 内传输的辐射能量 $\mathrm{d}E$ 可以表示为

$$\mathrm{d}E = L(\vec{r}, \hat{s}, t)(\hat{s} \cdot \hat{n})\mathrm{d}A\mathrm{d}\Omega\mathrm{d}t \ (\mathrm{W \cdot Hz^{-1} \cdot m^{-2} \cdot sr^{-1}}) \tag{5.2}$$

式中,$\hat{n}$ 表示 $\mathrm{d}A$ 的单位外法向矢量;$\hat{s} \cdot \hat{n}$ 表示两个单位矢量的点乘,等于它们之间夹角的余弦值。辐射率在 RTE 中是因变量,由此可以推导出一些其他的物理量。

通量率(或强度)Φ 定义为单位时间内流经单位面积的能量,不考虑流动方向。为辐射率在整个 4π 立体角内的积分:

$$\Phi(\vec{r}, t) = \int_{4\pi} L(\vec{r}, \hat{s}, t) \mathrm{d}\Omega \ (\mathrm{W} \cdot \mathrm{m}^{-2}) \tag{5.3}$$

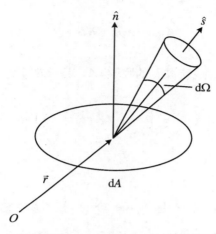

图 5.1　经由面元 dA、立体角 dΩ 内的能量流示意图

在无限小的球面积 $\mathrm{d}S$ 上接收到的功率为 $\Phi(\vec{r}, t)\mathrm{d}S$。在球坐标系中可得

$$\Phi(\vec{r}, t) = \int_{\theta=0}^{\pi} \int_{\varphi=0}^{2\pi} L(\vec{r}, \hat{s}, t) \sin\theta \mathrm{d}\varphi \mathrm{d}\theta \tag{5.4}$$

式中

$$\hat{s} = (\sin\theta\cos\varphi, \sin\theta\sin\varphi, \cos\theta) \tag{5.5}$$

式中，θ 和 φ 分别表示极角和方位角。

通量 F 定义为通量率关于时间的积分：

$$F(\vec{r}) = \int_{-\infty}^{+\infty} \Phi(\vec{r}, t)\mathrm{d}t \ (\mathrm{J} \cdot \mathrm{m}^{-2}) \tag{5.6}$$

能流密度 $\vec{J}$ 定义为单位时间、单位面积的净能流，可以表示为

$$\vec{J}(\vec{r}, t) = \int_{4\pi} \hat{s} L(\vec{r}, \hat{s}, t)\mathrm{d}\Omega \ (\mathrm{W} \cdot \mathrm{m}^{-2}) \tag{5.7}$$

这是方程式(5.3)对应的矢量形式。因为反向的流动部分相互抵消，能流密度指向当前流动方向。能流密度也被称作为能量通量，通量在这里可以认为是矢量在给定区域内的积分。

能量密度 u_e 定义为每单位体积中传输的电磁波的能量，可由下式得到：

$$u_e = \frac{\Phi}{c} (\mathrm{J} \cdot \mathrm{m}^{-3}) \tag{5.8}$$

c 指介质中的光速。

光子密度 U 定义为单位体积内传播的光子数量。对于单色光，可以表示为

$$U = \frac{u_e}{h\nu} = \frac{\Phi}{ch\nu} \ (\mathrm{m}^{-3}) \tag{5.9}$$

其中 h 是普朗克常数，$h\nu$ 是单个光子的能量。

特定的功率沉积（或特异性吸收率）A_p 定义为单位时间、单位体积内的介质吸收的光能量，可以表示为

$$A_p = \mu_a \Phi \ (\mathrm{W \cdot m^{-3}}) \tag{5.10}$$

式中，μ_a 为介质的吸收系数。

特异性的能量沉积（或特异性的吸收）A_e 定义为特定的功率沉积关于时间的积分：

$$A_e(\vec{r}) = \int_{-\infty}^{+\infty} A_p(\vec{r}, t)\mathrm{d}t \ (\mathrm{J \cdot m^{-3}}) \tag{5.11}$$

5.3 辐射传输方程的推导

依据上面定义的物理量，可从能量守恒原理推导出 RTE。这里光的相干性、偏振和非线性效应都被忽略。假定光学参数（包括折射率 n、吸收系数 μ_a、散射系数 μ_s、散射各向异性因子 g）不随时间变化，但随空间变化。在本章中只考虑弹性散射。

如图 5.2 所示，这里考虑一个稳态的圆柱体积元，$\mathrm{d}s$ 是沿着光传播方向 $\hat{s}$ 的长度元，$\mathrm{d}A$ 是垂直于 $\hat{s}$ 方向的面元。下面，我们考虑在方向 $\hat{s}$ 周围、立体角 $\mathrm{d}\Omega$ 内，体元中所有可能的能量交换。另外，$\mathrm{d}\Omega'$ 代表方向 $\hat{s}'$ 周围的立体角单元。

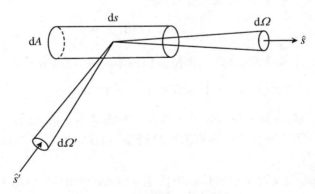

图 5.2　稳态圆柱体元的示意图

5.3.1 贡献 1：发散

如果局部光子束非准直，则散度非零。每单位时间内从体元或立体角内发散的能量为

$$dP_{div} = \frac{\partial L(\vec{r}, \hat{s}, t)}{\partial s} ds dA d\Omega = \frac{\partial L(\vec{r}, \hat{s}, t)}{\partial s} d\Omega dV \qquad (5.12)$$

这里 $dV = dA ds$，这部分贡献在实际发散时为正，实际收敛时为负。

用散度形式表示，式(5.12)变成

$$dP_{div} = \hat{s} \cdot \nabla L(\vec{r}, \hat{s}, t) d\Omega dV = \nabla \cdot [L(\vec{r}, \hat{s}, t) \hat{s}] d\Omega dV \qquad (5.13)$$

此贡献是由于局部的"非相互作用"光束传播所造成的。因此，它即使在非散射介质中也存在。但是其他区域的散射会影响到局部的发散。随后可以看到，即使辐射传输方程里的吸收系数和散射系数被设置为零，这种贡献仍然存在。

5.3.2　贡献 2：消光

单位时间内，立体角单元内的体元中吸收和散射造成的能量损失为

$$dP_{ext}(\mu_t ds)[L(\vec{r}, \hat{s}, t) dA d\Omega] \qquad (5.14)$$

其中 $\mu_t ds$ 代表在 ds 中的消光概率（由吸收或散射导致）。从所有方向散射到立体角 $d\Omega$ 的光将在下一部分中考虑。

5.3.3　贡献 3：散射

从任意方向 $\hat{s}'$ 入射到体元，然后在单位时间内散射到方向 $\hat{s}$ 周围的立体角 $d\Omega$ 内的能量为

$$dP_{sca} = (N_s dV) \left[\iint_{4\pi} L(\vec{r}, \hat{s}', t) P(\hat{s}', \hat{s}) \sigma_s d\Omega' \right] d\Omega \qquad (5.15)$$

式中，N_s 表示散射体的数量密度，σ_s 表示散射体的散射截面。因此，$N_s dV$ 表示体积元中的散射体的数量，$L(\vec{r}, \hat{s}', t) \sigma_s d\Omega'$ 表示单位时间、单位立体角 $d\Omega'$ 内由单个散射体截获的能量。相位函数 $P(\hat{s}', \hat{s})$ 是一个归一化的 PDF 函数：

$$\int_{4\pi} P(\hat{s}', \hat{s}) d\Omega = 1 \qquad (5.16)$$

$P(\hat{s}', \hat{s}) d\Omega$ 代表了沿 $\hat{s}'$ 方向传播的光散射进入方向 $\hat{s}$ 周围立体角 $d\Omega$ 内的概率。在通常情况下，相位函数依赖于散射方向和入射方向之间的夹角，即

$$P(\hat{s}', \hat{s}) = P(\hat{s}' \cdot \hat{s}) \qquad (5.17)$$

式中，$\hat{s}' \cdot \hat{s}$ 等于两个单位向量之间夹角的余弦值。我们只考虑这种情况。散射各向异性因子可以表达为

$$g = \int_{4\pi} (\hat{s}' \cdot \hat{s}) P(\hat{s}' \cdot \hat{s}) d\Omega \qquad (5.18)$$

根据 $\mu_s = N_s \sigma_s$ 和式(5.17)，式(5.15)可以改写为

$$dP_{sca} = (\mu_s dV) \left[\iint_{4\pi} L(\vec{r}, \hat{s}', t) P(\hat{s}' \cdot \hat{s}) d\Omega' \right] d\Omega \qquad (5.19)$$

5.3.4 贡献 4:源

在体元中的立体角单元内,单位时间内由源产生的能量为

$$dP_{src} = S(\vec{r}, \hat{s}, t)dVd\Omega \tag{5.20}$$

式中 S 的单位为 $W \cdot m^{-3} \cdot sr^{-1}$。

5.3.5 能量守恒

在体元中的立体角单元内,单位时间内能量的变化为

$$dP = \frac{\partial L(\vec{r}, \hat{s}, t)/c}{\partial t}dVd\Omega \tag{5.21}$$

式中,L/c 代表每单位立体角、单位体积内传输的能量。这种变化率为上述两个负贡献和两个正贡献之间相互平衡的结果。能量守恒的原理要求

$$dP = -dP_{div} - dP_{ext} + dP_{sca} + dP_{src} \tag{5.22}$$

将式(5.13)、式(5.14)和式(5.19)~式(5.21)代入式(5.22),得到

$$\frac{\partial L(\vec{r}, \hat{s}, t)/c}{\partial t} = -\hat{s} \cdot \nabla L(\vec{r}, \hat{s}, t) - \mu_t L(\vec{r}, \hat{s}, t)$$

$$+ \mu_s \int_{4\pi} L(\vec{r}, \hat{s}', t)P(\hat{s}' \cdot \hat{s})d\Omega' + S(\vec{r}, \hat{s}, t) \tag{5.23}$$

这就是熟知的 RTE(或玻耳兹曼方程)。

对于和时间无关的响应,式(5.23)的左边为零:

$$\frac{\partial L(\vec{r}, \hat{s}, t)}{\partial t} = 0 \tag{5.24}$$

为了达到与时间无关的状态,需要使用时不变的光源,即恒定功率连续波光束。对于脉冲光源,与时间无关的响应仍然适用于那些对时间积分的物理量,如特异性能量沉积。

5.4 扩 散 理 论

RTE 难以求解,因为它有 6 个独立变量 $(x, y, z, \theta, \varphi, t)$。通常情况下,RTE 通过扩散近似进行简化。扩散近似假设光在高反照率的散射介质中经过足够多次的散射,并且辐射强度接近各向同性。

5.4.1 辐射强度的扩散展开

球谐函数 $Y_{n,m}$ 构成一组基底,辐射强度可以在此基底上展开。在扩散近似

中,辐射率展开到第一阶:

$$L(\vec{r}, \hat{s}, t) \approx \sum_{n=0}^{1} \sum_{m=-n}^{n} L_{n,m}(\vec{r}, t) Y_{n,m}(\hat{s}) \tag{5.25}$$

式中 $L_{n,m}$ 为展开系数。上式右边的 $n = 0$、$m = 0$ 表示各向同性分量;$n = 1$ 和 $m = 0, \pm 1$ 表示各向异性分量。

基于连带勒让德多项式 $P_{n,m}$ 和 φ 的周期函数,可得

$$Y_{n,m}(\hat{s}) = Y_{n,m}(\theta, \varphi) = (-1)^m \sqrt{\frac{(2n+1)(n-m)!}{4\pi(n+m)!}} P_{n,m}(\cos\theta) e^{im\varphi}$$
$$\tag{5.26}$$

式中

$$P_{n,m}(x) = \frac{(1-x^2)^{m/2}}{2^n n!} \frac{\mathrm{d}^{m+n}}{\mathrm{d}x^{m+n}} (x^2 - 1)^n \tag{5.27}$$

当 $m = 0$ 时,$P_{n,m}$ 退化为(非连带)勒让德多项式 P_n。如果式(5.25)中 L 展开到 $n = N$,就称为 P_N 近似。因此,扩散近似也称为 P_1 近似。

$n = 1$ 时的球谐函数为

$$\begin{cases} Y_{0,0}(\theta, \varphi) = \dfrac{1}{\sqrt{4\pi}} \\[2mm] Y_{1,-1}(\theta, \varphi) = \sqrt{\dfrac{3}{8\pi}} \sin\theta e^{-i\varphi} \\[2mm] Y_{1,0}(\theta, \varphi) = \sqrt{\dfrac{3}{4\pi}} \cos\theta \\[2mm] Y_{1,1}(\theta, \varphi) = -\sqrt{\dfrac{3}{8\pi}} \sin\theta e^{i\varphi} \end{cases} \tag{5.28}$$

存在下列对称性和正交性:

$$Y_{n,-m}(\theta, \varphi) = (-1)^m Y_{n,m}^*(\theta, \varphi) \tag{5.29}$$

$$\int_{4\pi} Y_{n,m}(\hat{s}) Y_{n',m'}^*(\hat{s}) \mathrm{d}\Omega = \delta_{nn',mm'} \tag{5.30}$$

式中,"$*$"表示复共轭;$\delta_{nn',mm'}$ 表示克罗内克脉冲函数,如果满足 $n = n'$ 和 $m = m'$,其值为 1,其他情况下为 0。式(5.30)中的积分称为内积,类似于两个向量的点积。

将式(5.25)代入式(5.3),可得

$$\Phi(\vec{r}, t) = 4\pi L_{0,0}(\vec{r}, t) Y_{0,0}(\hat{s}) \tag{5.31}$$

或

$$L_{0,0}(\vec{r}, t) Y_{0,0}(\hat{s}) = \frac{\Phi(\vec{r}, t)}{4\pi} \tag{5.32}$$

这意味着式(5.25)中的各向同性项等于通量率除以整个 4π 立体角。

单位矢量 $\hat{s}$ 可以由球谐函数表示为

$$\hat{s} = (\sin\theta\cos\varphi, \sin\theta\sin\varphi, \cos\theta)$$

$$= \sqrt{\frac{2\pi}{3}}(\mathbf{Y}_{1,-1}(\hat{s}) - \mathbf{Y}_{1,1}(\hat{s}), \mathrm{i}[\mathbf{Y}_{1,-1}(\hat{s}) + \mathbf{Y}_{1,1}(\hat{s})], \sqrt{2}\mathbf{Y}_{1,0}(\hat{s})) \quad (5.33)$$

将式(5.25)乘以 $\hat{s}$ 并把结果代入式(5.7),可得

$$\vec{J}(\vec{r}, t) \cdot \hat{s} = \frac{4\pi}{3} \sum_{m=-1}^{1} L_{1,m}(\vec{r}, t) \mathbf{Y}_{1,m}(\hat{s}) \quad (5.34)$$

或

$$\sum_{m=-1}^{1} L_{1,m}(\vec{r}, t) \mathbf{Y}_{1,m}(\hat{s}) = \frac{3}{4\pi} \vec{J}(\vec{r}, t) \cdot \hat{s} \quad (5.35)$$

注意到 $\vec{J}(\vec{r}, t) \cdot \hat{s} = |\vec{J}(\vec{r}, t)| \cos\alpha$,这里 α 表示 $\vec{J}(\vec{r}, t)$ 和 $\hat{s}$ 之间的夹角,因此,式(5.25)中的各向异性项正比于 $\vec{J}(\vec{r}, t)$ 投影到 $\hat{s}$ 的分量。

将式(5.32)和式(5.35)代入式(5.25),可得

$$L(\vec{r}, \hat{s}, t) = \frac{1}{4\pi} \Phi(\vec{r}, t) + \frac{3}{4\pi} \vec{J}(\vec{r}, t) \cdot \hat{s} \quad (5.36)$$

图 5.3 中给出了其示意图。

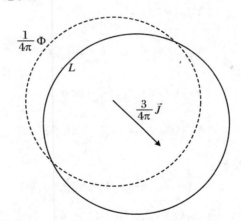

图 5.3　能流密度 $\vec{J}$ 对辐射率影响的示意图(虚线表示各向同性部分,实线代表总辐射率)

例 5.1 推导式(5.31)。

把式(5.25)代入式(5.3),可得

$$\Phi(\vec{r}, t) = \int_{4\pi} L_{0,0}(\vec{r}, t) \mathbf{Y}_{0,0}(\hat{s}) \mathrm{d}\Omega + \int_{4\pi} L_{1,-1}(\vec{r}, t) \mathbf{Y}_{1,-1}(\hat{s}) \mathrm{d}\Omega$$

$$+ \int_{4\pi} L_{1,0}(\vec{r}, t) \mathbf{Y}_{1,0}(\hat{s}) \mathrm{d}\Omega + \int_{4\pi} L_{1,1}(\vec{r}, t) \mathbf{Y}_{1,1}(\hat{s}) \mathrm{d}\Omega \quad (5.37)$$

注意到 $L_{n,m}$ 与 $\hat{s}$ 无关,利用式(5.28),可得

$$\int_{4\pi} L_{0,0}(\vec{r},t) Y_{0,0}(\hat{s}) d\Omega = L_{0,0}(\vec{r},t) Y_{0,0}(\hat{s}) \int_{4\pi} d\Omega = 4\pi L_{0,0}(\vec{r},t) Y_{0,0}(\hat{s})$$

$$(5.38)$$

$$\int_{4\pi} L_{1,-1}(\vec{r},t) Y_{1,-1}(\hat{s}) d\Omega = \sqrt{\frac{3}{8\pi}} L_{1,-1}(\vec{r},t) \int_0^{2\pi} e^{-i\varphi} d\varphi \int_0^{\pi} \sin^2\theta d\theta = 0$$

$$(5.39)$$

$$\int_{4\pi} L_{1,0}(\vec{r},t) Y_{1,0}(\hat{s}) d\Omega = 2\pi \sqrt{\frac{3}{4\pi}} L_{1,0}(\vec{r},t) \int_0^{\pi} \cos\theta \sin\theta d\theta = 0 \qquad (5.40)$$

$$\int_{4\pi} L_{1,1}(\vec{r},t) Y_{1,1}(\hat{s}) d\Omega = -\sqrt{\frac{3}{8\pi}} L_{1,1}(\vec{r},t) \int_0^{2\pi} e^{i\varphi} d\varphi \int_0^{\pi} \sin^2\theta d\theta = 0 \qquad (5.41)$$

最后,我们得到

$$\Phi(\vec{r},t) = 4\pi L_{0,0}(\vec{r},t) Y_{0,0}(\hat{s}) \qquad (5.42)$$

例 5.2　推导式(5.34)。

把式(5.33)和式(5.25)代入式(5.7),利用式(5.29)和式(5.30),得到

$$\vec{J}(\vec{r},t) = \sqrt{\frac{2\pi}{3}} (-L_{1,1} + L_{1,-1}, -i(L_{1,1} + L_{1,-1}), \sqrt{2} L_{1,0}) \qquad (5.43)$$

利用式(5.33)和式(5.43),可得

$$\hat{s} \cdot \vec{J}(\vec{r},t) = \frac{4\pi}{3} \sum_{m=-1}^{1} L_{1,m}(\vec{r},t) Y_{1,m}(\hat{s}) \qquad (5.44)$$

5.4.2　源

假定源 S 满足各向同性,即 $S(\vec{r},\hat{s},t)$ 与 $\hat{s}$ 无关,则有

$$S(\vec{r},\hat{s},t) = \frac{S(\vec{r},t)}{4\pi} \qquad (5.45)$$

准直源可以近似地转换成各向同性源(后续讨论)。

5.4.3　标量微分方程

将 $L(\vec{r},\hat{s},t)$(式(5.36))的扩散展开式代入 RTE(式(5.23)),在 4π 全立体角内积分,可得到以下的标量微分方程:

$$\frac{\partial \Phi(\vec{r},t)}{c\partial t} + \mu_a \Phi(\vec{r},t) + \nabla \cdot \vec{J}(\vec{r},t) = S(\vec{r},t) \qquad (5.46)$$

例 5.3　证明式(5.46)。

我们将式(5.36)代入式(5.23),关于 4π 全立体角(标量和)积分,随后计算每项如下:

(1) 对于方程的左边,基于式(5.3),可得

$$\int_{4\pi} \frac{\partial L(\vec{r}, \hat{s}, t)/c}{\partial t} \mathrm{d}\Omega = \frac{\partial \Phi(\vec{r}, t)}{c \partial t} \tag{5.47}$$

(2) 对于方程右边第一项,基于矢量恒等式 $\hat{s} \cdot \nabla L = \nabla \cdot (\hat{s}L) - L\nabla \cdot \hat{s}$, $\nabla \cdot \hat{s} = 0$ 和式(5.7),我们得到

$$-\int_{4\pi} \hat{s} \cdot \nabla L(\vec{r}, \hat{s}, t)\mathrm{d}\Omega = -\int_{4\pi} \nabla \cdot [\hat{s}L(\vec{r}, \hat{s}, t)]\mathrm{d}\Omega$$

$$= -\nabla \cdot \int_{4\pi} \hat{s}L(\vec{r}, \hat{s}, t)\mathrm{d}\Omega = -\nabla \cdot \vec{J}(\vec{r}, t) \tag{5.48}$$

(3) 对于右边第二项,基于式(5.3),可得

$$-\mu_t \int_{4\pi} L(\vec{r}, \hat{s}, t)\mathrm{d}\Omega = -\mu_t \Phi(\vec{r}, t) \tag{5.49}$$

(4) 对于右边第三项,可得

$$\mu_s \int_{4\pi} \left[\int_{4\pi} L(\vec{r}, \hat{s}', t)P(\hat{s}' \cdot \hat{s})\mathrm{d}\Omega' \right]\mathrm{d}\Omega$$

$$= \frac{\mu_s}{4\pi} \int_{4\pi}\int_{4\pi} [\Phi(\vec{r}, t) + 3\vec{J}(\vec{r}, t) \cdot \hat{s}']P(\hat{s}' \cdot \hat{s})\mathrm{d}\Omega'\mathrm{d}\Omega \tag{5.50}$$

我们先求以下两个积分:

$$\int_{4\pi}\left[\int_{4\pi} \Phi(\vec{r}, t)P(\hat{s}' \cdot \hat{s})\mathrm{d}\Omega'\right]\mathrm{d}\Omega = \Phi(\vec{r}, t)\int_{4\pi}\left[\int_{4\pi} P(\hat{s}' \cdot \hat{s})\mathrm{d}\Omega'\right]\mathrm{d}\Omega$$

$$= \Phi(\vec{r}, t)\int_{4\pi}\mathrm{d}\Omega$$

$$= 4\pi\Phi(\vec{r}, t) \tag{5.51}$$

和

$$\iint_{4\pi 4\pi} [\vec{J}(\vec{r}, t) \cdot \hat{s}']P(\hat{s}' \cdot \hat{s})\mathrm{d}\Omega'\mathrm{d}\Omega = |\vec{J}(\vec{r}, t)|\int_{4\pi}\left[\int_{4\pi} P(\hat{s}' \cdot \hat{s})\mathrm{d}\Omega\right]\cos\theta'\mathrm{d}\Omega'$$

$$= |\vec{J}(\vec{r}, t)|\int_{4\pi}\cos\theta'\mathrm{d}\Omega'$$

$$= 0 \tag{5.52}$$

上式中,$\vec{J}$ 和 z' 轴一致,并且 $\mathrm{d}\Omega' = \sin\theta'\mathrm{d}\theta'\mathrm{d}\varphi'$,因此

$$\mu_s \int_{4\pi}\left[\int_{4\pi} L(\vec{r}, \hat{s}', t)P(\hat{s}' \cdot \hat{s})\mathrm{d}\Omega'\right]\mathrm{d}\Omega = \mu_s \Phi(\vec{r}, t) \tag{5.53}$$

(5) 对于最后一项,基于式(5.45),我们有

$$\int_{4\pi} S(\vec{r}, \hat{s}, t)\mathrm{d}\Omega = \frac{1}{4\pi}\int_{4\pi} S(\vec{r}, t)\mathrm{d}\Omega = S(\vec{r}, t) \tag{5.54}$$

综合上述五个部分可完成整个证明,其中用到了等式 $\mu_t - \mu_s = \mu_a$。

5.4.4　矢量微分方程

将 $L(\vec{r}, \hat{s}, t)$ 的扩散展开式(式(5.36))代入到 RTE(式(5.23)),两边同时乘以 $\hat{s}$,同时关于 4π 立体角积分,得到以下的矢量微分方程:

$$\frac{\partial \vec{J}(\vec{r}, t)}{c \partial t} + (\mu_a + \mu_s')\vec{J}(\vec{r}, t) + \frac{1}{3}\nabla \Phi(\vec{r}, t) = 0 \tag{5.55}$$

式中

$$\mu_s' = \mu_s(1 - g) \tag{5.56}$$

称为约化散射系数或传输散射系数。$\mu_a + \mu_s'$ 称为传输(或约化)的相互作用系数 μ_t':

$$\mu_t' = \mu_a + \mu_s' \tag{5.57}$$

μ_t' 的倒数被称为传输平均自由程 l_t':

$$l_t' = 1/\mu_t' \tag{5.58}$$

例 5.4　推导式(5.55)。

我们将式(5.36)代入式(5.23),两边同时乘以 $\hat{s}$,对 4π 全立体角积分(矢量和),接着计算每一项如下:

(1) 基于式(5.7),等式左边有

$$\int_{4\pi} \hat{s}\, \frac{\partial L(\vec{r}, \hat{s}, t)/c}{\partial t}\, d\Omega = \frac{\partial \vec{J}(\vec{r}, t)}{c \partial t} \tag{5.59}$$

(2) 对于等式右边第一项,有

$$\int_{4\pi} \hat{s}(\hat{s} \cdot \nabla L)\, d\Omega = \frac{1}{4\pi}\int_{4\pi} \hat{s}(\hat{s} \cdot \nabla \Phi)\, d\Omega + \frac{3}{4\pi}\int_{4\pi} \hat{s}[\hat{s} \cdot \nabla(\vec{J} \cdot \hat{s})]\, d\Omega \tag{5.60}$$

可以证明,上式右边的两个积分有如下结果(见习题 5.1 和 5.2):

$$\int_{4\pi} \hat{s}(\hat{s} \cdot \nabla \Phi)\, d\Omega = \frac{4\pi}{3}\nabla \Phi \tag{5.61}$$

$$\int_{4\pi} \hat{s}[\hat{s} \cdot \nabla(\vec{J} \cdot \hat{s})]\, d\Omega = 0 \tag{5.62}$$

(3) 对于等式右边第二项,基于式(5.7),我们有

$$\mu_t \int_{4\pi} \hat{s} L(\vec{r}, \hat{s}, t)\, d\Omega = \mu_t \vec{J}(\vec{r}, \hat{s}, t) \tag{5.63}$$

(4) 对于等式右边第三项,我们有

$$\iint_{4\pi 4\pi} \hat{s}[L(\vec{r}, \hat{s}', t)P(\hat{s}' \cdot \hat{s})\, d\Omega']\, d\Omega = \frac{1}{4\pi}\iint_{4\pi 4\pi} \hat{s}[\Phi(\vec{r}, t)P(\hat{s}' \cdot \hat{s})\, d\Omega']\, d\Omega$$

$$+ \frac{3}{4\pi}\int_{4\pi} \hat{s}\left\{\int_{4\pi}[\vec{J}(\vec{r}, t) \cdot \hat{s}']P(\hat{s}' \cdot \hat{s})\, d\Omega'\right\} d\Omega \tag{5.64}$$

对于第一个积分,我们有

$$\iint_{4\pi 4\pi} \hat{s} \big[\Phi(\vec{r}, t) P(\hat{s}' \cdot \hat{s}) \mathrm{d}\Omega' \big] \mathrm{d}\Omega = \Phi(\vec{r}, t) \int_{4\pi} \hat{s} \Big[\int_{4\pi} P(\hat{s}' \cdot \hat{s}) \mathrm{d}\Omega' \Big] \mathrm{d}\Omega$$

$$= \Phi(\vec{r}, t) \int_{4\pi} \hat{s} \mathrm{d}\Omega = 0 \qquad (5.65)$$

对于第二个积分,我们有

$$\int_{4\pi} \hat{s} \Big\{ \int_{4\pi} \big[\vec{J}(\vec{r}, t) \cdot \hat{s}' \big] P(\hat{s}' \cdot \hat{s}) \mathrm{d}\Omega' \Big\} \mathrm{d}\Omega = \iint_{4\pi 4\pi} \Big[\int \hat{s} P(\hat{s}' \cdot \hat{s}) \mathrm{d}\Omega \Big] \big[\vec{J}(\vec{r}, t) \cdot \hat{s}' \big] \mathrm{d}\Omega'$$

$$(5.66)$$

基于恒等式

$$\hat{s} = \hat{s}'(\hat{s} \cdot \hat{s}') + \hat{s}' \times (\hat{s} \times \hat{s}') \qquad (5.67)$$

式(5.66)中的内部积分被分成两个积分。第一个是

$$\int_{4\pi} \hat{s}'(\hat{s}' \cdot \hat{s}) P(\hat{s}' \cdot \hat{s}) \mathrm{d}\Omega = \hat{s}' g \qquad (5.68)$$

第二个是

$$\int_{4\pi} \hat{s}' \times (\hat{s} \times \hat{s}') P(\hat{s}' \cdot \hat{s}) \mathrm{d}\Omega = \hat{s}' \times \Big[\Big(\int_{4\pi} \hat{s} P(\hat{s}' \cdot \hat{s}) \mathrm{d}\Omega \Big) \times \hat{s}' \Big] \qquad (5.69)$$

由于 $P(\hat{s}' \cdot \hat{s})$ 关于 $\hat{s}'$ 方位对称, $\int_{4\pi} \hat{s} P(\hat{s}' \cdot \hat{s}) \mathrm{d}\Omega$ 平行于 $\hat{s}'$,因此,它们的叉乘为零。

式(5.66) 可以表示为

$$\int_{4\pi} \hat{s} \Big\{ \int_{4\pi} \big[\vec{J}(\vec{r}, t) \cdot \hat{s}' \big] P(\hat{s}' \cdot \hat{s}) \mathrm{d}\Omega' \Big\} \mathrm{d}\Omega = g \int_{4\pi} \hat{s}' \big[\vec{J}(\vec{r}, t) \cdot \hat{s}' \big] \mathrm{d}\Omega'$$

$$= \frac{4\pi}{3} g \vec{J}(\vec{r}, t) \qquad (5.70)$$

这里最后一个步骤基于习题5.1。

(5) 对于等式右边最后一项,基于式(5.45),我们有

$$\int_{4\pi} \hat{s} S(\vec{r}, \hat{s}, t) \mathrm{d}\Omega = \frac{S(\vec{r}, t)}{4\pi} \int_{4\pi} \hat{s} \mathrm{d}\Omega = 0 \qquad (5.71)$$

综合上述五个部分即可完成证明。

5.4.5 扩散方程

注意到不同于式(5.23),式(5.46)和式(5.55)不包含 $\hat{s}$。但是它们包含两个物理量 $\vec{J}(\vec{r}, t)$ 和 $\Phi(\vec{r}, t)$。我们现在的目标是获得一个简单的仅包含 $\Phi(\vec{r}, t)$ 的微分方程。

我们进一步假设在 l'_t 内 $\vec{J}(\vec{r}, t)$ 的变化很小,即

$$\Big(\frac{l'_t}{c} \Big) \Big(\frac{1}{|\vec{J}(\vec{r}, t)|} \Big| \frac{\partial \vec{J}(\vec{r}, t)}{\partial t} \Big| \Big) \ll 1 \qquad (5.72)$$

其中第一对括号包含光子穿过 l_t' 的时间（也可称为传输平均自由时间），第二对括号包含单位时间内能流密度的变化。上面的表达式可以改写为

$$\left| \frac{\partial \vec{J}(\vec{r}, t)}{c \partial t} \right| \ll (\mu_a + \mu_s') \left| \vec{J}(\vec{r}, t) \right| \tag{5.73}$$

在此条件下，式(5.55)中的时间依赖项可以忽略不计，从而可得

$$\vec{J}(\vec{r}, t) = - D \nabla \Phi(\vec{r}, t) \tag{5.74}$$

这称为菲克定律。出现负号是因为扩散能流密度始终沿着负梯度的方向。式中的常数 D 称为扩散系数：

$$D = \frac{1}{3(\mu_a + \mu_s')} \tag{5.75}$$

菲克定律描述了光子在散射介质中的扩散。事实上，菲克定律可以描述许多其他形式的扩散现象，如空气中的污染物的扩散，墨水在水中的扩散，以及金属中的热扩散。然而，这不适用于由外力驱动的传播，例如在外部电场作用下的电子漂移和外部压力作用下的粒子漂移。

将式(5.74)代入到式(5.36)，得到

$$L(\vec{r}, \hat{s}, t) = \frac{1}{4\pi} \Phi(\vec{r}, t) - \frac{3}{4\pi} D \nabla \Phi(\vec{r}, t) \cdot \hat{s} \tag{5.76}$$

在上式中辐射率仅通过通量率表示。

将式(5.74)代入到式(5.46)，得到

$$\frac{\partial \Phi(\vec{r}, t)}{c \partial t} + \mu_a \Phi(\vec{r}, t) - \nabla \cdot [D \nabla \Phi(\vec{r}, t)] = S(\vec{r}, t) \tag{5.77}$$

这称为扩散方程。如果吸收系数是零，扩散方程则变为热扩散方程。如果扩散系数不随空间变化，则可以简单表示为

$$\frac{\partial \Phi(\vec{r}, t)}{c \partial t} + \mu_a \Phi(\vec{r}, t) - D \nabla^2 \Phi(\vec{r}, t) = S(\vec{r}, t) \tag{5.78}$$

扩散方程不依赖于矢量 $\hat{s}$，因此自由度由原来的 6 个变为 4 个，该方程是求解通量率而非辐射率。注意扩散方程不依赖于 μ_s 和 g，但依赖于它们的组合 μ_s'。这种简并称为相似关系，在扩散近似的情况下是有效的。

从 RTE 得到的扩散方程用了两个近似：(1) 辐射率仅做一阶球谐展开；(2) 能流密度在传输平均自由程内的变化远小于 1 个单位。第一个近似意味着辐射率由于方向展宽而呈现近似各向同性（全方向），第二个近似意味着相对于传输平均时间，光子流在时间上展宽。这两个展宽是由多次散射事件导致的。因此，这两个近似可以转换成一个单一的条件：$\mu_s' \gg \mu_a$，因为所有扩散光子被吸收之前已经经历了足够多的散射事件。这两个近似还要求观察点远离源和边界。还可以应用边界条件以提高精确度。

5.4.6　无限大散射介质中的脉冲响应

对于一个无限短脉冲的点源，$S(\vec{r}, t) = \delta(\vec{r}, t)$，当 $t > 0$ 时，扩散方程

（式（5.78））的解是

$$\Phi(\vec{r},t) = \frac{c}{(4\pi Dct)^{3/2}} \exp\left(-\frac{r^2}{4Dct} - \mu_a ct\right) \tag{5.79}$$

这是在一个无限大的均匀散射介质中的脉冲响应，也称作格林函数。指数衰减 $\exp(-\mu_a ct)$ 实际上表示的是由于吸收作用关于时间的比尔定律的形式，其他部分代表因散射造成的展宽。需要注意的是式（5.79）无法正确地预测任意位置在 0^+ 时刻的非零通量率，这违反了因果关系。

对于任意一个位于 $\vec{r}'$、在 t' 时刻到达峰值的无限短脉冲点源，式（5.78）变为

$$\frac{\partial \Phi(\vec{r},t;\vec{r}',t')}{c\partial t} + \mu_a \Phi(\vec{r},t;\vec{r}',t') - D\nabla^2 \Phi(\vec{r},t;\vec{r}',t')$$
$$= \delta(\vec{r}-\vec{r}')\delta(t-t') \tag{5.80}$$

这将产生一个 $t>t'$、新形式的格林函数：

$$\Phi(\vec{r},t;\vec{r}',t') = \frac{c}{[4\pi Dc(t-t')]^{3/2}} \exp\left[-\frac{|\vec{r}-\vec{r}'|^2}{4Dc(t-t')} - \mu_a c(t-t')\right] \tag{5.81}$$

我们应该注意到，上述的解依赖于源点 $\vec{r}'$ 和观察点 $\vec{r}$ 之间的距离，但它独立于具体哪一个是源，哪一个是探测器，这说明了两者的互易性。换句话说，如果将源和观测点位置交换，方程解将保持不变。这就是著名的互易性原则，适用于许多种波动现象。

从格林函数出发，格林定理提供了一种在任何空间和时间中，任意源 $S(\vec{r}',t')$ 的解：

$$\Phi(\vec{r},t) = \int_0^t \int_0^\infty \Phi(\vec{r},t;\vec{r}',t') S(\vec{r}',t') \mathrm{d}\vec{r}' \mathrm{d}t' \tag{5.82}$$

积分代表基于光源分布权重的脉冲响应叠加，这里由于格林函数具有平移不变性，它实际上是一个卷积。

在与时间无关的状态下，式（5.78）变为

$$\Phi(\vec{r}) - \frac{1}{\mu_{\mathrm{eff}}^2} \nabla^2 \Phi(\vec{r}) = \frac{S(\vec{r})}{\mu_a} \tag{5.83}$$

式中，μ_{eff} 表示有效衰减系数：

$$\mu_{\mathrm{eff}} = \sqrt{\frac{\mu_a}{D}} = \sqrt{3\mu_a(\mu_a + \mu_s')} \tag{5.84}$$

对于与时间无关的点源，$S(\vec{r}) = \delta(\vec{r})$。式（5.83）的解是

$$\Phi(\vec{r}) = \frac{1}{4\pi Dr} \exp(-\mu_{\mathrm{eff}} r) \tag{5.85}$$

这是在一个无限大均匀散射介质中与时间无关的三维脉冲响应（或格林函数）。

对于一维情况下无限宽的各向同性源，$S(\vec{r}) = \delta(\vec{r})$。式（5.83）简化为

$$\Phi_{1D}(z) - \frac{1}{\mu_{\mathrm{eff}}^2} \frac{\mathrm{d}^2 \Phi_{1D}(z)}{\mathrm{d}z^2} = \frac{\delta(z)}{\mu_a} \tag{5.86}$$

从而可得到无限大均匀散射介质中的解：

$$\Phi_{1D}(z) = \frac{\mu_{\text{eff}}}{2\mu_a}\exp(-\mu_{\text{eff}}|z|) \tag{5.87}$$

在这个方程式中，$1/e$ 的衰减常数是穿透深度 δ：

$$\delta = 1/\mu_{\text{eff}} \tag{5.88}$$

式(5.87)对比于下式的非散射介质的比尔定律：

$$\Phi_{1D}(z) = \Phi(0)\exp(-\mu_a|z|) \tag{5.89}$$

我们注意到比例 $\mu_{\text{eff}}/\mu_a = \sqrt{3(\mu_a + \mu_s')/\mu_a}$ 可以被解释为散射介质中"平均"光子路径长度和深度的比值。但是，如果 $\mu_s = 0$，则有 $\mu_{\text{eff}} = \sqrt{3}\mu_a$。这将错误地隐含了即使在非散射介质中，"平均"的光子路径也大于深度。这是由于条件 $\mu_s' \gg \mu_a$ 不满足，所以扩散近似不成立。

例 5.5 证明式(5.85)。

解法 1 使用以下傅里叶变换对：

$$\Psi(\vec{k}) = \int \Phi(\vec{r})\exp(-i\vec{k}\cdot\vec{r})d\vec{r} \tag{5.90}$$

$$\Phi(\vec{r}) = \frac{1}{(2\pi)^3}\int \Psi(\vec{k})\exp(i\vec{k}\cdot\vec{r})d\vec{k} \tag{5.91}$$

如果 $S(\vec{r}) = \delta(\vec{r})$，式(5.83)变成

$$\Phi(\vec{r}) - \frac{1}{\mu_{\text{eff}}^2}\nabla^2\Phi(\vec{r}) = \frac{\delta(\vec{r})}{\mu_a} \tag{5.92}$$

对上面的方程做傅里叶变换，我们得到

$$\Psi(\vec{k}) = \frac{1}{\mu_a(1 + k^2/\mu_{\text{eff}}^2)} \tag{5.93}$$

对上述式(5.85)做傅里叶逆变换：

$$
\begin{aligned}
\Phi(\vec{r}) &= \frac{1}{(2\pi)^3\mu_a}\int \frac{\exp(i\vec{k}\cdot\vec{r})}{1 + k^2/\mu_{\text{eff}}^2}d\vec{k} \\
&= \frac{1}{(2\pi)^2\mu_a}\int_0^\infty \frac{k^2 dk}{1 + k^2/\mu_{\text{eff}}^2}\int_0^\pi \exp(ikr\cos\theta)\sin\theta d\theta \\
&= \frac{-1}{(2\pi)^2 i\mu_a r}\int_0^\infty \frac{k\,dk}{1 + k^2/\mu_{\text{eff}}^2}\exp(ikr\cos\theta)\Big|_0^\pi \\
&= \frac{2}{(2\pi)^2\mu_a r}\int_0^\infty \frac{k\sin(kr)dk}{1 + k^2/\mu_{\text{eff}}^2} \\
&= \frac{\mu_{\text{eff}}^2\exp(-\mu_{\text{eff}}r)}{4\pi\mu_a r} \\
&= \frac{1}{4\pi Dr}\exp(-\mu_{\text{eff}}r) \tag{5.94}
\end{aligned}
$$

解法 2 从以下的齐次方程可得到式(5.92)的通解：

$$\Phi(\vec{r}) - \frac{1}{\mu_{\text{eff}}^2} \nabla^2 \Phi(\vec{r}) = 0 \tag{5.95}$$

由于 $\Phi(\vec{r})$ 独立于 θ 和 φ，式(5.95)可以改写为

$$r^2 \frac{\mathrm{d}^2 \Phi(r)}{\mathrm{d}r^2} + 2r \frac{\mathrm{d}\Phi(r)}{\mathrm{d}r} - \mu_{\text{eff}}^2 r^2 \Phi(r) = 0 \tag{5.96}$$

这是一个变换后的 Bessel 方程，不考虑虚数部分的话，其解为

$$\Phi(r) = \frac{C}{\mu_{\text{eff}} r} \exp(- \mu_{\text{eff}} r) \tag{5.97}$$

式中 C 是一个常数。将式(5.97)代入式(5.92)，得到 $C = \dfrac{\mu_{\text{eff}}}{4\pi D}$，于是可以推得式(5.85)。

例 5.6　推导式(5.87)。

解法 1　式(5.86)的通解是 $\Phi_{1D}(z) = C\exp(- \mu_{\text{eff}} \mid z \mid)$。由于 $\int_{-\infty}^{\infty} \dfrac{\mathrm{d}^2 \Phi_{1D}(z)}{\mathrm{d}z^2} \mathrm{d}z = 0$ 并且 $\int_{-\infty}^{\infty} \delta(z)\mathrm{d}z = 1$，所以在 z 从 $-\infty$ 到 ∞ 的区间内对式(5.86)积分可以得到 $\int_{-\infty}^{\infty} \Phi_{1D}(z)\mathrm{d}z = \dfrac{1}{\mu_a}$。对通解积分可得 $\int_{-\infty}^{\infty} \Phi_{1D}(z)\mathrm{d}z = \dfrac{2C}{\mu_{\text{eff}}}$。因此 $C = \dfrac{\mu_{\text{eff}}}{2\mu_a}$，可得式(5.87)。

解法 2　在源平面上对式(5.85)中给出的三维解进行积分：

$$\Phi_{1D}(z) = \int_0^{\infty} \Phi(r)2\pi\rho\mathrm{d}\rho = \int_z^{\infty} \Phi(r)2\pi r\mathrm{d}r \tag{5.98}$$

式中 $z^2 + \rho^2 = r^2$，完成积分即可得式(5.87)。

5.5　边　界　条　件

5.5.1　折射率匹配边界

如果非散射周围介质和散射介质具有相同的折射率，它们之间的边界被称为折射率匹配边界。例如，水和软组织之间的界面近似是折射率匹配。在这种边界上，没有光从散射介质传播到周围介质(图5.4)。这种边界条件的数学表达式为

$$L(\vec{r}, \hat{s}, t) = 0, \quad 对 \hat{s} \cdot \hat{n} > 0 \tag{5.99}$$

$\vec{r}$ 表示边界上的点，$\hat{n}$ 表示界面上指向散射介质的单位法向矢量。如果 z 轴定义为沿 $\hat{n}$ 方向，我们有 $\hat{s} \cdot \hat{n} = \cos \theta$，$\theta$ 是 $\hat{s}$ 的极角。由于辐射率是非负的，等价的边界条件可以表示为

$$\int_{\hat{s} \cdot \hat{n} > 0} L(\vec{r}, \hat{s}, t) \, \hat{s} \cdot \hat{n} \mathrm{d}\Omega = 0 \tag{5.100}$$

它表示指向散射介质的方向上,辐射率的积分为零。

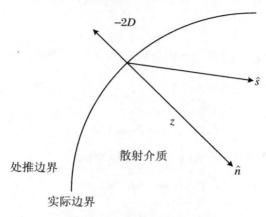

图 5.4　边界条件原理示意图

在扩散近似中,边界条件变为

$$\Phi(\vec{r}, t) + 2\vec{J}(\vec{r}, t) \cdot \hat{n} = 0 \tag{5.101}$$

把菲克定律(式(5.74))代入式(5.101),我们得到

$$\Phi(\vec{r}, t) - 2D\nabla\Phi(\vec{r}, t) \cdot \hat{n} = 0 \tag{5.102}$$

或

$$\Phi(\vec{r}, t) - 2D \frac{\partial \Phi(\vec{r}, t)}{\partial z} = 0 \tag{5.103}$$

上述的边界条件在数学上属于齐次柯西边界条件,因为通量率和它在边界法向导数的线性组合为零。

使用一阶泰勒展开,我们得到

$$\Phi(z = -2D, t) = \Phi(z = 0, t) - 2D \frac{\partial \Phi(\vec{r}, t)}{\partial z}\bigg|_{z=0} = 0 \tag{5.104}$$

上式表示通量率在 $z = -2D$ 处近似为零。外推虚拟边界为

$$z_b = -2D \tag{5.105}$$

在该边界上通量率接近于零,这个边界条件在数学上属于齐次狄利克雷边界条件,因为其边界上的通量率是零。

例 5.7　推导式(5.101)。

将辐射率扩散展开式(式(5.36))代入式(5.100),我们得到

$$\int_{\hat{s} \cdot \hat{n} > 0} L(\vec{r}, \hat{s}, t) \hat{s} \cdot \hat{n} \mathrm{d}\Omega$$

$$= \int\limits_{\hat{s}\cdot\hat{n}>0} \left[\frac{1}{4\pi}\Phi(\vec{r},t)+\frac{3}{4\pi}\vec{J}(\vec{r},t)\cdot\hat{s}\right]\hat{s}\cdot\hat{n}\mathrm{d}\Omega$$

$$= \frac{1}{4\pi}\Phi(\vec{r},t)\int\limits_{\hat{s}\cdot\hat{n}>0}\hat{s}\cdot\hat{n}\mathrm{d}\Omega + \frac{3}{4\pi}\int\limits_{\hat{s}\cdot\hat{n}>0}\left[\vec{J}(\vec{r},t)\cdot\hat{s}\right]\hat{s}\cdot\hat{n}\mathrm{d}\Omega = 0$$

$$\tag{5.106}$$

对于光滑边界,等式右侧的第一个积分等于 π。第二个积分的计算如下:

$$\int\limits_{\hat{s}\cdot\hat{n}>0}\left[\vec{J}(\vec{r},t)\cdot\hat{s}\right]\hat{s}\cdot\hat{n}\mathrm{d}\Omega$$

$$= \int_0^{\pi/2}\int_0^{2\pi}\left[J_x(\vec{r},t)\sin\theta\cos\varphi + J_y(\vec{r},t)\sin\theta\sin\varphi\right.$$

$$\left. + J_z(\vec{r},t)\cos\theta\right]\sin\theta\cos\theta\mathrm{d}\varphi\mathrm{d}\theta$$

$$= 2\pi\int_0^{\pi/2}J_z(\vec{r},t)\cos^2\theta\sin\theta\mathrm{d}\theta = \frac{2\pi}{3}J_z(\vec{r},t)$$

$$= \frac{2\pi}{3}\vec{J}(\vec{r},t)\cdot\hat{n} \tag{5.107}$$

因此

$$\int\limits_{\hat{s}\cdot\hat{n}>0} L(\vec{r},\hat{s},t)\hat{s}\cdot\hat{n}\mathrm{d}\Omega = \frac{1}{4}\Phi(\vec{r},t)+\frac{1}{2}\vec{J}(\vec{r},t)\cdot\hat{n} = 0 \tag{5.108}$$

这可以导出式(5.101)。

5.5.2 折射率不匹配边界

当周围环境和散射介质具有不同的折射率时,它们之间的界面称为折射率不匹配边界。例如,空气和软组织之间的界面其折射率不匹配。在这种情况下,边界条件根据菲涅尔反射修改为:

$$\Phi(\vec{r},t)-2C_R D\nabla\Phi(\vec{r},t)\cdot\hat{n} = 0 \tag{5.109}$$

或

$$\Phi(\vec{r},t)-2C_R D\frac{\partial\Phi(\vec{r},t)}{\partial z} = 0 \tag{5.110}$$

式中

$$C_R = \frac{1+R_{\mathrm{eff}}}{1-R_{\mathrm{eff}}} \tag{5.111}$$

有效的反射系数 R_{eff} 代表出射至周围介质,在所有方向上积分的辐射率转化为入射至散射介质中所有方向上积分的辐射率的百分比。R_{eff} 可以计算如下:

$$R_{\mathrm{eff}} = \frac{R_\Phi + R_J}{2-R_\Phi + R_J} \tag{5.112}$$

式中

$$R_\Phi = \int_0^{\pi/2} 2\sin\theta\cos\theta R_F(\cos\theta)\mathrm{d}\theta \tag{5.113}$$

$$R_J = \int_0^{\pi/2} 3\sin\theta(\cos\theta)^2 R_F(\cos\theta)\mathrm{d}\theta \tag{5.114}$$

$$R_F(\cos\theta) = \frac{1}{2}\left(\frac{n_{\mathrm{rel}}\cos\theta' - \cos\theta}{n_{\mathrm{rel}}\cos\theta' + \cos\theta}\right)^2 + \frac{1}{2}\left(\frac{n_{\mathrm{rel}}\cos\theta - \cos\theta'}{n_{\mathrm{rel}}\cos\theta + \cos\theta'}\right)^2, \quad 对于\ 0 \leqslant \theta < \theta_c \tag{5.115}$$

$$R_F(\cos\theta) = 1, \quad 对于\ \theta_c \leqslant \theta \leqslant \pi/2 \tag{5.116}$$

入射角为

$$\theta = \cos^{-1}(\hat{s}\cdot\hat{n}) \tag{5.117}$$

由斯涅耳定律(折射率)决定的折射角度为

$$\theta' = \sin^{-1}(n_{\mathrm{rel}}\sin\theta) \tag{5.118}$$

相对折射率 n_{rel} 是散射介质和周围介质的折射率之比,其临界角由下式给出:

$$\theta_c = \sin^{-1}(1/n_{\mathrm{rel}}) \tag{5.119}$$

同样,外推边界和实际边界之间的距离修正为

$$z_b = -2C_R D \tag{5.120}$$

例 5.8　推导式(5.109)。

对于折射率不匹配的边界,我们有

$$\int_{\hat{s}\cdot\hat{n}>0} L(\vec{r},\hat{s},t)\hat{s}\cdot\hat{n}\mathrm{d}\Omega = \int_{\hat{s}\cdot\hat{n}<0} R_F(\hat{s}\cdot\hat{n})L(\vec{r},\hat{s},t)\hat{s}\cdot\hat{n}\mathrm{d}\Omega \tag{5.121}$$

式中,$\hat{s}\cdot\hat{n} = \cos\theta$,边界处光(假定为非偏振光)的菲涅尔反射 R_F 由式(5.115)和式(5.116)给出。

这里我们定义一个有效反射系数为

$$R_{\mathrm{eff}} = \frac{\displaystyle\int_{\hat{s}\cdot\hat{n}<0} R_F(\hat{s}\cdot\hat{n})L(\vec{r},\hat{s},t)\hat{s}\cdot\hat{n}\mathrm{d}\Omega}{\displaystyle\int_{\hat{s}\cdot\hat{n}<0} L(\vec{r},\hat{s},t)\hat{s}\cdot\hat{n}\mathrm{d}\Omega} \tag{5.122}$$

如同例 5.7,利用辐射率的扩散展开式(式(5.36)),我们可以计算扩散方式下的 R_{eff} 为

$$R_{\mathrm{eff}} = \frac{\dfrac{1}{4}R_\Phi\Phi(\vec{r},t) - R_J\dfrac{1}{2}\vec{J}(\vec{r},t)\cdot\hat{n}}{\dfrac{1}{4}\Phi(\vec{r},t) - \dfrac{1}{2}\vec{J}(\vec{r},t)\cdot\hat{n}} \tag{5.123}$$

式中

$$R_\Phi = \int_0^{\pi/2} 2\sin\theta\cos\theta R_F(\cos\theta)\mathrm{d}\theta \tag{5.124}$$

$$R_J = \int_0^{\pi/2} 3\sin\theta\,(\cos\theta)^2 R_F(\cos\theta)\mathrm{d}\theta \tag{5.125}$$

同样,边界条件式(5.121)在扩散方式中变为

$$\frac{1}{4}\Phi(\vec{r},t)+\frac{1}{2}\vec{J}(\vec{r},t)\cdot\hat{n}=\frac{1}{4}R_{\Phi}\Phi(\vec{r},t)-R_{J}\frac{1}{2}\vec{J}(\vec{r},t)\cdot\hat{n}$$

(5.126)

式(5.126)和式(5.123)合并可得

$$R_{eff}=\frac{R_{\Phi}+R_{J}}{2-R_{\Phi}+R_{J}}$$

(5.127)

上式可以用数值方法求解,对这个方程拟合可以提供 R_{eff} 的一个经验公式。

将式(5.122)代入式(5.121)可得

$$\int_{\hat{s}\cdot\hat{n}>0}L(\vec{r},\hat{s},t)\hat{s}\cdot\hat{n}d\Omega=R_{eff}\int_{\hat{s}\cdot\hat{n}<0}L(\vec{r},\hat{s},t)\hat{s}\cdot\hat{n}d\Omega$$

(5.128)

在扩散方式中,上述方程可以改写为

$$\frac{1}{4}\Phi(\vec{r},t)+\frac{1}{2}\vec{J}(\vec{r},t)\cdot\hat{n}=\frac{1}{4}R_{eff}\Phi(\vec{r},t)-R_{eff}\frac{1}{2}\vec{J}(\vec{r},t)\cdot\hat{n}$$

(5.129)

将菲克定律(式(5.74))代入上述方程可得到边界条件式(5.109)。

5.6　漫　反　射　率

　　测量的漫反射率可以用于非侵入地确定生物组织的光学参数。相对漫反射率(或简称漫反射率)在这里定义为单位表面积内光子从散射介质中再发射的概率。尽管蒙特卡罗方法可以准确地预测漫反射率,但它计算量很大。特别是当吸收系数远小于散射系数的时候,光子传播很长的距离后才被吸收。幸运的是,扩散理论提供了另一种快速的方法,虽然计算结果在光源附近是不太准确的。

　　这里的任务是计算一个无限窄的光子束(笔形光束)垂直入射到具有折射率匹配边界的半无限均匀散射介质中的漫反射率(图5.5(a)),这个问题可以由扩散理论加上边界条件来求解。我们这里对影响扩散理论准确性的关键因素也进行讨论。

5.6.1　近似的步骤

　　三个近似步骤在解中都有体现(图5.5)。首先,基于相似关系,各向异性散射介质(图5.5(a))转换为各向同性散射介质(图5.5(b))。第二步,单位功率的笔形光束被等效地转换成一个位于 $z=l'_t$ 处的各向同性点源,其功率等于传输反照率 a'(图5.5(c))(见习题5.3)。第三步,当像源添加到表面上 $z=-(l'_t+2z_b)$ 处以

满足边界条件之后,移去散射介质的表面。

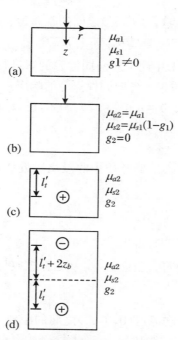

图 5.5　近似步骤示意图。方框表示散射介质。(a) 笔形光束入射到原散射介质,
其吸收系数为 μ_{a1},散射系数为 μ_{s1},非零各向异性因子为 g_1。(b) 笔形光
束入射到各向同性散射介质,$\mu_{a_2} = \mu_{a_1}$,$\mu_{s_2} = \mu_{s_1}(1 - g_1)$,$g_2 = 0$。(c) 各
向同性散射介质表面下的各向同性点源。(d) 加入像点源以近似满足边界
条件。加入该像源后,移除物理边界(虚线所示),圆圈表示了源的极性

　　像点源和原点源关于 $z = -z_b$(式(5.105))处的虚拟边界镜像对称。加入该
像点源用来满足边界条件,这时一个半无限大介质中的单源可以转换成在一个无
限介质中的双源。在一个半无限大介质中,单源(图 5.5(c))的响应可以近似看作
一个无限的介质中双源(图 5.5(d))响应的叠加,后者很好求解,因为它不需要边
界,这种做法类似于针对具有零电位导体边界的静电问题时所采用的普遍解法。

　　因此,我们用两个各向同性点源在无限大散射介质中的情况(图 5.5(d))来代
替笔形光束入射到半无限大各向异性散射介质的情况(图 5.5(a))。

5.6.2　公式表达

　　建立一个柱坐标系 (r, θ, z),坐标系的原点是光入射到散射介质表面的点,z
轴沿着笔形光束入射方向。方程式(5.85)描述了无限大散射介质中,由单位功率
点光源激发产生的通量率。在柱坐标系中表达为

$$\Phi_\infty(r,\theta,z;r',\theta',z') = \frac{1}{4\pi D\rho}\exp(-\mu_{\text{eff}}\rho) \tag{5.130}$$

此处,观察点(r,θ,z)和源点(r',θ',z')之间的距离为ρ:

$$\rho = \sqrt{r^2 + r'^2 - 2rr'\cos(\theta-\theta') + (z-z')^2} \tag{5.131}$$

根据式(5.130),对图5.5(d)中两个各向同性源的解进行线性组合,可以近似得到原先半无限大散射介质中原单个各向同性点源的响应:

$$\Phi(r,\theta,z;r',\theta',z') = a'\Phi_\infty(r,\theta,z;r',\theta',z') - a'\Phi_\infty(r,\theta,z; \\ r',\theta',-z'-2z_b) \tag{5.132}$$

式中,$z' = l_t'$,a'表示传输反照率。

根据菲克定律,半无限大散射介质中的漫反射近似等于能流密度在表面法向的投影:

$$R_d(r) = D\left.\frac{\partial\Phi}{\partial z}\right|_{z=0} \tag{5.133}$$

将式(5.132)代入到式(5.133),得到

$$R_d(r) = a'\frac{z'(1+\mu_{\text{eff}}\rho_1)\exp(-\mu_{\text{eff}}\rho_1)}{4\pi\rho_1^3} + a'\frac{(z'+4D)(1+\mu_{\text{eff}}\rho_2)\exp(-\mu_{\text{eff}}\rho_2)}{4\pi\rho_2^3} \tag{5.134}$$

式中,ρ_1是观察点$(r,0,0)$和源点$(0,0,z')$之间的距离,ρ_2是观察点$(r,0,0)$和像源点$(0,0,-z'-2z_b)$之间的距离。

例5.9 证明式(5.134)。

由式(5.130)和式(5.131),得到

$$\frac{\partial\Phi_\infty}{\partial\rho} = -\frac{1}{4\pi D}\frac{1+\mu_{\text{eff}}\rho}{\rho^2}\exp(-\mu_{\text{eff}}\rho) \tag{5.135}$$

$$\frac{\partial\rho}{\partial z} = \frac{z-z'}{\rho} \tag{5.136}$$

因此

$$\left.\frac{\partial\Phi_\infty(r,\theta,z;r',\theta',z')}{\partial z}\right|_{z=0} = \left.\frac{\partial\Phi_\infty}{\partial\rho}\frac{\partial\rho}{\partial z}\right|_{z=0} = \frac{z'}{4\pi D}\frac{1+\mu_{\text{eff}}\rho_1}{\rho_1^3}\exp(-\mu_{\text{eff}}\rho_1) \tag{5.137}$$

同样,有

$$\left.\frac{\partial\Phi_\infty(r,\theta,z;r',\theta',-z'-2z_b)}{\partial z}\right|_{z=0} = -\frac{z'+4D}{4\pi D}\frac{1+\mu_{\text{eff}}\rho_2}{\rho_2^3}\exp(-\mu_{\text{eff}}\rho_2) \tag{5.138}$$

结合以上两个式子,可以推出式(5.134)。

5.6.3　扩散理论的验证

在本节中,我们将利用准确的蒙特卡罗方法来评估上述的每一步近似。使用如下光学参数:$n_{\text{rel}}=1$,$\mu_{a1}=0.1\ \text{cm}^{-1}$,$\mu_{s1}=100\ \text{cm}^{-1}$,$g_1=0.9$。如图 5.6 所示,只有当 r 大于~l_t'(这里 $l_t'=0.1\ \text{cm}$)时,扩散近似中的漫反射率 $R_d(r)$ 才是准确的。

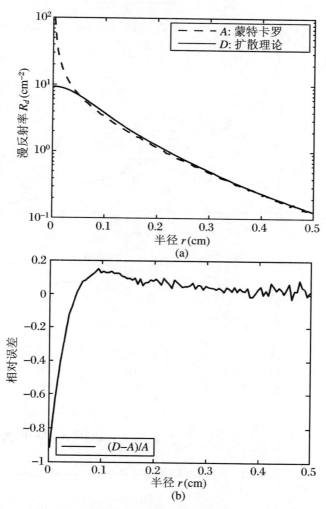

图 5.6　(a) 半无限大散射介质在笔形光束照射下的漫反射率,图 5.5(a)中蒙特卡罗模拟结果如曲线 A 所示,图 5.5(d)中扩散理论的结果如曲线 D 所示。(b) 图(a)中两个模拟结果的相对误差,误差通过点对点计算曲线 D、A 之间的差与 A 的比得到

每一步近似的误差由图 5.7~图 5.9 显示。曲线 A、B 和 C 由蒙特卡罗方法

得到,曲线 D 由扩散理论得到,曲线 $A \sim D$ 与图 5.5 中的(a)~(d)对应。图 5.5 (a)至(b)中第一步近似的误差显示在图 5.7 中,散射各向异性因子从 $g=0.9$ 转换成 $g=0$,μ'_s 保持恒定。随着 r 的增加,相对误差减少;误差在 $r=0$ 附近大于 100%,在 $r=2l'_t=0.2$ cm 附近,误差约为 20%。

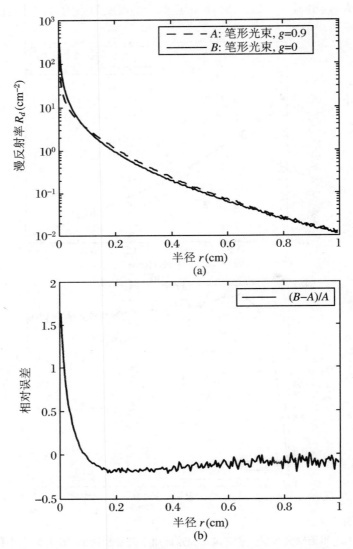

图 5.7 (a) 使用蒙特卡罗方法计算的各向异性散射介质漫反射率
分布(见图 5.5(a))和各向同性散射介质漫反射率分布(见
图 5.5(b))的比较。(b) 相对误差随 r 的变化

　　图 5.5(b)～(c)中的第二步近似带来的误差如图 5.8 所示。笔形光束转换为一个在 $z = l'_t = 0.1$ cm 的单一各向同性点源,这一步转换会导致在 $r = 0$ 附近对 $R_d(r)$ 的估计过低。

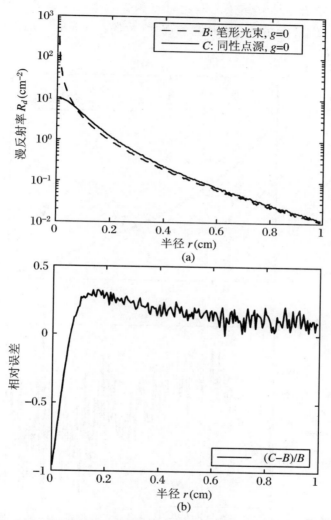

图 5.8　(a) 使用蒙特卡罗方法计算得到的各向同性散射介质在笔形光束照射下的漫反射率分布(见图 5.5(b))与响应各向同性点源的漫反射率分布(见图 5.5(c))的对比结果。(b) 相对误差随 r 的变化

　　图 5.9 显示了图 5.5(c)～(d)中第三步近似带来的误差,曲线 C 和 D 分别由蒙特卡罗模拟和扩散理论计算得出,图中显示了它们之间的相对小的系统误差。

　　如图 5.9 中显示的那样,虽然当各向同性点源远离散射介质的表面时,扩散理论是可以成立的,但是当源接近表面时(图 5.10),扩散理论变得不准确。为了说明这一点,对于图 5.5(c)和图 5.5(d)中的两种情况,我们对比了蒙特卡罗方法和扩散理论两种方法的计算结果。但此时点源先置于 $z = 0.1 l'_t$,接着置于 $z = 0.01 l'_t$ 而非$z = l'_t$,正如扩散理论预测的那样,数据在 $z = 0.01 l'_t$ 处的准确性比在 $z = 0.1 l'_t$ 处要低。

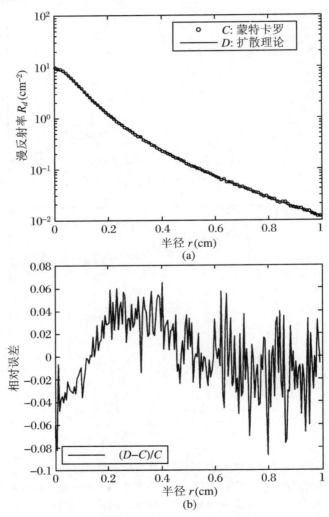

图 5.9　(a) 半无限大散射介质响应各向同性点源的漫反射率分布(见
　　　　图 5.5(c))和无限大散射介质响应一对点源的漫反射率分布
　　　　(见图 5.5(d))之间的比较。曲线 C 和 D 分别由蒙特卡罗模
　　　　拟方法和扩散理论得出。(b) 相对误差随 r 的变化

　　如图 5.7 所示,虽然由图 5.5(a)到图 5.5(b)的转换在光源附近引入了相当大的误差,但是如果光子源于散射介质深处的各向同性点源,则误差可以被接受。如下所示,在各向同性散射介质和各向异性介质(图 5.5(c))中,位于 $z = lt'$ 的各向同性点源激发的漫反射率分布均通过蒙特卡罗方法计算而得,两者近似相等(图 5.11)。

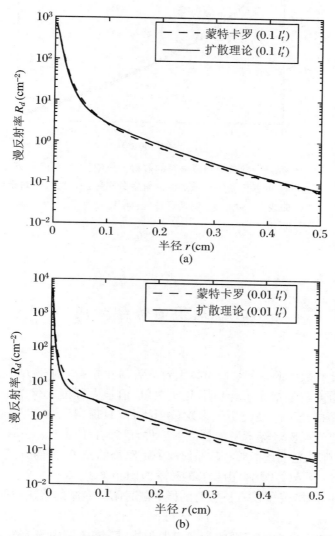

图 5.10　分别由蒙特卡罗方法和扩散理论计算得到的漫反射分布之
　　　　　间的比较。各向同性光源位于半无限各向同性散射介质(a)
　　　　　$z = 0.1 l_t'$ 和(b) $z = 0.01 l_t'$ 处

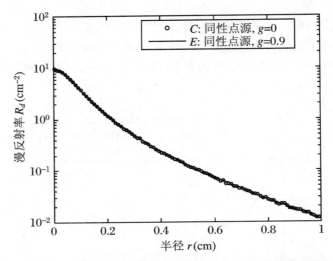

图 5.11 在两个光学参数具有相似关系的散射介质中,由蒙特卡罗方法计算位于 $z = lt'$ 的各向同性点源的漫反射率分布并进行比较。对于曲线 C,$g = 0$;曲线 E,$g = 0.9$。对两条曲线,均有 $n_{rel} = 1$,$\mu_a = 0.1\,\mathrm{cm}^{-1}$,并且 $\mu'_s = 10\,\mathrm{cm}^{-1}$

5.7　光子的传播方式

　　光子被介质散射的累积效应可以大致分为四种方式。弹道方式是指光子不被散射。准弹道方式是指光子经历了几次散射,但很大程度上保留了原入射方向。准扩散方式是指光子已经经历了多次散射事件,只保留原入射方向的微弱记忆。扩散方式是指光子已经经历了大量散射事件,已经几乎完全失去原入射方向的记忆。此外,非弹道光子是指那些已经偏离弹道路径的光子,传播方式近似和经过平均自由程 l_t 以及传输平均自由程 l'_t 的传输时间相关。

　　根据比尔定律,光子没有被散射的概率随时间 t 衰减的表达式如下:

$$P(ct) = \exp(- ct/l_t) \tag{5.139}$$

相应地,我们定义 $ct \leqslant l_t$ 范围内为弹道散射方式,该范围内没有发生散射的概率是 $P(ct) \geqslant \exp(-1) = 37\%$。我们定义 $l_t < ct \leqslant l'_t$ 范围内为准弹道方式,其中没有发生散射的概率介于 $\exp(-l'_t/l_t)$ 和 $\exp(-1)$ 之间,即有 $\exp(-1) > P(ct) \geqslant \exp(-l'_t/l_t)$。

　　当笔形光束入射到一个无限大的散射介质内,光子扩散成光子云。基于累积

扩展,可发现光子云的中心近似为

$$l'_t - z_c = l'_t \exp(-ct/l'_t) \tag{5.140}$$

这里 z_c 是光子云的加权中心和入射点之间的距离。我们定义一个新的常数为

$$\varepsilon_r = \frac{l'_t - z_c}{l'_t} \tag{5.141}$$

因此,有

$$\varepsilon_r = \exp(-ct/l'_t) \tag{5.142}$$

由此,我们定义在 $l'_t < ct \leqslant 10l'_t$ 范围内为准扩散方式,在这个范围内有 $\exp(-1)$ $> \varepsilon_r \geqslant \exp(-10) = 4.5 \times 10^{-5}$。我们定义 $ct > 10l'_t$ 范围内为扩散方式,在这个范围内,$\varepsilon_r \leqslant \exp(-10)$。如果 $l_t = 0.1$ mm 并且 $l'_t = 1$ mm,四种散射方式下的路径长度的分界分别为 0.1 mm、1 mm 和 10 mm。

如果 $\mu_a \ll \mu'_s$,可以估计散射光子在每段路径长度内经历的散射事件的平均数量为 N_s。在 l_t(弹道方式)内,有 $N_s \leqslant 1$。在 l'_t(准弹道方式)内,有

$$N_s \leqslant l'_t/l_t \approx 1/(1-g) \tag{5.143}$$

例如,当 $g = 0.9$ 时,其值等于 10。同样,在 $10l'_t$(准扩散方式)内,有

$$N_s \leqslant 10l'_t/l_t \approx 10/(1-g) \tag{5.144}$$

例如当 $g = 0.9$ 时,其值等于 100。

习　　题

5.1　证明:$\int_{4\pi} \hat{s}(\hat{s} \cdot \vec{A}), d\Omega = \frac{4\pi}{3}\vec{A}$,这里 $\vec{A}$ 独立于 $\hat{s}$。

5.2　证明:$\int_{4\pi} \hat{s}[\hat{s} \cdot \nabla(\vec{J} \cdot \hat{s})]d\Omega = 0$。

5.3　证明:笔形光束垂直入射到半无限介质中近似等效于一个位于表面以下一个传输平均自由程处的各向同性源,并扩展到一维的情况下(即一个无限宽的光束垂直入射到半无限介质)。解释这为什么是一种近似。

5.4　用蒙特卡罗模拟证明式(5.85),相关参数为:$\mu_a = 0.1$ cm^{-1},$\mu_s = 100$ cm^{-1}, $g = 0.9$。参考:利用球坐标系来描述光子吸收。

5.5　重复图 5.6～图 5.11 的结果。

5.6　如果 $\mu_a = 0$,在一个传输平均自由程内,求散射事件的平均数量。

5.7　证明式(5.10)。

5.8　证明:$P(\hat{s}' \cdot \hat{s}) = p(\cos\theta)/2\pi$,这里 $p(\cos\theta)$ 用第 3 章中的定义。

5.9 试在极坐标系里绘制式(5.36)关于 α 的函数,这里 $\vec{J}(\vec{r},t) \cdot \hat{s} = |\vec{J}(\vec{r},t)|\cos\alpha$。假设 $\Phi(\vec{r},t) = 1$,并分别绘制当 $3|\vec{J}(\vec{r},t)| = 3,1,0.3,0.1$ 和 0.03 时的情况。

5.10 绘制亨瑞—格林斯坦相函数在极坐标中关于 θ 的函数,这里 g 分别取 $0,0.1,0.5,0.9$ 和 0.99。

5.11 (a) 使用蒙特卡罗方法,计算一个无限大介质中位于笔形光束下 $z = (0.1,0.5,1.0,2.0)l'_t$ 处,$L(\vec{r},\hat{s},t)$ 对时间 t 积分所得的关于极角 θ 的函数,这里 $\mu_a = 0.1\,\mathrm{cm}^{-1}, \mu_s = 100\,\mathrm{cm}^{-1}, g = 0.9$。把结果画在极坐标系中。(b) 使用 MATLAB 中的最小二乘拟合算法将计算所得的分布拟合为 $a + b\cos\theta$,在表格中列出 b/a 关于 z 的变化。

5.12 修改第 3 章中的蒙特卡罗的代码,计算并画出笔形光束激发时,在 $g = 0.9$ 和 $g = 0$ 这两种无限散射介质中沿着 z 轴的特异性吸收分布的响应,两种情况下介质的光学参数均为 $\mu_a = 0.1\,\mathrm{cm}^{-1}$ 和 $\mu'_s = 10\,\mathrm{cm}^{-1}$,$z$ 的范围应涵盖多个传输平均自由程。

5.13 求式(5.79)在整个空间上的积分并解释这个结果。设置 $\mu_a = 0$ 并解释结果。

5.14 求式(5.79)在 0 到 $+\infty$ 上的积分并解释这个结果。

5.15 使用蒙特卡罗程序,计算并绘制一个笔形光束垂直入射到半无限散射介质时,一维深度分辨的通量率关于 z 的函数。关于 μ_{eff} 拟合这个曲线,并与扩散理论计算得到的预测值进行比较。把通量率峰值的深度与 l'_t 比较。

5.16 使用另一种方法从式(5.83)推导出式(5.85)。

5.17 利用傅里叶变换推导出式(5.79)。

5.18 假定吸收系数为 0,由式(5.85),求出能流密度,并解释能量守恒。

5.19 (a) 相函数 $P(\hat{s}' \cdot \hat{s})$ 在生物组织中具有高度的前向性,解释为何在推导扩散理论时不对其进行球谐展开。(b) 试解释如果 $P(\hat{s}' \cdot \hat{s})$ 关于 $\hat{s}'$ 方位角对称,$\int_{4\pi} \hat{s} P(\hat{s}' \cdot \hat{s}) \mathrm{d}\Omega$ 与 $\hat{s}'$ 是平行的。

5.20 扩散理论中用到的一个近似是一个传输平均自由程中能流密度的变化远小于 1 个单位,解释为什么这种近似等效于要求约化散射系数远大于吸收系数。

5.21 本章中推导出的扩散方程不符合因果关系的假设,如果添加一个二阶时域的波动方程项,这个问题就可以得到纠正。新的方程称为电报方程:

$$\frac{\partial \Phi(\vec{r},t)}{c\partial t} + \mu_a \Phi(\vec{r},t) - \nabla \cdot [D\nabla\Phi(\vec{r},t)] + 3D\frac{\partial\Phi^2(\vec{r},t)}{c^2\partial t^2} = S(\vec{r},t)$$

请推导出这个方程。

5.22 通过考虑一个沿着光子传播方向的微分面元,推导出 RTE。提示:$\dfrac{\mathrm{d}L}{\mathrm{d}s}$

$$= \frac{\partial L}{\partial S} + \frac{\partial L}{\partial t} \frac{\partial t}{\partial s}。$$

阅　　读

[1] Boas D A. Diffuse photon probes of structural and dynamical properties of scattering media[J]. Ph D Dissertation. Philadelphia, University of Pennsylvania, 1996: Sections 5.2-5.5.

[2] Cai W, Lax M, Alfano R R. Cumulant solution of the elastic Boltzmann transport equation in an infinite uniform medium[J]. Physical Review E, 2000, 61(4): 3871-3876, Section 5.7.

[3] Haskell R C, Svaasand L O, Tsay T T, Feng T C, Mcadams M S. Boundary-conditions for the diffusion equation in radiative-transfer[J]. Journal of the Optical Society of America A, 1994, 11(10): 2727-2741, Section 5.5.

[4] Ishimaru A. Wave propagation and scattering in random media[M]. New York: Academic Press, 1978: Sections 5.2-5.5.

[5] Wang L H V, Jacques S L. Source of error in calculation of optical diffuse reflectance from turbid media using diffusion theory[J]. Computer Methods and Programs in Biomedicine, 2000, 61(3): 163-170, Section 5.6.

延　伸　阅　读

[1] Aronson R. Boundary-conditions for diffusion of light[J]. Journal of the Optical Society of America A, 1995, 12(11): 2532-2539.

[2] Case K M, Zweifel P F. Linear transport theory[M]. Reading, Mass. Addison-Wesley Pub. Co., 1967.

[3] Chandrasekhar S. Radiative transfer[M]. New York: Dover Publications, 1960.

[4] Cheong W F, Prahl S A, Welch A J. A review of the optical-properties of biological tissues[J]. IEEE Journal of Quantum Electronics, 1990, 26(12): 2166-2185.

[5] Faris G W. Diffusion equation boundary conditions for the interface between turbid media: a comment[J]. Journal of the Optical Society of America A, 2002, 19(3): 519-520.

[6] Farrell T J, Patterson M S, Wilson B. A diffusion-theory model of spatially resolved, steady-state diffuse reflectance for the noninvasive determination of tissue optical properties in vivo[J]. Medical Physics, 1992, 19(4): 879-888.

[7] Flock S T, Wilson B C, Patterson M S. Monte-Carlo modeling of light-propagation in highly scattering tissues. 2. comparison with measurements in phantoms[J]. IEEE Transactions on Biomedical Engineering, 1989, 36 (12): 1169-1173.

[8] Groenhuis R A J, Ferwerda H A, Tenbosch J J. Scattering and absorption of turbid materials determined from reflection measurements. 1. theory[J]. Applied Optics, 1983, 22(16): 2456-2462.

[9] Keijzer M, Star W M, Storchi P R M. Optical diffusion in layered media [J]. Applied Optics, 1988, 27(9): 1820-1824.

[10] Kienle A, Patterson M S, Dognitz N, Bays R, Wagnieres G, van den Bergh H. Noninvasive determination of the optical properties of two-layered turbid media[J]. Applied Optics, 1998, 37(4): 779-791.

[11] Markel V A, Schotland J C. Inverse problem in optical diffusion tomography. II. Role of boundary conditions[J]. Journal of the Optical Society of America A, 2002, 19(3): 558-566.

[12] Shafirstein G, Baumler W, Lapidoth M, Ferguson S, North P E, Waner M. A new mathematical approach to the diffusion approximation theory for selective photothermolysis modeling and its implication in laser treatment of port-wine stains[J]. Lasers in Surgery and Medicine, 2004, 34 (4): 335-347.

[13] Wyman D R, Patterson M S, Wilson B C. Similarity relations for the interaction parameters in radiation transport[J]. Applied Optics, 1989, 28 (24): 5243-5249.

[14] You J S, Hayakawa C K, Venugopalan V. Frequency domain photon migration in the delta-P-1 approximation: Analysis of ballistic, transport, and diffuse regimes[J]. Physical Review E, 2005, 72(2): 021903.

第 6 章　蒙特卡罗方法和扩散
理论的混合模型

6.1　引　　言

　　蒙特卡罗方法和扩散理论用于建模散射介质中的光子传输有着互补属性。蒙特卡罗方法是准确的但计算效率低，而扩散理论是不准确的但计算效率高。建立两种方法的混合模型以结合两者的优势。混合模型的计算快于蒙特卡罗法近一百倍，并且提高了扩散理论的精度。

6.2　问题的定义

　　一个笔形光束垂直入射到散射介质均匀的平板上。平板的几何性质和光学性质用厚度 d、相对折射率 n_{rel}、吸收系数 μ_a、散射系数 μ_s 和散射各向异性因子 g 描述，其中 n_{rel} 是散射介质与周围介质折射率的比值。假定相函数是亨瑞—格林斯坦函数。采用圆柱坐标 (r, φ, z)；原点是平板上表面上的笔形光束的入射点；z 轴和笔形光束的方向一致。计算关于 r 的漫反射率和漫透射率。

6.3 扩 散 理 论

用于折射率不匹配($n_{rel} \neq 1$)边界的散射平板的扩散理论是第 5 章中描述的用于折射率匹配边界的半无限大散射介质理论的延伸。作为无限大散射介质中对位于(r', φ', z')处单位功率各向同性点源的响应,在观察点(r, φ, z)处的光通量为

$$\Phi_{\infty}(r, \varphi, z; r', \varphi', z') = \frac{1}{4\pi D} \frac{\exp(-\mu_{eff}\rho)}{\rho} \tag{6.1}$$

式中,ρ 是观察点和源点间的距离,D 是扩散系数,μ_{eff}是有效衰减系数:

$$\rho = \sqrt{r^2 + r'^2 - 2rr'\cos(\varphi - \varphi') + (z - z')^2} \tag{6.2}$$

$$D = \frac{1}{3[\mu_a + \mu_s(1 - g)]} \tag{6.3}$$

$$\mu_{eff} = \sqrt{\mu_a / D} \tag{6.4}$$

为了采用式(6.1)计算散射平板中对各向同性点源响应的光通量率,我们首先在理论上要通过采用像源阵列以满足边界条件,将平板转化为无限大介质,这类似于一个站在两个平行镜之间的人看到的无限阵列图像。两个外推的虚拟边界上的光通量率接近于零,且离平板上、下表面的距离为z_b(图 6.1):

$$z_b = 2C_R D \tag{6.5}$$

这里 C_R 与有效的反射系数R_{eff}有关。如果 $n_{rel} = 1$,则 $C_R = 1$;否则,C_R 估算为

$$C_R = \frac{1 + R_{eff}}{1 - R_{eff}} \tag{6.6}$$

这里,可采用下面的经验公式(第 5 章中有精确的公式):

$$R_{eff} = -1.440 n_{rel}^{-2} + 0.710 n_{rel}^{-1} + 0.668 + 0.0636 n_{rel} \tag{6.7}$$

在(r', θ', z')处的一个原各向同性点源和它的像源如图 6.1 所示。该像源由两个外推边界的反射形成,在每个边界处反射改变点源的极性。第 i^{th}个点源对的 z 坐标为

$$z_{i\pm} = -z_b + 2i(d + 2z_b) + (z' + z_b) \tag{6.8}$$

这里 $i = 0, \pm 1, \pm 2, \cdots$。在 $z_{0\pm}$ 处的点源对(原点源和它的像源)分开在平板顶部边界的两边。$z_{1\pm}$ 处的点源对是 $z_{0\pm}$ 处点源对关于底部外推边界的像源。$z_{-1\pm}$ 处点源对是 $z_{0\pm}$ 处点源对关于顶部外推边界的像源。尽管有无限多个点源对,但是在几个点源对后可以截断。

有了这些图像源,边界条件得到了满足。因此真实的边界可以移除,使散射平板中的原点源转化为无限大均匀介质中各向同性源的阵列。平板中原点源的通量

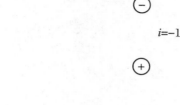

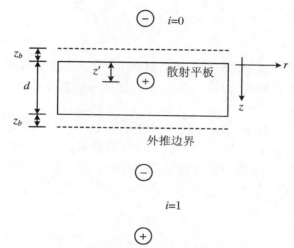

图 6.1 散射平板内的原点源和平板外的像点源的示意图。圆形符号表示源的极性

率近似为

$$\Phi(r,\varphi,z\,;r',\varphi',z') = \sum_{i=i_{\min}}^{i_{\max}} \big[\Phi_{\infty}(r,\varphi,z\,;r',\varphi',z'_{i+}) \\ - \Phi_{\infty}(r,\varphi,z\,;r',\varphi',z'_{i-})\big] \tag{6.9}$$

其中 $i_{\min}$ 和 $i_{\max}$ 分别是截断源对系列的下限和上限的索引。平板的漫反射率和漫透射率分别为

$$R(r,\varphi,0\,;r',\varphi',z') = \sum_{i=i_{\min}}^{i_{\max}} \big[R_{\infty}(r,\varphi,0\,;r',\varphi',z'_{i+}) - R_{\infty}(r,\varphi,0\,;r',\varphi',z'_{i-})\big] \tag{6.10}$$

$$T(r,\varphi,d\,;r',\varphi',z') = \sum_{i=i_{\min}}^{i_{\max}} \big[T_{\infty}(r,\varphi,d\,;r',\varphi',z'_{i+}) - T_{\infty}(r,\varphi,d\,;r',\varphi',z'_{i-})\big] \tag{6.11}$$

式中

$$R_\infty(r,\varphi,0;r',\varphi',z') = D\frac{\partial \Phi_\infty}{\partial z}\bigg|_{z=0} = \frac{z'(1+\mu_{\text{eff}}\rho)\exp(-\mu_{\text{eff}}\rho)}{4\pi\rho^3} \quad (6.12)$$

$$T_\infty(r,\varphi,d;r',\varphi',z') = -D\frac{\partial \Phi_\infty}{\partial z}\bigg|_{z=d} = \frac{(d-z')(1+\mu_{\text{eff}}\rho)\exp(-\mu_{\text{eff}}\rho)}{4\pi\rho^3}$$

$$(6.13)$$

6.4　混合模型

　　入射的笔形光束准确转换成位于散射介质深处的各向同性光源可提高扩散理论的准确度。这样的转化可通过蒙特卡罗方法进行。蒙特卡罗方法和扩散理论的结合称为混合模型。

　　在蒙特卡罗的步骤中,当记录再发射的光子时,将入射的笔形光束转化为分布式的各向同性源。由于光子在平板上、下边界的临界深度 z_c 内时,扩散理论是不准确的,所以可以采用蒙特卡罗方法追踪这些光子直到它们到达定义为 $z_c \leqslant z \leqslant d-z_c$(图 6.2)的中心区域。

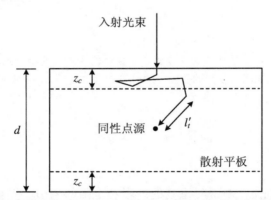

**图 6.2　在混合模型的蒙特卡罗步骤中,入射光子包转化为各向同性点源的
示意图。在步长为 l_t' 的最后一步光子包转化为各向同性点源**

　　蒙特卡罗步骤是基于第 3 章中描述的常规的蒙特卡罗法。一个初始权重为 1 的光子包沿 z 轴垂直发射到散射介质表面上(图 6.2)。如果边界是折射率匹配的($n_{\text{rel}}=1$),所有的光子进入散射介质,权重无损失。否则,经菲涅尔反射后只有部分权重的光子包进入。那么,步长 s 统计上定义为

$$s = \frac{-\ln \xi}{\mu_a + \mu_s} \quad (6.14)$$

ξ 是一个均匀分布在 0 和 1 之间的伪随机数($0<\xi\leqslant1$)。在每步结束时光子包被

吸收导致其失去一些权重;损失等于在该步长开始的光子权重乘以 $1-a$,这里 a 表示反照率。随后,光子包被散射,散射后新的传播方向由含各向异性 g 的亨瑞—格林斯坦相函数决定。当光子权重小于阈值时,光子包可以由俄罗斯轮盘赌决定其终止或继续传播。如果光子再发射到周围介质,光子包权重记录到漫反射率 $R_{MC}(r)$(下标 MC 代表着蒙特卡罗)或漫透射率中。随后多(N)个光子包重复这一过程。

如果散射在中心区域,光子包有条件地转化成各向同性点源。如果沿着光子传播方向移动一个传输平均自由程 l_t' 后到达中心区域,则转换完成(图6.2);否则继续执行蒙特卡罗步骤。

基于相似关系,当转换约化散射系数 μ_s' 时,散射介质由各向异性转化为各向同性。在移动步长 l_t' 后,光子包以传输反照率 a' 与各向同性散射介质相互作用。光子包经历各向同性散射,由于吸收,权重减少 $1-a'$ 倍。这个散射的光子包随后变成了一个各向同性点源;它的权重记录到源函数 $S(r,z)$ 中,且其值在源函数中心区域之外为零。注意到对于有限大介质中的转化,步长稍稍小于 l_t',但为了简单起见,还是使用 l_t'。

在扩散理论的步骤中,转换源对漫反射率的贡献通过扩散理论计算。在蒙特卡罗模拟中,追踪完所有光子包后,S 为总的累积权重分布。随后 S 被转化为一个相对源密度函数 S_d,表示每单位体积的源强度。那么,基于扩散理论,S_d 就可用于计算漫反射率 R_{DT}:

$$R_{DT}(r) = \int_0^\infty \int_0^\infty \int_0^{2\pi} S_d(r',z') R(r,0,0;r',\varphi',z') r' \mathrm{d}\varphi' \mathrm{d}r' \mathrm{d}z' \quad (6.15)$$

式中,下标 DT 表示扩散理论,R 由方程式(6.10)得出。由于圆柱的对称性,R_{DT} 独立于方位角 φ。最终的漫反射率 R_d 为

$$R_d(r) = R_{MC}(r) + R_{DT}(r) \quad (6.16)$$

漫透射率可类似地计算。

6.5 数 值 计 算

网格系统建立在圆柱坐标系(图6.1)上。网格单元在 r 和 z 方向上的尺寸分别是 $\Delta r'$ 和 $\Delta z'$,网格单元的数量分别是 N_r 和 N_z。每个网格单元的中心坐标为

$$r'(i_r) = (i_r + 0.5)\Delta r' \quad (6.17)$$

$$z'(i_z) = (i_z + 0.5)\Delta z' \quad (6.18)$$

这里 $i_r = 0,1,\cdots,N_r-1$ 和 $i_z = 0,1,\cdots,N_z-1$。我们也可使用第3章中所示方程

式(6.17)的优化坐标。为了简洁,记录物理量的数组元素通过网格单元的位置或者索引编号。

在蒙特卡罗步骤的最后一步,原始 R_{MC} 表示反射到环状网格中的总累计权重,可转换为漫反射率:

$$R_{MC}[i_r] \leftarrow \frac{R_{MC}[i_r]}{N\Delta a(i_r)} \tag{6.19}$$

式中 Δa 表示环形的面积:

$$\Delta a(i_r) = 2\pi r'(i_r)\Delta r' \tag{6.20}$$

同样,原始 S 转化为 S_d:

$$S_d[i_r, i_z] = \frac{S[i_r, i_z]}{N\Delta V(i_r)} \tag{6.21}$$

式中 ΔV 表示网格体积:

$$\Delta V(i_r) = \Delta a(i_r)\Delta z' \tag{6.22}$$

记录源项 S 的网格系统,也用来计算式(6.15)关于 r' 和 z' 的积分。由于对称性,θ' 的积分上限从 2π 降为 π。因此,式(6.15)计算如下:

$$R_{DT}(r) = 2\sum_{i_r=0}^{N_r-2}\sum_{i_z=0}^{N_z-2}S_d[i_r, i_z]r'(i_r)\Delta r'\Delta z'\int_0^\pi R(r,0,0;r'(i_r),\varphi',z'(i_z))\mathrm{d}\varphi'$$

$$\tag{6.23}$$

在各方向上的最后网格单元不适用于求和,因为它们记录了蒙特卡罗步骤中存储在网格单元之外的权重。用高斯求积法可完成对式(6.23)中 φ' 的积分。

6.6 计 算 实 例

在这一节中,我们把混合模型与纯扩散理论和纯蒙特卡罗方法进行比较。除非另有说明,在蒙特卡罗和混合模拟中,都追踪十万个光子包。

在散射平板中,我们通过纯蒙特卡罗法和纯扩散理论计算了响应于 $z'=l'_t$ 处各向同性点源的漫反射率和漫透射率,如图 6.3 所示。为满足边界条件,在扩散理论中,使用一至三个源对。单对位于 $z_{0\pm}(i=0)$ 处,双对位于 $z_{0\pm}$ 和 $z_{1\pm}$ 处,三对位于 $z_{-1\pm}$、$z_{0\pm}$ 和 $z_{1\pm}$ 处。

在扩散理论中,确定所需点源对的数目对准确模拟漫反射率和漫透射率是非常重要的。如图 6.3(a)所示,在漫反射中,为了达到好的准确度需要三对。对较少点源对数,好的模拟准确度一直保持到径向距离近似大于平板的厚度。如图6.3(b)所示,单对不能确保漫透射率准确度,因为忽略了下表面的边界条件;使用两或三对,可确保准确度。所需点源对的数量取决于观测距离、平板的厚度和平板的光学参数。实际上,可以添加更多的源对直到新对的贡献微不足道。

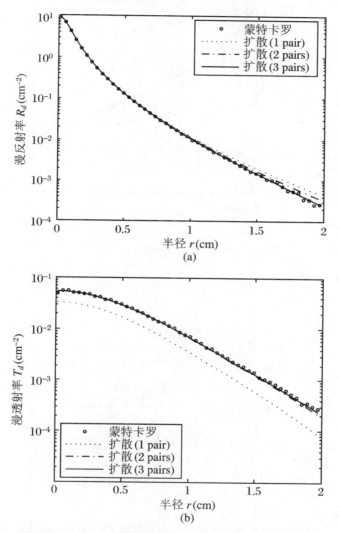

图 6.3 纯蒙特卡罗方法和纯扩散理论计算比较,响应于各向同性源的(a)
漫反射率,(b) 漫透射率。散射平板的光学参数是 $n_{rel}=1$,$\mu_a=0.1\ \mathrm{cm}^{-1}$,$\mu_s=100\ \mathrm{cm}^{-1}$,$g=0.9$ 和 $d=1\ \mathrm{cm}$

通过纯蒙特卡罗方法和纯扩散理论计算响应于笔形光束的漫反射率和漫透射率,如图 6.4 所示。扩散理论中使用三个源对($i=-1$、0 和 1)模拟位于 $z'=l'_t$ 处

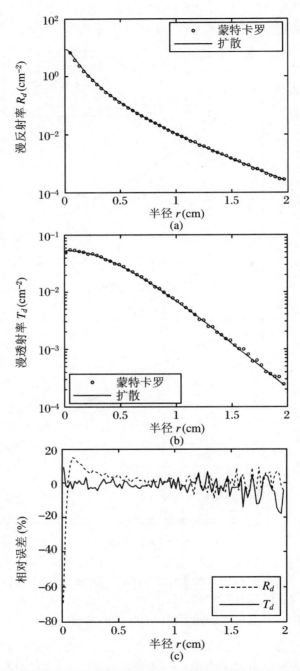

图 6.4　纯蒙特卡罗方法和纯扩散理论计算比较,响应于笔形光束的(a)
　　　漫反射率和(b)漫透射率以及(c)两者结果间的相对误差。散
　　　射平板的光学参数已在图6.3中描述

（见第 5 章）的等效各向同性点源。扩散理论中的漫反射率和漫透射率的相对误差如图 6.4(c) 所示，即扩散理论和蒙特卡罗方法结果的差与蒙特卡罗方法结果点对点相除。在这种情况下，扩散理论中的漫反射率小于准确的蒙特卡罗法中的漫反射率，在源附近多达 75%，但是离源越远处越准确（图 6.4(a) 和图 6.4(c)）。然而漫透射率距离源所有位置都是准确的（图 6.4(b) 和图 6.4(c)）。

如图 6.5 所示为纯蒙特卡罗法和纯扩散理论中响应于不同深度（$z' = 0.1l'_t$、$0.3l'_t$ 和 $0.5l'_t$）处各向同性点源的漫反射率数据。在扩散理论中使用了三个源对

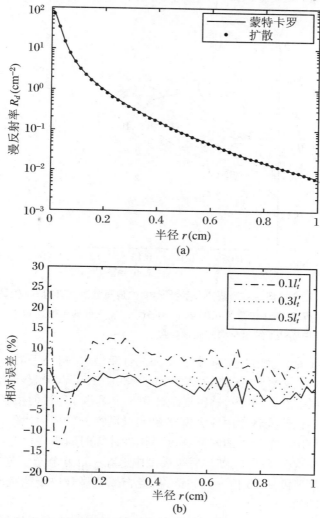

图 6.5　纯蒙特卡罗方法和纯扩散理论计算比较，(a) 响应位于 $z' = 0.3l'_t$ 处的各向同性点源的漫反射率，(b) 各向同性点源按顺序放置在 $z' = 0.1l'_t$、$0.3l'_t$ 和 $0.5l'_t$ 处，三者漫反射率的相对误差。散射平板的光学参数已在图 6.3 中描述

（$i = -1$、0 和 1）。如图 6.5(b) 所示为扩散理论和蒙特卡罗法中这三个源位置漫反射率数据的相对误差。在 $0.5l_t'$ 和 $0.3l_t'$ 处各向同性点源漫反射率数据的相对误差分别为 5% 和 12%，而在 $0.1l_t'$ 处的误差可达 25%。显然，临界深度表示混合模型的计算精度和效率之间平衡的最佳值。临界深度增加，提高了计算精度，但以计算效率为代价。

如图 6.6 所示为混合模型蒙特卡罗步骤的 S_d 等值线。由于临界深度是 0.05 cm（$\approx 0.5l_t'$），S_d 在 $z' = 1.5l_t'$ 处稠密分布；它在 r 和 z 方向上的尺寸也被限制在离入射点近似 $2l_t'$ 内。

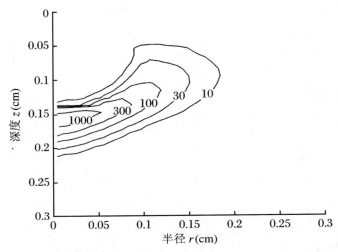

图 6.6　混合模型的初始蒙特卡罗步骤中，响应于笔形光束的 S_d 轮廓线。临界深度 z_c 设置为 0.05 cm（$\approx 0.5l_t'$）。轮廓值的单位是 cm^{-3}。图 6.3 中描述了散射平板的光学参数

如图 6.7(a) 所示为在纯蒙特卡罗法和混合模型中，响应于笔形光束的漫反射率数据，这里 $\Delta r' = \Delta z' = 0.01$ cm，$N_r = N_z = 30$。图 6.7(b) 显示了混合模型中漫反射率的相对误差在 ±6% 内，这包括统计和系统误差。通过使用更多的光子包以牺牲计算时间为代价或者使用较大网格单元以牺牲分辨率为代价，统计误差能进一步减小。当使用一个较大的临界深度以牺牲计算时间为代价时，系统误差能进一步地减小。在这个例子中，如果每个模型中追踪一百万个光子包，混合模型是蒙特卡罗方法计算速度的 23 倍。换句话说，混合模型显著快于蒙特卡罗方法，而准确度几乎是相同的。

在纯蒙特卡罗法和混合模型中，对于不同的 μ_a 值，响应于笔形光束的漫反射率数据如图 6.8 所示，其中 $\Delta r' = 0.005$ cm，$\Delta z' = 0.003$ cm，$N_r = N_z = 100$。当 μ_a 变得可与 μ_s' 相当时（例如 $\mu_a = 10$ cm^{-1} 及 $\mu_s' = 10$ cm^{-1}），混合模型的准确性是很差的，因为只有当 $\mu_a \ll \mu_s'$ 时，扩散理论才是有效的。因此当 $\mu_a \ll \mu_s'$ 不成立时，

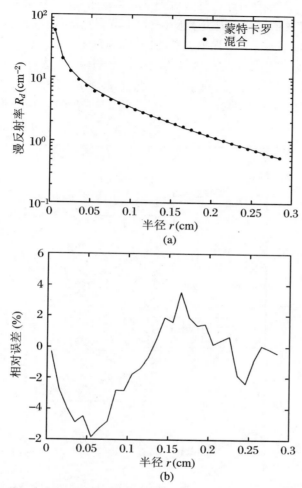

图 6.7　蒙特卡罗方法和混合模型比较,(a) 响应于笔形光束的漫反射率,
(b) 两个方法间的相对误差。图 6.3 描述了散射平板的光学参数

混合模型是不准确的。如果临界深度增加,即使有很强的吸收,混合模型的准确度
也会改善,因为以计算时间为代价光子由蒙特卡罗步骤追踪的部分时间增加。蒙
特卡罗法在计算机上的运行时间,当 $\mu_a = 0.1$ cm^{-1}、1 cm^{-1} 和 10 cm^{-1} 时,T_{MC} 分
别是 698 s、583 s 和 136 s。当临界深度设置为 0.05 cm 时,对 $\mu_a = 0.1$ cm^{-1}、
1 cm^{-1} 和 10 cm^{-1},混合模型的运行时间 T_H 分别是 104 s、99 s 和 76 s。当临界深
度设置为 0.1 cm 时,对 $\mu_a = 0.1$ cm^{-1}、1 cm^{-1} 和 10 cm^{-1},混合模型的运行时间分
别增加到 147 s、142 s 和 114 s。

　　表 6.1 列出了在各种条件下,蒙特卡罗方法和混合模型的运行时间。其他参
数保持不变时,μ_a 和 d 是可变的。这里,$z_c = 0.05$ cm$\approx 0.5 l'_t$,$\Delta r' = \Delta z' = 0.01$ cm,

$N_r = N_z = 30$。混合模型的计算时间对光学参数是不敏感的,除非 μ_a 变得和 μ'_s 相近,如与图 6.8 相关的结果。与此相反,蒙特卡罗方法的计算时间对光学参数是非常敏感的。较小的 μ_a 延长了光子追踪时间,因为每个散射事件光子吸收的几率减少。在折射率不匹配边界条件下则计算时间更长,因为在边界上的内反射延长了散射平板中光子的寿命。在所有情况下,混合模型比蒙特卡罗方法快 20 到接近 300 倍,计算时间依赖于光学参数、平板厚度、追踪的光子数、俄罗斯轮盘赌的阈值和临界深度。

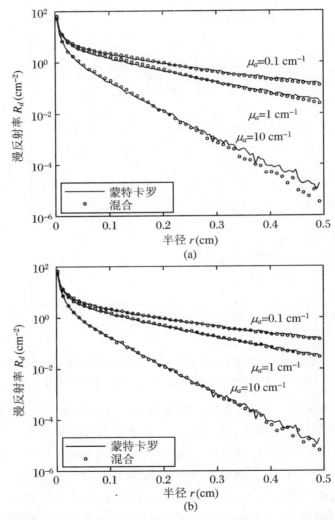

图 6.8　蒙特卡罗方法和混合模型响应于笔形光束的漫反射率的比较,临界深度设置
　　　为(a) 0.05 cm 和(b) 0.1 cm。吸收系数 μ_a 在 0.1 cm^{-1}、1 cm^{-1} 和 10 cm^{-1} 中
　　　变化,其他参数为 $n_{rel} = 1.37$,$\mu_s = 100$ cm^{-1},$g = 0.9$,$d = 1$ cm 保持不变

表 6.1　不同条件下的运行时间(取决于计算机)：蒙特卡罗法(T_{MC})和混合模型(T_H)以及它们的比值(T_{MC}/T_H)。固定的光学参数包括 $\mu_s = 100 \text{ cm}^{-1}$ 和 $g = 0.9$

n_{rel}	d(cm)	μ_a(cm^{-1})	T_{MC}(s)	T_H(s)	T_{MC}/T_H
1.37	10	0.01	6684	23	291
1.37	10	0.1	2589	23	113
1.37	10	1	679	23	30
1.37	3	0.01	2095	23	91
1.37	3	0.1	1961	23	85
1.37	3	1	679	23	30
1.37	1	0.01	696	23	30
1.37	1	0.1	698	23	30
1.37	1	1	583	23	25
1	10	0.01	3992	19	210
1	10	0.1	1611	19	85
1	10	1	468	19	25
1	3	0.01	1253	19	66
1	3	0.1	1201	19	63
1	3	1	468	19	25
1	1	0.01	415	19	22
1	1	0.1	416	19	22
1	1	1	382	19	20

　　如果平板厚度减少到几个传输平均自由程，扩散理论就变得不准确。在这种情况下，应该用纯蒙特卡罗方法。由于平板相当薄，因此 T_{MC} 相当短。例如，当平板的参数为 $n_{rel} = 1$，$\mu_a = 0.1 \text{ cm}^{-1}$，$\mu_s = 100 \text{ cm}^{-1}$，$g = 0.9$，$d = 0.2 \text{ cm}$，$T_{MC} = 75 \text{ s}$；当 $n_{rel} = 1.37$ 时，T_{MC} 增加到 136 s。

习　　题

6.1　推导式(6.12)和式(6.13)。

6.2　求在 $n_{rel} = 1.37, \mu_a = 0.1\ \mathrm{cm}^{-1}, \mu_s = 100\ \mathrm{cm}^{-1}, g = 0.9, z' = 0.1\ \mathrm{cm}$ 和 $d = 1\ \mathrm{cm}$ 时,开始的三个源对(例如 $i = 0, 1, -1$)的 z 坐标值。

6.3　当 $n_{rel} = 1.37$ 时,计算不同入射角进入散射介质的光子包权重。

6.4　解释混合模型计算时间怎样依赖于光学参数。

6.5　解释在散射平板中蒙特卡罗模型计算时间怎样依赖于散射异性性。

6.6　完成混合模型的计算。用新的计算时间更新表6.1。

6.7　完成混合模型的计算。调整俄罗斯轮盘赌的阈值权重并比较计算时间和精度。

6.8　完成混合模型的计算。在不同的临界深度处,比较混合模型的计算时间和精度。

6.9　延伸扩散理论到无限窄光束倾斜入射到半无限大散射介质的情况。

6.10　用混合模型计算笔形光束倾斜入射到半无限大散射介质上的漫反射率,并与由扩散理论计算出的漫反射率比较。

阅　　读

[1] Wang L H V, Jacques S L. Hybrid model of Monte Carlo simulation and diffusion theory for light reflectance by turbid media[J]. Journal of Optical Society of America A, 1983, 10(8): 1746-1752, All sections.

[2] Wang L H V. Rapid modeling of diffuse reflectance of light in turbid slabs [J]. Journal of Optical Society of America A, 1998, 15(4): 936-944, All sections.

延　伸　阅　读

[1] Alexandrakis G, Busch D R, Faris G W, Patterson M S. Determination of the optical properties of two-layer turbid media by use of a frequency-domain hybrid Monte Carlo diffusion model[J]. Applied Optics, 2001, 40 (22): 3810-3821.

[2] Alexandrakis G, Farrell T J, Patterson M S. Monte Carlo diffusion hybrid

model for photon migration in a two-layer turbid medium in the frequency domain[J]. Applied Optics, 2000, 39(13): 2235-2244.

[3] Carp S A, Prahl S A, Venugopalan V. Radiative transport in the delta-p-1 approximation: accuracy of fluence rate and optical penetration depth predictions in turbid semi-infinite media[J]. Journal of Biomedical Optics, 2004, 9(3): 632-647.

[4] Farrell T J, Patterson M S, Wilson B. A diffusion-theory model of spatially resolved, steady-state diffuse reflectance for the noninvasive determination of tissue optical-properties invivo[J]. Medical Physics, 1992, 19(4): 879-888.

[5] Flock S T, Wilson B C, Patterson M S. Monte Carlo modeling of light-propagation in highly scattering tissues .2. Comparison with measurements in phantoms[J]. IEEE Transactions on Biomedical Engineering, 1989, 36 (12): 1169-1173.

[6] Gardner C M, Welch A J. Monte Carlo simulation of light transport in tissue-unscattered absorption events[J]. Applied Optics, 1994, 33 (13): 2743-2745.

[7] Gardner C M, Jacques S L, Welch A J. Light transport in tissue: accurate expressions for one-dimensional fluence rate and escape function based upon Monte Carlo simulation[J]. Lasers in Surgery and Medicine, 1996, 18(2): 129-138.

[8] Groenhuis R A J, Ferwerda H A, Tenbosch J J. Scattering and absorption of turbid materials determined from reflection measurements .1. Theory [J]. Applied Optics, 1983, 22(16): 2456-2462.

[9] Groenhuis R A J, Tenbosch J J, Ferwerda H A. Scattering and absorption of turbid materials determined from reflection measurements .2. Measuring method and calibration[J]. Applied Optics, 1983, 22(16): 2463-2467.

[10] Kim A D, Moscoso M. Light transport in two-layer tissues[J]. Journal of Biomedical Optics, 2005, 10(3).

[11] Schweiger M, Arridge S R, Hiraoka M, Delpy D T. The finite-element method for the propagation of light in scattering media-boundary and source conditions[J]. Medical Physics, 1995, 22(11): 1779-1792.

[12] Spott T, Svaasand L O. Collimated light sources in the diffusion approximation[J]. Applied Optics, 2000, 39(34): 6453-6465.

[13] Tarvainen T, Vauhkonen M, Kolehmainen V, Kaipio J P. Hybrid radiative-transfer-diffusion model for optical tomography[J]. Applied Optics,

2005，44(6)：876-886.

[14] Tarvainen T，Vauhkonen M，Kolehmainen V，Arridge S R，Kaipio J P. Coupled radiative transfer equation and diffusion approximation model for photon migration in turbid medium with low-scattering and non-scattering regions[J]. Physics in Medicine and Biology，2005，50(20)：4913-4930.

[15] Wang L H V，Jacques S L. Use of a laser-beam with an oblique angle of incidence to measure the reduced scattering coefficient of a turbid medium [J]. Applied Optics，1995，34(13)：2362-2366.

[16] Wang L H V，Jacques S L，Zheng L Q. MCML—Monte Carlo modeling of light transport in multilayered tissues[J]. Computer Methods and Pro-grams in Biomedicine，1995，47(2)：131-146.

[17] Wyman D R，Patterson M S，Wilson B C. Similarity relations for aniso-tropic scattering in Monte-Carlo simulations of deeply penetrating neutral particles[J]. Journal of Computational Physics，1989，81(1)：137-150.

[18] Wyman D R，Patterson M S，Wilson B C. Similarity relations for the in-teraction parameters in radiation transport[J]. Applied Optics，1989，28 (24)：5243-5249.

[19] Prahl S A，Welch A J. Accuracies of the diffusion-approximation and its similarity relations for laser irradiated biological media[J]. Applied Op-tics，1989，28(12)：2250-2255.

第7章 光学参数的测量和光谱学

7.1 引　言

生物组织光学参数的测量对于诊断和治疗至关重要。光在穿过了生物组织后,透射光会携带散射介质光学参数的信息。利用反演算法能够获得这些组织的光学参数。可测量多个波长的光学参数用于产生光谱和研究光谱。

7.2 准直透射法

消光系数 μ_t 定义为吸收系数 μ_a 和散射系数 μ_s 的和,可以使用准直透射法测量。在这个方法中,一准直光束水平垂直入射到样品表面。样品可以是透明容器盛装的液体(例如脂肪乳溶液)、模仿组织的凝胶仿体(例如含有聚苯乙烯球的琼脂凝胶)、固体的仿体(例如含有二氧化钛粒子的固体树脂)或者是一片生物组织。传输光由光阑筛选出准直光(或弹道光)部分,然后由光电探测器测量(图7.1)。首先,测量折射率与待测样品相匹配的透明介质(例如水)的弹道光信号 I_0,这个信号用来作为参考信号。接着,测量样品得到透射光信号 I_s。基于比尔定律,有

$$I_s = I_0 \exp(-\mu_t d) \tag{7.1}$$

其中 d 表示样品的厚度。这里忽略透明介质的光吸收(见习题7.1)。散射介质的弹道透射比 T 定义为

$$T = \frac{I_s}{I_0} \tag{7.2}$$

将式(7.2)代入式(7.1),得到样品的消光系数:

$$\mu_t = -\frac{1}{d}\ln T \tag{7.3}$$

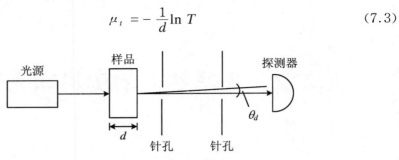

图 7.1　准直透射法示意图

式(7.1)中关键的假定是探测到的散射光要明显弱于探测到的弹道光。三个因素会影响这个假定:(1) 样品的散射光学深度 $\mu_s d$;(2) 散射的相函数 p;(3) 探测的孔径角(半角)θ_d。第一个因素决定了散射光子和未散射透射光子数目的比值,后面两个因素决定了散射光子被探测到的分数 χ。

7.2.1　散射计数的分布

我们首先考虑一个有如下光学参数的理想散射平板:相对折射率 $n_{rel}=1$ 和散射各向异性因子 $g=1$。在这个平板中,不存在镜面反射,散射也不会使光子改变方向。如果入射的光子数目是 N_{in},则可通过比尔定律计算未散射透射的光子数目 N_0:

$$N_0 = N_{in}\exp(-\mu_t d) \tag{7.4}$$

经历了 i 次散射事件的透射光子的数目 N_i 为(见习题7.2)

$$N_i = N_{in}\frac{(\mu_s d)^i \exp(-\mu_t d)}{i!} \tag{7.5}$$

7.2.2　收集分数

其次,我们考虑在一个实际的光散射介质中单次散射光的探测分数。单次散射光由于角度分布的原因,只有部分被有限接收角的探测器接收到。亨瑞—格林斯坦散射相函数是散射极角 θ 余弦值的 PDF,这里假定为(见第 3 章)

$$p(\cos\theta) = \frac{1-g^2}{2(1+g^2-2g\cos\theta)^{3/2}} \tag{7.6}$$

其中 $\theta\in[0,\pi]$。归一化要求 $p(\cos\theta)$ 对 $\cos\theta$ 在 $[-1,1]$ 区间的积分为单位 1。

对于一个相对折射率为 n_{rel} 的平板,空气中的 θ_d 根据斯涅耳定律转化为样品中的接收角 θ'_d:

$$\sin\theta_d = n_{rel}\sin\theta'_d \tag{7.7}$$

如果 $\theta_d\ll1$,则上式可以简化为 $\theta_d = n_{rel}\theta'_d$。对式(7.6)给出的相函数中的 $\cos\theta$

在 $[\cos\theta'_d, 1]$ 区间上积分得到单次散射光收集到的分数 χ 为

$$\chi = \frac{1+g}{2g}\left(1 - \frac{1-g}{\sqrt{1+g^2-2g\cos\theta'_d}}\right) \tag{7.8}$$

如果 $\theta'_d \ll 1-g$ 且 $1-g \ll 1$,上式可以简化为

$$\chi \approx \frac{\theta'^2_d}{2(1-g)^2} \tag{7.9}$$

例 7.1 从式(7.8)推导式(7.9)。

因为 $\theta'_d \ll 1-g$ 且 $1-g \ll 1$,式(7.8)可以通过重复使用一阶泰勒展开近似如下:

$$\begin{aligned}
\chi &\approx \frac{1}{g}\left[1 - \frac{1-g}{\sqrt{(1-g)^2 + 2g(1-\cos\theta'_d)}}\right]\\
&\approx \frac{1}{g}\left[1 - \frac{1-g}{\sqrt{(1-g)^2 + g\theta'^2_d}}\right]\\
&\approx \frac{1}{g}\left[1 - \frac{1}{\sqrt{1 + \dfrac{g\theta'^2_d}{(1-g)^2}}}\right]\\
&\approx \frac{1}{g}\left[1 - \frac{1}{1 + \dfrac{1}{2}\dfrac{g\theta'^2_d}{(1-g)^2}}\right]\\
&\approx \frac{1}{g}\left[\frac{1}{2}\frac{g\theta'^2_d}{(1-g)^2}\right]\\
&= \frac{\theta'^2_d}{2(1-g)^2} \tag{7.10}
\end{aligned}$$

7.2.3 误差表达式

当信号是未散射光时,偏差来源于散射光。未散射光,假定是准直的,能够为探测器完全接收。散射光包含单次和多次散射光。当 $\mu_s d < 1$ 时,多次散射光是可以忽略的;因此,在这里只考虑单次散射光。如果 $g \to 1$,单次散射的光子数目可通过式(7.5)的 N_1 给出。因此,由于探测偏差产生的相对误差可近似为

$$\varepsilon_r = \frac{\chi N_1}{N_0} \tag{7.11}$$

其中分子和分母分别代表探测到的单次散射和未散射光子的数目。尽管平板表面的镜面反射明显地忽略了,但是未散射光子和探测到的单次散射光子都经历类似的镜面反射。因此,镜面反射对式(7.11)中分子和分母的贡献部分相互抵消。

将关于 N_0 和 N_1 的表达式(7.5)代入式(7.11),得到

$$\varepsilon_r = \chi\mu_s d \tag{7.12}$$

尽管式(7.12)是采用上述近似的解析表达式导出的,但可通过准确的蒙特卡罗方法来验证(参见习题 7.3)。

将式(7.9)代入式(7.12),我们得到

$$d = 2\varepsilon_r \frac{(1-g)^2}{\mu_s \theta_d'^2} \tag{7.13}$$

式(7.13)对于 $\theta_d' \ll 1-g$ 和 $1-g \ll 1$ 是有效的。因此,为了使相对误差控制在一个给定的水平,必须根据 θ_d' 和光学参数来限制样品的厚度。虽然初始不知道具体的样品厚度,但可以先测量 μ_s,接着使用式(7.12)检查误差。如果误差在不可接受的范围内,可以修改样品的厚度,如果样品是液体也可以改变散射体的浓度,并且重复测量。

例7.2 将式(7.12)应用到一个实际的情况。已知的参数包括 $n_{rel} = 1.37, g = 0.99, \theta_d = 1$。假设 $\mu_s \approx 100 \text{ cm}^{-1}$。

如果 $\varepsilon_r \leqslant 1\%$,由式(7.12)可得到 $d \leqslant 0.037 \text{ cm}$。

7.3　分光光度法

分光光度法基于准直透射法。分光光度法测量样本的 μ_t 作为波长的函数;如果 $\mu_s \ll \mu_a$,有 $\mu_t \approx \mu_a$。吸光度 A,通常被定义为

$$A = -\log_{10} T \tag{7.14}$$

将式(7.3)代入式(7.14),得到

$$A = (\log_{10} e)\mu_t d = 0.4343\mu_t d \tag{7.15}$$

或

$$\mu_t = (\ln 10)\frac{A}{d} = 2.303\frac{A}{d} \tag{7.16}$$

吸光度也称为光学密度(OD),尤其是对于中性密度滤波片,在宽谱范围有几乎恒定的吸光度。由于用 dB 表示的透射率定义为 $-10\log_{10} T$,OD 可进一步与 dB(分贝)相关联。例如 OD 值为 1 的含义是 10 dB 或者 10 倍的衰减,OD 值为 2 的含义是 20 dB 或 100 倍的衰减。OD 有时也定义为每单位长度的吸收。

单位 dB/cm 也用于各种系数,例如吸收或消光系数。另外,单位 cm^{-1}(在超声学中也称为奈培/cm)经常被用在生物医学光学中,这两个单位可相互转换如下:

$$1 \text{ cm}^{-1} = 10\log_{10} e \text{ dB/cm} = 4.343 \text{ dB/cm} \tag{7.17}$$

$$1 \text{ dB/cm} = 0.1\ln 10 \text{ cm}^{-1} = 0.2303 \text{ cm}^{-1} \tag{7.18}$$

为了方便记忆上述两个转换公式,注意 $e^{2.3} \approx 10$ 和 $10^{0.43} \approx e$。

一个典型的分光光度计包含了一个或多个能提供宽光谱的光源。如钨灯能提

供可见光和红外光,氘灯能提供紫外光。衍射光栅可以角色散从灯中发射出的光为光谱。色散的光谱中很窄的一个波段可通过狭缝透射出来。通过旋转光栅的角度,可以选择光的波长。光栅和狭缝结合也称作单色仪。"单色"光入射到样品上,透射光被光学探测器(例如光电二极管)所探测,将光信号转换成电信号。

7.4　斜入射反射测量法

斜入射反射计在 $\mu_a \ll \mu_s'$ 时能快速测量吸收系数 μ_a 和约化散射系数 μ_s'。正如第 5 章描述的一样,笔形光束垂直入射到半无限大散射介质上可近似为一个各向同性点源(图 7.2(a))。响应笔形光束的远处的漫反射率——即观测点距离入射点的距离超过一个传输平均自由程——可以用这个各向同性点源来进行建模。

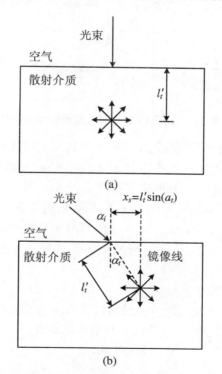

图 7.2　笔形光束(a) 垂直入射($\alpha_i = 0$)和(b) 倾斜入射
($\alpha_i > 0$)时等效的同性点源示意图

同样,一个倾斜入射的笔形光束可用一个沿着未散射的传输路径离入射点为

l'_t的各向同性点源近似,如图7.2(b)所示。因此,各向同性点源相对入射点有一个水平位移。这里,α_i和α_t分别是入射角和透射角;n_{rel}是散射介质的相对折射率。基于斯涅耳定律,有

$$\sin \alpha_i = n_{rel} \sin \alpha_t \tag{7.19}$$

由几何关系,远处的远漫反射率的平移量为

$$x_s = \frac{\sin \alpha_t}{\mu'_s + \mu_a} \tag{7.20}$$

下面我们将会给出一个更准确的经验表达式。

斜入射反射计的实验示意图如图7.3所示。激光束以一个倾斜角入射到物体表面。漫反射光被CCD相机(电荷耦合器件)探测。CCD数据被传入计算机进行处理。

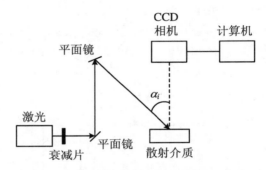

图7.3　基于CCD的斜入射反射计示意图

实验测得的漫反射率分布如图7.4所示。取反射率曲线M左、右两边点连线的中点,然后连接起来形成一条中心线C。曲线C垂直部分的位移x_m表示远处漫反射的平移,它与由式(7.20)理论预测的x_s一致。

从蒙特卡罗方法得到漫反射率与x的关系如图7.5所示。曲线C垂直部分的位移$x_m = 0.174 \pm 0.009\,\text{cm}$。基于所使用的光学参数,式(7.20)预测的$x_s = 0.167\,\text{cm}$,这与由蒙特卡罗方法预测的$x_m$非常接近。尽管不是很准确,但式(7.20)从实验和数值上得到了验证。

针对不同的μ_a计算平移量,当$\mu_a \ll \mu'_s$时,式(7.20)与准确的蒙特卡罗方法相比有很高的精度,但是当μ_a进一步增加时,式(7.20)计算的精度越来越低。采用下面的经验公式能够明显提高计算的平移量的准确度:

$$x'_s = \frac{\sin \alpha_t}{\mu'_s + 0.35\mu_a} \tag{7.21}$$

这里$0.35\mu_a$代替了之前的μ_a,式(7.21)预测$x'_s = 0.176\,\text{cm}$,这个结果与蒙特卡罗方法预测的结果更加接近。为了简化,我们定义扩散系数:

$$D = \frac{1}{3(\mu'_s + 0.35\mu_a)} \tag{7.22}$$

合并式(7.21)和式(7.22),我们得到

$$x'_s = 3D\sin \alpha_t \qquad\qquad (7.23)$$

为了测量散射介质的光学参数,我们首先从实验数据中估计远处漫反射的中心 x'_s。

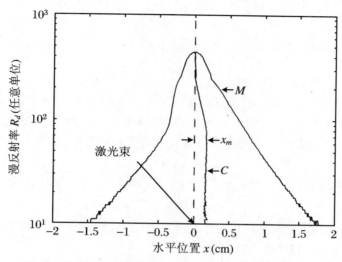

图 7.4　实验测量的作为 x 函数的漫反射率。M 代表测量数据,C 代表中心线

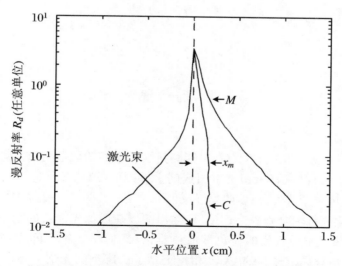

图 7.5　曲线 M 表示采用蒙特卡罗方法模拟的 1 mW 激光束以 $\alpha_i = 45°$ 入射到散射介质的漫反射率,曲线 C 代表曲线 M 的中心线。散射介质的光学参数是 $n_{\mathrm{rel}} = 1.33, \mu_a = 0.25\,\mathrm{cm}^{-1}, \mu_s = 20\,\mathrm{cm}^{-1}, g = 0.853$

从式(7.23),我们得到

$$D = \frac{x'_s}{3\sin(\alpha_t)} \qquad (7.24)$$

由于有两个独立的光学参数需要测量,所以还需要一个方程。

可以修改第 5 章的扩散理论用于计算笔形光束斜入射时的漫反射率:

$$R_d(x) =$$

$$\frac{(1 - R_{sp})a'}{4\pi}\left[\frac{z'_s(1 + \mu_{eff}\rho_1)\exp(-\mu_{eff}\rho_1)}{\rho_1^3} + \frac{(z'_s + 2z_b)(1 + \mu_{eff}\rho_2)\exp(-\mu_{eff}\rho_2)}{\rho_2^3}\right]$$

$$(7.25)$$

这里,R_{sp} 表示镜面反射率;a' 表示传输反照率;x 表示散射介质表面的观察点到入射点间的距离;ρ_1 和 ρ_2 分别表示两个点源(原等效点和像源)相对于观测点的距离;z_b 表示外推和实际边界的距离;μ_{eff} 表示有效衰减系数;z'_s 表示原点源的深度:

$$z'_s = x'_s\cot(\alpha_t) \qquad (7.26)$$

对式(7.25)中测量的远处漫反射率进行非线性最小二乘法拟合得到 μ_{eff},定义为

$$\mu_{eff} = \sqrt{\mu_a/D} \qquad (7.27)$$

现在从远处漫反射率的相对分布中量化了 D 和 μ_{eff},相比于绝对分布,这更易得到。基于式(7.24)和式(7.27),得到

$$\mu_a = D\mu_{eff}^2 \qquad (7.28)$$

$$\mu'_s = \frac{1}{3D} - 0.35\mu_a \qquad (7.29)$$

7.5 白光光谱测量法

一个斜入射光谱反射计(图 7.6)能测量吸收谱和约化散射谱。灯发出的白光被耦合到一个由直径 0.6 mm 光纤组成的手持探头,源光纤调整为 45°入射。9 根探测光纤,组成一个线性阵列,收集漫反射率。功率约为 4.6 毫瓦的白光通过源光纤传送。收集光纤耦合到一个连接口,输出端放在成像光谱仪的物平面。成像光谱仪将每个探测光纤收集的光色散成一维谱,然后将二维空间光谱分布投射到 CCD 相机。由计算机控制的 CCD 相机记录了二维空间光谱分布。CCD 的像素数为 512×512,成像面积为 9.7×9.7 mm²。采用 150 线/毫米的光栅,CCD 可以提供 256 nm 的光谱范围。

在 2D 空间光谱分布中,垂直和水平的维度分别表示每个波长漫反射率的空间分布和每个收集光纤的光谱分布。基于前一节描述的理论,拟合每个波长的空

间分布获得 μ_a 和 μ_s'。正如在第 1 章讨论的一样,吸收光谱可以用来估计氧合和脱氧血红蛋白的浓度;基于米氏理论,约化散射光谱可以用来估计散射体的尺寸分布。

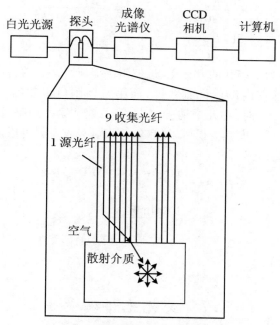

图 7.6　斜入射的光谱反射计示意图

7.6　时间分辨测量法

时间分辨的漫反射率也可以用来测量生物组织的光学参数。准直的窄短脉冲激光束垂直入射到半无限大的散射介质,快速时间分辨的探测器——例如超高速扫描相机或单光子计数系统——用来测量局部的漫反射率 $R_d(r,t)$ 或总的漫反射率 $R_d(t)$。这里,r 表示观测点和入射点间的距离,t 表示时间。在简化的零边界条件(实际边界上通量率为零)下,扩散理论预测

$$R_d(r,t) = \frac{z'}{(4\pi Dc)^{3/2} t^{5/2}}\exp\left(-\frac{r^2 + z'^2}{4Dct}\right)\exp(-\mu_a ct) \tag{7.30}$$

$$R_d(t) = \int_0^\infty R_d(r,t)2\pi r\mathrm{d}r = \frac{z'}{\sqrt{4\pi Dc}\,t^{3/2}}\exp\left(-\frac{z'^2}{4Dct}\right)\exp(-\mu_a ct) \tag{7.31}$$

式中,源位置 $z' = l'_t$,扩散系数 $D = l'_t/3$。因子 $t^{5/2}$ 和 $t^{3/2}$ 在反射率早期动态变化中占优势,而 $\exp(-\mu_a ct)$ 在后面的动态变化中占优势。

吸收系数可以通过重写式(7.30)和式(7.31)来得到:

$$-\frac{\mathrm{d}\ln R_d(r,t)}{\mathrm{d}t} = \mu_a c + \frac{5}{2t} - \frac{r^2 + z'^2}{4Dct^2} \tag{7.32}$$

$$-\frac{\mathrm{d}\ln R_d(t)}{\mathrm{d}t} = \mu_a c + \frac{3}{2t} - \frac{z'^2}{4Dct^2} \tag{7.33}$$

在 t 值很大时,作为 t 函数的 $\mathrm{d}\ln R_d$ 近似斜率等于 $-\mu_a c$ 的直线。上述每个方程的第二项都应包括在内以保证其精度,而第三项则可以忽略。例如当 $\mu_a = 0.1$ cm^{-1} 和 $\mu'_s = 10$ cm^{-1} 时,在几个纳秒之内,第二项和第一项是可比拟的,但是在仅仅几百皮秒之后,第三项就变得可以忽略。因此,吸收系数可以通过以下两个表达式中的任一个来估计:

$$\mu_a \approx -\frac{1}{c}\left[\frac{\mathrm{d}\ln R_d(r,t)}{\mathrm{d}t} + \frac{5}{2t}\right] \tag{7.34}$$

$$\mu_a \approx -\frac{1}{c}\left[\frac{\mathrm{d}\ln R_d(t)}{\mathrm{d}t} + \frac{3}{2t}\right] \tag{7.35}$$

7.7　荧光光谱测量法

荧光光谱测量方法提供了一种测量荧光分子浓度、荧光产率和荧光寿命的方法。荧光分子浓度能提供生物组织的形态学信息。因为量子产率和荧光寿命与生物分子的特征相关,它们能提供生物化学信息。这些特性能够反映各种临床问题,例如上皮瘤和动脉粥样硬化。

在荧光光谱系统中,光从一个单色激发源通过光纤束传递到生物组织样品。从样品中发射的荧光信号被其他光纤束收集。收集到的光通过色散单元分离成光谱分量。荧光光谱最终被探测器阵列探测到。

该系统可以通过光纤或在自由空间实现。手持光纤探头一般与组织接触,而自由空间系统则用于非接触探测。手持式探头会面临探头对活体组织施加压力而引起光谱变化的问题;自由空间系统会面临着活体组织的运动造成强度变化的问题。接触方式一般用于小组织区域,而非接触方式普遍应用在相对较大的区域。

荧光光谱与激发和发射波长都相关。荧光的激发光谱可以通过测量不同激发波长在给定发射波长的荧光强度来获得。与此相反,荧光的发射光谱可以通过测量不同发射波长在给定激发波长的荧光强度来获得。最后,对一定的激发波长范围,一个荧光激发发射矩阵(EEM)可通过测量发射波长范围内的荧光强度来获得。

7.8 荧 光 建 模

尽管在第5章中没有讨论荧光,但是激发光和荧光在散射介质中的传播都可以通过扩散理论来建模。假定激发光与荧光无关(实际上,以波恩近似为前提),则激发光的扩散方程为

$$\frac{1}{c}\frac{\partial}{\partial t}\Phi_x(\vec{r},t) + \mu_{ax}\Phi_x(\vec{r},t) - \nabla \cdot D_x\nabla\Phi_x(\vec{r},t) = S_x(\vec{r},t) \quad (7.36)$$

下标 x 表示激发。其他的符号见第5章中的定义。

式(7.36)的源项可以通过第一个等效的各向同性散射事件来构建。由相似关系,散射介质可作为等效的各向同性散射介质。未散射光子沿弹道路径传播构成主光束,根据比尔定律,它有如下的通量率分布:

$$\Phi_{px}(\vec{r},t) = (1 - R_{sp})\Phi_{0x}(\vec{r}',t)\exp(-\mu'_{tx}l) \quad (7.37)$$

这里,下标 p 表示主光束;R_{sp} 表示散射介质表面的镜面反射率;Φ_{0x} 表示表面的入射通量率;l 表示散射介质中的弹道路径长度。主光束转换成各向同性源分布,作为式(7.36)的源项:

$$S_x(\vec{r},t) = \mu'_{sx}\Phi_{px}(\vec{r},t) \quad (7.38)$$

式中,μ'_{sx} 表示激发波长的约化散射系数。

一旦一个荧光团吸收了一个激发光子,在时间 $t(t \geqslant 0)$ 每单位时间发射一个荧光光子的概率可以被建模为

$$y(t) = \frac{Y}{\tau}\exp(-t/\tau) \quad (7.39)$$

式中,Y 表示荧光发射的量子产率,τ 表示荧光寿命。

一旦荧光产生,它的传播可以用另一个扩散方程建模为

$$\frac{1}{c}\frac{\partial}{\partial t}\Phi_m(\vec{r},t) + \mu_{am}\Phi_m(\vec{r},t) - \nabla \cdot D_m\nabla\Phi_m(\vec{r},t) = S_m(\vec{r},t) \quad (7.40)$$

下标 m 表示荧光发射。由激发光分布,源项可用如下卷积:

$$S_m(\vec{r},t) = \int_0^t y(t - t')\mu_{afx}[\Phi_{px}(\vec{r},t') + \Phi_x(\vec{r},t')]\mathrm{d}t' \quad (7.41)$$

式中,μ_{afx} 表示在激发波长处的荧光吸收系数。

习　　题

7.1　(a) 证明式(7.1)。(b) 解释为什么首先测量透明介质是重要的。(c) 假定透明介质的吸收系数很大,无法忽略,修改式(7.1)。

7.2　证明式(7.5)。

7.3　写一个蒙特卡罗程序验证式(7.12)。

7.4　如果透射率用吸光度 A 表示,请写出透射率的 dB 表示。如果样品的厚度已知,根据 A 计算吸收系数。

7.5　在准直透射法中,如果测量值 I_0、I_s 和 d 具有独立的不确定性并分别用标准差 σ_0、σ_s 和 σ_d 量化,推导预测的 μ_t 期望的标准误差。

7.6　在一个准直透射测量中,如果样品是光学薄的($d \ll 1/\mu_t$),光子数目沿着路径大幅波动,如由布朗运动造成的。估计由于波动接收到的光子数的标准偏差。

7.7　写一个蒙特卡罗程序来模拟半无限大介质中的斜入射漫反射率。重复图7.5。

7.8　写一个蒙特卡罗程序模拟半无限大介质响应瞬时超短笔形光束的总的时间分辨的漫反射率 $R_d(t)$。并与等效各向同性源位于表面下(a) $1/(\mu_a + \mu_s')$;(b) $1/(0.35\mu_a + \mu_s')$;(c) $1/\mu_s'$ 的扩散理论计算值进行比较。假定 $n_{rel} = 1.38$,$\mu_a = 0.1\,\text{cm}^{-1}$,$\mu_s = 100\,\text{cm}^{-1}$,$g = 0.9$,$\alpha_i = 45°$。

7.9　假定零边界条件,推导7.6节中的时间分辨的漫反射方程。并用第5章中的外推虚拟边界条件再次推导这些方程。

7.10　一个荧光点位于半无限大散射样品的表面下(x', y', z'),这里 z 轴始于样品表面并指向样品里。在$(0,0,0)$处垂直入射一个连续波笔形光束来激发荧光团。利用扩散理论对样品表面$(x, y, 0)$处的荧光反射率进行建模。假定已知荧光团的光学参数和量子产率。

7.11　解释为什么 dB 有时被定义为 $10 \log_{10}$ 而不是 $20 \log_{10}$。

阅　　读

[1] Farrell T J, Patterson M S. Diffusion modeling of fluorescence in tissue

[M]//Mycek M A, Pogue B W, eds. Handbook of Biomedical Fluores-cence. New York: Marcel Dekker, 2003: 29-60, Section 7.8.

[2] Jacques S L, Wang L H V, Hielscher A H. Time-resolved photon propaga-tion in tissues[M]//Welch A J, Van Gemert M J C, eds. Optical Thermal Response of Laser Irradiated Tissue. New York: Plenum Press, 1995: 305-332, Section 7.6.

[3] Marquez G, Wang L H V. White light oblique incidence reflectometer for measuring absorption and reduced scattering spectra of tissue-like turbid media[J]. Optics Express, 1997(1): 454-460, Sections 7.4 and 7.5.

[4] Ramanujam N. Fluorescence spectroscopy of neoplastic and non-neoplastic tissues[J]. Neoplacsia, 2000, 2(1-2): 89-117, Section 7.7.

[5] Richards-Kortum R, Sevick-Muraca E. Quantitative optical spectroscopy for tissue diagnosis[J]. Annual Review of Physical Chemistry, 1996(47): 555-606, Section 7.7.

[6] Wang L H V, Jacques S L. Error estimation of measuring total interaction coefficients of turbid media using collimated light transmission[J]. Physics in Medicine and Biology, 1994(39): 2349-2354, Section 7.2.

[7] Wang L H V, Jacques S L. Use of a laser beam with an oblique angle of in-cidence to measure the reduced scattering coefficient of a turbid medium [J]. Applied Optics, 1995(34): 2362-2366, Section 7.4.

延 伸 阅 读

[1] Baker S F, Walker J G, Hopcraft K I. Optimal extraction of optical coeffi-cients from scattering media[J]. Optics Communications, 2001, 187(1/3): 17-27.

[2] Bevilacqua F, Depeursinge C. Monte Carlo study of diffuse reflectance at source-detector separations close to one transport mean free path[J]. Jour-nal of the Optical Society of America A, 1999, 16(12): 2935-2945.

[3] Chang S K, Mirabal Y N, Atkinson E N, Cox D, Malpica A, Follen M, Richards-Kortum R. Combined reflectance and fluorescence spectroscopy for in vivo detection of cervical pre-cancer[J]. Journal of Biomedical Op-tics, 2005, 10(2).

[4] Collier T, Follen M, Malpica A, Richards-Kortum R. Sources of scattering in cervical tissue: Determination of the scattering coefficient by confocal microscopy[J]. Applied Optics, 2005, 44(11): 2072-2081.

[5] Dam J S, Pedersen C B, Dalgaard T, Fabricius P E, Aruna P, Andersson-Engels S. Fiber-optic probe for noninvasive real-time determination of tissue optical properties at multiple wavelengths[J]. Applied Optics, 2001, 40 (7): 1155-1164.

[6] Garcia-Uribe A, Kehtarnavaz N, Marquez G, Prieto V, Duvic M, Wang L H V. Skin cancer detection by spectroscopic oblique-incidence reflectometry: Classification and physiological origins[J]. Applied Optics, 2004, 43 (13): 2643-2650.

[7] Gobin L, Blanchot L, Saint-Jalmes H. Integrating the digitized backscattered image to measure absorption and reduced-scattering coefficients in vivo[J]. Applied Optics, 1999, 38(19): 4217-4227.

[8] Hull E L, Foster T H. Steady-state reflectance spectroscopy in the p-3 approximation[J]. Journal of the Optical Society of America A, 2001, 18(3): 584-599.

[9] Intes X, Le Jeune B, Pellen F, Guern Y, Cariou J, Lotrian J. Localization of the virtual point source used in the diffusion approximation to model a collimated beam source [J]. Waves in Random Media, 1999, 9 (4): 489-499.

[10] Jacques S L. Time-resolved reflectance spectroscopy in turbid tissues[J]. IEEE Trans. Biomedical Engineering, 1989(36): 1155-1161.

[11] Johns M, Giller C A, German D C, Liu H L. Determination of reduced scattering coefficient of biological tissue from a needle-like probe[J]. Optics Express, 2005, 13(13): 4828-4842.

[12] Jones M R, Yamada Y. Determination of the asymmetry parameter and scattering coefficient of turbid media from spatially resolved reflectance measurements[J]. Optical Review, 1998, 5(2): 72-76.

[13] Kumar D, Singh M. Characterization and imaging of compositional variation in tissues[J]. IEEE Transactions on Biomedical Engineering, 2003, 50(8): 1012-1019.

[14] Liebert A, Wabnitz H, Grosenick D, Moller M, Macdonald R, Rinneberg H. Evaluation of optical properties of highly scattering media by moments of distributions of times of flight of photons[J]. Applied Optics, 2003, 42 (28): 5785-5792.

[15] Lin S P, Wang L H V, Jacques S L, Tittel F K. Measurement of tissue optical properties by the use of oblique-incidence optical fiber reflectometry [J]. Applied Optics, 1997, 36(1): 136-143.

[16] Lin W C, Motamedi M, Welch A J. Dynamics of tissue optics during laser heating of turbid media[J]. Applied Optics, 1996, 35(19): 3413-3420.

[17] Marquez G, Wang L H V, Lin S P, Schwartz J A, Thomsen S L. Anisotropy in the absorption and scattering spectra of chicken breast tissue[J]. Applied Optics, 1998, 37(4): 798-804.

[18] Mirabal Y N, Chang S K, Atkinson E N, Malpica A, Follen M, Richards-Kortum R. Reflectance spectroscopy for in vivo detection of cervical precancer[J]. Journal of Biomedical Optics, 2002, 7(4): 587-594.

[19] Mourant J R, Bigio I J, Jack D A, Johnson T M, Miller H D. Measuring absorption coefficients in small volumes of highly scattering media: Source-detector separations for which path lengths do not depend on scattering properties[J]. Applied Optics, 1997, 36(22): 5655-5661.

[20] Mourant J R, Johnson T M, Los G, Bigio L J. Non-invasive measurement of chemotherapy drug concentrations in tissue: Preliminary demonstrations of in vivo measurements[J]. Physics in Medicine and Biology, 1999, 44(5): 1397-1417.

[21] Nichols M G, Hull E L, Foster T H. Design and testing of a white-light, steady-state diffuse reflectance spectrometer for determination of optical properties of highly scattering systems[J]. Applied Optics, 1997, 36(1): 93-104.

[22] Nishidate I, Aizu Y, Mishina H. Estimation of melanin and hemoglobin in skin tissue using multiple regression analysis aided by Monte Carlo simulation[J]. Journal of Biomedical Optics, 2004, 9(4): 700-710.

[23] Papaioannou T, Preyer N W, Fang Q Y, Brightwell A, Carnohan M, Cottone G, Ross R, Jones L R, Marcu L. Effects of fiber-optic probe design and probe-to-target distance on diffuse reflectance measurements of turbid media: an experimental and computational study at 337 nm[J]. Applied Optics, 2004, 43(14): 2846-2860.

[24] Patterson M S, Pogue B W. Mathematical-model for time-resolved and frequency-domain fluorescence spectroscopy in biological tissue[J]. Applied Optics, 1994, 33(10): 1963-1974.

[25] Patterson M S, Chance B, Wilson B C. Time resolved reflectance and transmittance for the noninvasive measurement of tissue optical properties

［J］. Applied Optics，1989(28)：2331-2336.

［26］ Pham T H，Bevilacqua F，Spott T，Dam J S，Tromberg B J，Andersson-Engels S. Quantifying the absorption and reduced scattering coefficients of tissuelike turbid media over a broad spectral range with noncontact Fourier-transform hyperspectral imaging［J］. Applied Optics，2000，39(34)：6487-6497.

［27］ Rinzema K，Murrer L H P，Star W M. Direct experimental verification of light transport theory in an optical phantom［J］. Journal of the Optical Society of America a-Optics Image Science and Vision，1998，15(8)：2078-2088.

［28］ Sefkow A，Bree M，Mycek M A. Method for measuring cellular optical absorption and scattering evaluated using dilute cell suspension phantoms［J］. Applied Spectroscopy，2001，55(11)：1495-1501.

［29］ Selden A C. Photon transport parameters of diffusive media with highly anisotropic scattering［J］. Physics in Medicine and Biology，2004，49(13)：3017-3027.

［30］ Skala M C，Palmer G M，Zhu C F，Liu Q，Vrotsos K M，Marshek-Stone C L，Gendron-Fitzpatrick A，Ramanujam N. Investigation of fiber-optic probe designs for optical spectroscopic diagnosis of epithelial pre-cancers［J］. Lasers in Surgery and Medicine，2004，34(1)：25-38.

［31］ Swartling J，Dam J S，Andersson-Engels S. Comparison of spatially and temporally resolved diffuse-reflectance measurement systems for determination of biomedical optical properties［J］. Applied Optics，2003，42(22)：4612-4620.

［32］ Takagi K，Haneishi H，Tsumura N，Miyake Y. Alternative oblique-incidence reflectometry for measuring tissue optical properties［J］. Optical Review，2000，7(2)：164-169.

［33］ Treweek S P，Barbenel J C. Direct measurement of the optical properties of human breast skin［J］. Medical & Biological Engineering & Computing，1996，34(4)：285-289.

［34］ Utzinger U，Richards-Kortum R R. Fiber optic probes for biomedical optical spectroscopy［J］. Journal of Biomedical Optics，2003，8(1)：121-147.

［35］ Wan S K，Guo Z X. Correlative studies in optical reflectance measurements of cerebral blood oxygenation［J］. Journal of Quantitative Spectroscopy & Radiative Transfer，2006，98(2)：189-201.

［36］ Wu T，Qu J N Y，Cheung T H，Lo K W K，Yu M Y. Preliminary study of detecting neoplastic growths in vivo with real time calibrated autofluorescence imaging[J]. Optics Express, 2003, 11(4): 291-298.

[37] Yaroslavsky I V, Yaroslavsky A N, Goldbach T, Schwarzmaier H J. Inverse hybrid technique for determining the optical properties of turbid media from integrating-sphere measurements[J]. Applied Optics, 1996, 35(34): 6797-6809.

[38] Zijp J R, ten Bosch J J. Optical properties of bovine muscle tissue in vitro: a comparison of methods[J]. Physics in Medicine and Biology, 1998, 43(10): 3065-3081.

[39] Zonios G, Bykowski J, Kollias N. Skin melanin, hemoglobin, and light scattering properties can be quantitatively assessed in vivo using diffuse reflectance spectroscopy[J]. Journal of Investigative Dermatology, 2001, 117(6): 1452-1457.

[40] Zuluaga A F, Utzinger U, Durkin A, Fuchs H, Gillenwater A, Jacob R, Kemp B, Fan J, Richards-Kortum R. Fluorescence excitation emission matrices of human tissue: a system for in vivo measurement and method of data analysis[J]. Applied Spectroscopy, 1999, 53(3): 302-311.

第8章 弹道光成像和显微术

8.1 引 言

在理想情况下,弹道光成像是基于未散射或经历单次后向散射的弹道光子。但是实际上为了增加信号强度,往往也对多次散射的准弹道光子进行测量。为简洁起见,本章中提及的弹道光子除另有说明也包括了准弹道光子。弹道光成像虽然能提供高的空间分辨率,但其成像深度有限。

8.2 弹道光的特性

未散射光的强度 I_T 的衰减可以根据比尔定律确定:

$$I_T(z) = I_0 \exp(-\mu_t z) \tag{8.1}$$

这里,z 表示在散射介质中的弹道路径长度,μ_t 表示消光系数,I_0 表示当镜面反射忽略不计时的入射光通量率。经历单次后向散射的光强度为

$$I_R(z) = I_0 \exp(-2\mu_t z) R_b \tag{8.2}$$

R_b 表示探测器接收的后向散射光的百分比,指数因子中的 2 代表往返传播。在往返传播时,弹道信号随路径长度呈指数衰减。

弹道成像的目的是抑制非弹道光子,并基于它们如下的特征差异保留弹道光子:

(1) 飞行时间。弹道光子经由较短的路径传输并且到达探测器要早于非弹道光子。时间选通成像、相干门全息成像就是基于这种差异。

(2) 准直。弹道光比非弹道光的准直性要好(发散角较小)。空间频率滤波成

像和光外差成像就是基于这种差异的。

（3）偏振。弹道光相对于非弹道光在非双折射的散射介质中更好地保持了入射的偏振，偏振差分成像就是基于这种差异的。

（4）波前。弹道光比非弹道光拥有轮廓更分明的波前，因此可以更好地聚焦。共聚焦显微镜和双光子显微镜就是基于这种差异的。需要注意的是波前和准直相关。

8.3　时间门成像

时间门成像，也称为早期光子成像，是利用弹道和非弹道光子到达时间之差来选择透射光中早期到达的分量。图 8.1 所示的实验框图为超快时间门成像。准直的超快激光束照射散射介质，时间门开启时间很短，只允许早期光子到达探测器。早期到达的光子携带了沿光轴的衰减信息。如果成像系统进行横向光栅扫描，可以获取介质的二维投影像（也称为投影照片）。

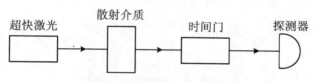

图 8.1　时间门成像实验框图

门延迟（从激光脉冲到时间门限上升沿的时间间隔）和门的持续时间都会影响图像质量，因此空间分辨率和信号强度之间存在折中平衡。如果散射介质是光学薄样品（厚度小于平均自由程），弹道光子门控技术会获得良好的信号强度并且会产生最佳的空间分辨率。如果散射介质是光学厚样品（厚度大于平均自由程），透射光子主要是非弹道光子，当门延迟或门的持续时间增加，信号中将包含更多的非弹道光子，从而导致图像变得模糊。

时间门可以根据克尔效应构建。克尔效应是指各向同性的透明物质在电场作用下产生双折射的现象。这种物质在辅助光束的电场作用下产生半波相位差，因此可提供一个高速的快门（图 8.2）。辅助光束通过分束器由入射激光获得，可使半波延迟与信号光束同步。可激活的延迟器放置在两个偏振轴互相垂直的线性偏振器之间，其快轴位于两个偏振器正交的偏振轴间的对角线方位上（±45°）。当延迟器未激活时，没有光可以穿过两个偏振器，因此，时间门关断。当延迟器被激活，可以提供半波相位差，光线的偏振方向旋转 π/2，与第二偏振器的偏振轴一致，因此,时间门打开。这种快门速度可以短至大约 100 飞秒。

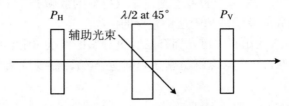

图 8.2　克尔门示意图。P_H 表示水平偏振器,P_V 表示垂直
偏振器;$\lambda/2$ 是一个可激活的半波延迟器

时间门也可以是单光子计数系统或是条纹相机。前者将在第 11 章中介绍。通过条纹相机可将时间转换为空间从而可获得超快光的到达时间(图 8.3)。光电阴极板通过光电效应将入射的光子转换成电子,光电子被加速飞向网状阳极,然后被一对快速扫描电极偏转。电极上施加的高电压与入射光同步,因此不同时间到达的电子轰击微通道板(MCP)上不同的垂直位置。MCP 产生二次电子放大电流,随后放大的电流撞击磷光屏产生光子。因此,磷光屏的垂直尺寸提供的时间分辨率可以达到约 200 飞秒。磷光屏的水平尺寸可以提供空间或光谱分辨率。对于前者,光电阴极前加一个水平狭缝形成一个窄光束。对于后者,光电阴极前面加一台光谱仪水平色散入射光从而得到各光谱分量。

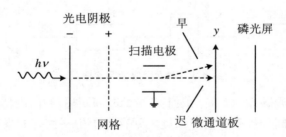

图 8.3　条纹相机的基本组成

例 8.1　基于一些实际时间门的选通时间估计空间分辨率。

如果时间门选通时间是 100 飞秒,空间分辨率近似为 $100\,\mathrm{fs} \times 3 \times 10^8\,\mathrm{m/s} = 30\,\mu\mathrm{m}$。如果为 5 皮秒,则分辨率近似为 $5\,\mathrm{ps} \times 3 \times 10^8\,\mathrm{m/s} = 1.5\,\mathrm{mm}$。

8.4　空间频率滤波成像

空间频率滤波成像,也称为傅里叶空间门成像,是利用弹道和非弹道光之间不同的空间频率分布从透射光中选择弹道光。图 8.4 给出了两个空间频率滤波成像系统框图：(a) 窄束扫描系统和(b) 宽束全场系统。准直激光束(如图 8.4(a)中的窄束和图 8.4(b)中的宽束)照射散射介质。透镜聚焦弹道光到衍射极限点，而非弹道光分散在焦点周围。针孔放置在透镜的焦平面上，阻挡了大多数离焦光，使弹道光到达检测器。图 8.4(a)中，一次沿着一条线探测通过介质的光衰减，横向扫描产生一副投影照片。图 8.4(b)中，采用单次曝光利用第二透镜获得 2D 投影照片，类似于 X 射线投影成像。任一种情况下，图像信号都携带了沿光路衰减的信息。

从傅里叶光学的角度来看，光束横截面的二维空间傅里叶变换提供了空间频谱，类似于光束的一维时域傅里叶变换提供了时间频谱。不同的空间频率分量表示在不同方向上的平面波，它可以聚焦在透镜焦平面上的不同点。因此，透镜作为空间傅里叶变换器，针孔作为空间滤波器。弹道光的大部分平面波的分量沿光轴传播，而非弹道光的大多数平面波分量则倾斜于光轴传播。

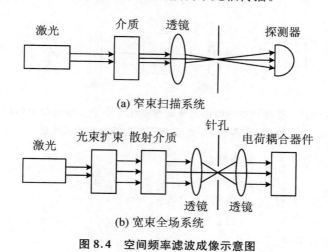

(a) 窄束扫描系统

(b) 宽束全场系统

图 8.4　空间频率滤波成像示意图

8.5　偏振差分成像

偏振差分成像(PDI)利用弹道和非弹道光之间不同的偏振态，从透射光中选择弹道光成像。非双折射散射介质不会改变弹道光的偏振态，而会使非弹道光的偏振态随机化。PDI 系统如图 8.5 所示，线性起偏器从光源中获得线偏振光，透射光通过先后与两个正交方向对齐的检偏器。随后光强为探测器所探测。

当检偏器的偏振轴平行于入射偏振方向时，测量强度用 $I_{//}(x, y)$ 表示，其中

(x,y)表示横向的笛卡儿坐标。同样,当检偏器的偏振轴垂直于入射偏振方向时,测量强度用$I_\perp(x,y)$表示。两个强度可分别近似表示为

$$I_{//}(x,y) = I_b(x,y) + \frac{1}{2}I_{nb}(x,y) \tag{8.3}$$

$$I_\perp(x,y) = \frac{1}{2}I_{nb}(x,y) \tag{8.4}$$

其中$I_b(x,y)$和$I_{nb}(x,y)$分别表示弹道和非弹道光的强度。非弹道光假定为完全非偏振,这意味着只有50%的强度透过检偏器而与检偏器的偏振方向无关。

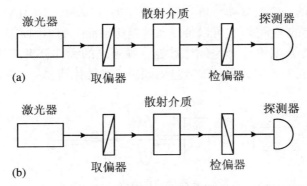

图8.5 两种状态下偏振差分成像系统示意图。检偏器的偏振
轴为(a) 平行和(b) 垂直于入射取偏器的偏振轴

PDI 系统可依下式生成图像:

$$I_{PD}(x,y) = I_{//}(x,y) - I_\perp(x,y) \tag{8.5}$$

将式(8.3)和式(8.4)代入到式(8.5),得到

$$I_{PD}(x,y) = I_b(x,y) \tag{8.6}$$

因此,得到了弹道分量。

PDI 简单而快速,它在反射模式下也可以实现。然而,少数散射事件导致偏振部分随机化,这会影响 PDI 的效果。此外,如果散射介质存在双折射,则需要测量更复杂的量例如斯托克斯矢量(见第 10 章)。

8.6　相干门全息成像

相干门全息成像是利用弹道和非弹道光子到达时间的差异来选择透射光早期到达的部分。要充分认识这一技术,读者应该回顾传统的全息技术(见附录 8A)的原理。这里,相干门全息成像是基于数字全息术的,其记录和再现都是数字化的

（图 8.6）。在样本臂中，光束由一个针孔（空间滤波器）滤波，然后由透镜扩束和准直，照射在散射介质上。透射的物光束在与参考光束重新合并之前经空间频率滤波器滤波然后准直，参考光束倾斜一个很小的角度 θ（图中未示出）入射。通过调整多反射镜延迟线，参考光束路径的长度与首先抵达的弹道光相匹配。干涉图案成像到 CCD 相机上形成成像平面全息图。由于散斑在连续的全息图中假定是不相关的，因此对多个 CCD 图像进行平均可以减少散斑噪声。

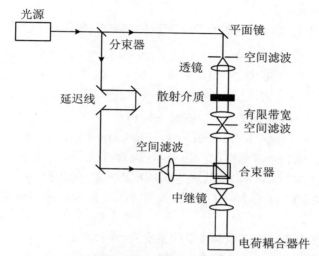

图 8.6   相干门全息成像系统示意图。参考光束以小角度 θ 倾斜入射（图中未示出）

对于单色光，参考光和物光场可如下表示：

$$E_{R}(\omega,x) = E_{0}(\omega)\exp(\mathrm{i}k_{x}x - \mathrm{i}\omega(t - t_{R})) \tag{8.7}$$

$$\begin{aligned} E_{S}(\omega,x,y) = E_{0}(\omega)\{&a_{1}(x,y)\exp(-\mathrm{i}\omega(t - t_{1})) \\ &+ a_{2}(x,y)\exp(-\mathrm{i}\omega(t - t_{2}))\} \end{aligned} \tag{8.8}$$

其中下标 R 和 S 分别表示参考光束和物光束，ω 表示角频率，(x,y) 表示在探测器表面的笛卡儿坐标，t 表示时间，E_{0} 表示电场的振幅，k_{x} 表示参考光束波矢量的 x 分量，这里假定对 x 轴倾斜，t_{R} 表示参考光束的时间延迟，a_{1} 和 t_{1} 分别表示弹道光的振幅透射率和延迟时间，a_{2} 和 t_{2} 分别表示非弹道光的振幅透射率和时间延迟。除了 t_{2} 分量，以类似的方式，可以添加更多的时间延迟元件。由于需要频率调谐，因此，这里显性表达了 E_{R} 和 E_{S} 对频率的依赖性。这种成像技术的目的是保留 a_{1} 分量并消除 a_{2} 分量。

需要注意的是，相量表达式也被称为复数表达式，是表达振动的简易数学方法。实际的振动是相量表达式的实数部分。在线性数学运算中，相量表达式的实部运算符 $\mathrm{Re}\{\}$ 是隐含的，因为实部运算符和线性算符是可以相互替换的。然而，在非线性数学运算中则需谨慎操作。

如果 $t_R = t_1$，该全息图可以表示为

$$
\begin{aligned}
I(\omega, x, y) = & |E_0(\omega)|^2 \{1 + |a_1|^2 + |a_2|^2\} \\
& + |E_0(\omega)|^2 \{a_1 \exp(-ik_x x) + a_1^* \exp(ik_x x)\} \\
& + |E_0(\omega)|^2 \{a_2 \exp(-ik_x x + i\omega(t_2 - t_1)) \\
& + a_2^* \exp(ik_x x - i\omega(t_2 - t_1))\} + |E_0(\omega)|^2 \{a_1^* a_2 \\
& \cdot \exp(i\omega(t_2 - t_1)) + a_1 a_2^* \exp(-i\omega(t_2 - t_1))\} \quad (8.9)
\end{aligned}
$$

全息图像再现如下：

（1）首先，我们先对全息图关于 x 变量做傅里叶变换：

$$
\begin{aligned}
\tilde{I}(\omega, k, y) = & |E_0(\omega)|^2 \{1 + |a_1|^2 + |a_2|^2\} \delta(k) \\
& + |E_0(\omega)|^2 \{a_1 \delta(k - k_x) + a_1^* \delta(k + k_x)\} \\
& + |E_0(\omega)|^2 \{a_2 \delta(k - k_x) \exp(i\omega(t_2 - t_1)) \\
& + a_2^* \delta(k + k_x) \exp(-i\omega(t_2 - t_1))\} + |E_0(\omega)|^2 \{a_1^* a_2 \\
& \cdot \exp(i\omega(t_2 - t_1)) + a_1 a_2^* \exp(-i\omega(t_2 - t_1))\} \delta(k) \quad (8.10)
\end{aligned}
$$

其中，包含 $\delta(k)$ 项表示零频率（直流）分量，包含 $\delta(k - k_x)$ 项表示空间频率为 $+k_x$ 的虚像，而包含 $\delta(k + k_x)$ 项代表空间频率为 $-k_x$ 的实像。

（2）接下来，我们对信号进行滤波，保留 $\delta(k - k_x)$ 项（第一级衍射），并抑制其他分量。

（3）我们对滤波后的信号取傅里叶逆变换，并舍弃 $\exp(-ik_x x)$，导致

$$
I'(\omega, x, y) = |E_0(\omega)|^2 \{a_1 + a_2 \exp(i\omega(t_2 - t_1))\} \quad (8.11)
$$

为了分离式（8.9）中的 a_1 和 a_2，我们在 $\Delta\omega$ 带宽内调节激光的频率，同时获取各频率的全息图。如果 $|E_0(\omega)|^2$ 缓慢变化且 $\Delta\omega \gg \dfrac{1}{t_2 - t_1}$，式（8.9）在 $\Delta\omega$ 上的积分将平均掉 a_2 项，从而导致

$$
I''(x, y) \int_{\Delta\omega} I'(\omega, x, y) \mathrm{d}\omega \approx a_1(x, y) \int_{\Delta\omega} |E_0(\omega)|^2 \mathrm{d}\omega \quad (8.12)
$$

因此，I'' 表示与 a_1 成比例的弹道图像。在第 9 章中我们将会看到，扫频门控等同基于宽带光源的相干门控。

8.7　光外差成像

光外差成像利用弹道和非弹道光之间不同的空间频率去选择透射光的准直分量。光外差探测意味着具有略微不同时间频率的两个相干光束叠加，随后检测叠加光束的拍频分量。

光外差探测的天线特性是弹道成像的基础。图 8.7 显示了参考和样品光束关于探测器的关系。天线定理可以表述如下：在一维情况下，$|\theta| \sim \lambda/D$，其中 θ 是两束光之间可接受的夹角，λ 是光的波长，D 是孔径宽度（受限于光束或探测器的尺寸两者中的较小值）。在 2D 情况下，$\Omega \sim \lambda^2/A$，其中 Ω 是可接受的立体角，A 是孔径面积。可接受角受限仅仅是由于两列波以不同方向传播时在探测器表面上干涉的条纹会相消。

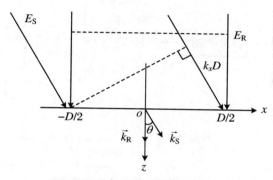

图 8.7　参考和样品光束关于探测器的关系示意图

沿着光轴传播的弹道光具有接近零的空间频率带宽，而非弹道光的空间频率具有宽的频谱。因此，基于天线定理，低空间频率的弹道光可以被保留，而高空间频率的非弹道光被抑制。

外差成像实验装置如图 8.8 所示。源发出的激光束被分束器分成两个不同路径的光束。样品光束照射样品之前，通过声光调制器，引入 80.0 MHz 的频移。参考光束通过另一个声光调制器，引入略有不同的 80.1 MHz 的频移。两光束被合束器叠加，然后到达光电倍增管（PMT），其功能是进行混频。合频信号由光电倍增管自动滤出，这是因为 PMT 无法响应光学振荡的频率。PMT 输出的 0.1 MHz 的拍频信号，即参考光束和样品光束间的外差频率被放大、数字化，并最终传输到计算机。此信号表示弹道光子，并可通过横向扫描样品形成图像。

在一般情况下，外差探测是指使用本地振荡器（参考信号）把高频信号（采样信号）和适当的中频信号混合。该混频器（PMT）产生上、下边带，如果需要可以滤出其中任何一个边带。在使用 PMT 的情况下，由于 PMT 不能响应光学振荡的频率，所以上边带被滤出，而下边带提供干涉信号。

例 8.2　证明在一维情况下天线定理可接受的夹角约等于 λ/D。

在图 8.7 中，样品和参考波的电场可以表示为

$$E_S = E_{S0} \exp(\mathrm{i}k_x x - \mathrm{i}\omega_S t + \mathrm{i}\varphi_{S0}) \tag{8.13}$$

$$E_R = E_{R0} \exp(-\mathrm{i}\omega_R t + \mathrm{i}\varphi_{R0}) \tag{8.14}$$

式中，k_x 是波矢量 $\vec{k}_S$ 在 x 轴上的投影：

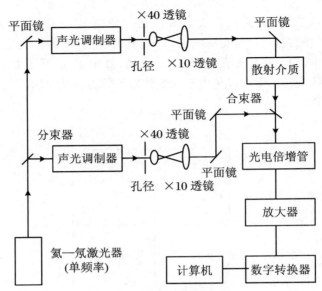

图 8.8 光学外差成像系统示意图

$$k_x = \frac{2\pi}{\lambda} \sin \theta \qquad (8.15)$$

如果只考虑一维的情况,在探测器表面上的光强度($z=0$平面)是

$$I(k_x, x) = |E_S + E_R|^2 = E_{S0}^2 + E_{R0}^2 + 2E_{S0}E_{R0}\cos(k_x x - \Delta\omega t + \Delta\varphi_0) \qquad (8.16)$$

式中,$\Delta\omega = \omega_S - \omega_R$,$\Delta\varphi_0 = \varphi_{S0} - \varphi_{R0}$。前两项表示直流分量,而最后一项代表的是交流分量(干涉)。检测器的交变光电流正比于干涉分量在探测器表面上的积分:

$$
\begin{aligned}
I_{ac}(k_x) &\propto 2E_{S0}E_{R0}\int_{-D/2}^{D/2}\cos(k_x x - \Delta\omega t + \Delta\varphi_0)\mathrm{d}x \\
&= \frac{2E_{S0}E_{R0}}{k_x}\Big[\sin\Big(k_x\frac{D}{2} - \Delta\omega t + \Delta\varphi_0\Big) - \sin\Big(-k_x\frac{D}{2} - \Delta\omega t + \Delta\varphi_0\Big)\Big] \\
&= \frac{4E_{S0}E_{R0}}{k_x}\cos(-\Delta\omega t + \Delta\varphi_0)\sin\Big(k_x\frac{D}{2}\Big) \\
&= 2DE_{S0}E_{R0}\mathrm{sinc}\Big(\frac{k_x D}{2\pi}\Big)\cos(\Delta\omega t - \Delta\varphi_0) \qquad (8.17)
\end{aligned}
$$

式中,$\mathrm{sinc}(x) = \dfrac{\sin(\pi x)}{\pi x}$,然而有时别处使用的定义是 $\mathrm{sinc}(x) = \dfrac{\sin(x)}{x}$。为了进行有效的探测,sinc 函数的幅角必须是小于1,也就是说

$$|k_x D| \leqslant 2\pi \qquad (8.18)$$

这导致

$$|\sin\theta| \leqslant \frac{\lambda}{D} \tag{8.19}$$

如果 $D \gg \lambda$，那么 $\sin\theta \approx \theta$。因此

$$|\theta| \leqslant \frac{\lambda}{D} \tag{8.20}$$

8.8　雷登变换和计算机断层成像

在上述透射模式的弹道成像中，沿光路的空间分辨率可以通过使用逆雷登变换获得，这常用在 X 射线计算机断层成像的图像重建中，当然这需要获得多个角度的投影。

函数 $f(x,y)$ 的雷登变换 $p_\phi(x')$ 定义为在 x' 处沿平行于 y' 轴直线的函数积分（图 8.9）：

$$p_\phi(x') = \int_{-\infty}^{+\infty} f(x'\cos\phi - y'\sin\phi, x'\sin\phi + y'\cos\phi)\mathrm{d}y' \tag{8.21}$$

式中，ϕ 表示视角——x' 和 x 轴之间的角度。雷登变换也称为投影数据或正弦图，作为图像重建的输入。

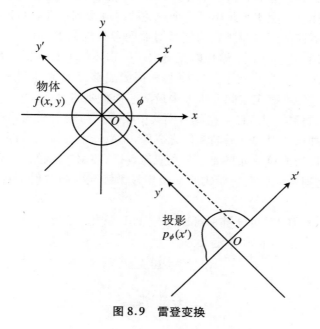

图 8.9　雷登变换

弹道成像中,雷登变换与广义比尔定律相关:

$$I(z) = I(0)\exp\left(-\int_{-\infty}^{+\infty}\mu_t(z)\mathrm{d}z\right) \tag{8.22}$$

式中,$I(z)$表示光的强度,z表示光轴(弹道路径)。以下重新组合的方程式(8.22)显示沿着光轴的吸光度等于雷登变换:

$$-\ln\frac{I(z)}{I(0)} = \int_{-\infty}^{+\infty}\mu_t(z)\mathrm{d}z \tag{8.23}$$

各种求逆算法可以对雷登变换求逆从而获得图像。

8.9　共聚焦显微术

激光共聚焦显微术在 20 世纪 50 年代发明,但直到 20 世纪 70 年代才有较大发展。共聚焦显微镜的照明和探测都聚焦于物体的同一个点,可为高散射样品的高分辨三维成像提供光学切片。与此相反,在常规的显微镜(图 8.10(a))中,聚光透镜使照明变宽,物体的照明区域由物镜映射到像平面,不能提供平面特征的光学切片,但是它能立刻形成一个全场图像。

在透射模式共聚焦显微镜(图 8.10(b))中,点光源由透镜成像到衍射限的光斑来照亮三维样品。照明光斑用另一个透镜映射成像到针孔,以抑制离焦光,滤波后的光被探测器探测到。探测到的信号对照明点处样品的特性灵敏,逐点扫描样品即可形成图像。换句话说,聚焦的光每次照射物体很小的体积,探测器沿着针孔收集来自同一区域的光。共聚焦的照明和探测能够有效地抑制来自其他地方的光,因此,两个透镜在确定空间分辨率中扮演同样重要的角色。

共聚焦显微镜(图 8.11)可在反射模式中实现。与透射模式相同,照明被物镜聚焦成光斑。如果要对弹性后向散射光成像,光束分束器被用于部分反射源光束,部分透射这个反射光束。如果要对荧光成像,可以使用二向色镜,有效地反射激发光,并有效地透射荧光。反射模式的共聚焦显微镜能对高散射生物组织数百微米深度处成像。

共聚焦显微镜的空间分辨率可以通过 PSF 量化(点物体的像)。根据衍射理论,归一化的光学坐标 u 和 v 定义为

$$u = \frac{8\pi\sin^2(\gamma/2)}{\lambda}z \tag{8.24}$$

$$v = \frac{2\pi\sin\gamma}{\lambda}r \tag{8.25}$$

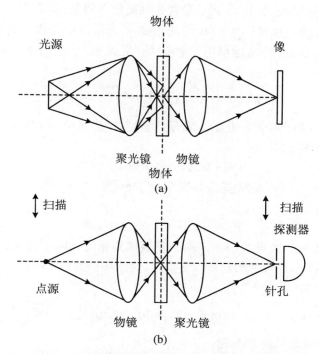

图 8.10 (a) 常规显微镜及(b) 透射式共聚焦显微镜示意图

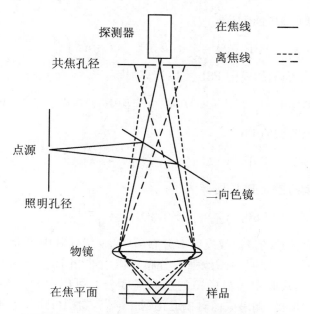

图 8.11 反射式共聚焦显微镜荧光成像示意图

这里 λ 表示物体中的光波长,z 表示沿着光轴离焦点的距离(离焦),γ 表示与折射率 n 一起定义数值孔径($\mathrm{NA} = n\sin\gamma$)的角度,$r$ 表示 xOy 平面上的径向坐标。如果系统具有圆对称性,傍轴近似的透镜的场(复振幅)PSF 由下面的汉克尔变换给出:

$$h(u,v) = 2\int_0^1 \exp\left(\frac{\mathrm{i}}{2}u\rho^2\right)\mathrm{J}_0(\rho v)\rho\mathrm{d}\rho \tag{8.26}$$

式中,ρ 表示由入瞳半径归一化的入瞳径向坐标,J_0 表示第一类零阶贝塞尔函数。

常规显微镜的 PSF 为

$$\mathrm{PSF}(u,v) = |h(u,v)|^2 \tag{8.27}$$

其中绝对值的平方运算是从复振幅到强度的转换。与此相对,共聚焦显微镜的 PSF 为

$$\mathrm{PSF}(u,v) = |h(u,v)|^4 \tag{8.28}$$

绝对值的四次方运算来自照明和探测的复振幅到强度的两次变换。这里,我们已经利用了互逆原则,即当源和观测点交换时,观测场仍然是相同的。

光轴上的 PSF 可以计算如下:

$$h(u,0) = 2\int_0^1 \exp\left(\frac{\mathrm{i}}{2}u\rho^2\right)\rho\mathrm{d}\rho = \exp\left(\frac{\mathrm{i}}{4}u\right)\mathrm{sinc}\left(\frac{u}{4\pi}\right) \tag{8.29}$$

因此,常规显微镜的轴向 PSF 是

$$\mathrm{PSF}_z(u) = |h(u,0)|^2 = \mathrm{sinc}^2\left(\frac{u}{4\pi}\right) \tag{8.30}$$

而共聚焦显微镜的轴向 PSF 是

$$\mathrm{PSF}_z(u) = |h(u,0)|^4 = \mathrm{sinc}^4\left(\frac{u}{4\pi}\right) \tag{8.31}$$

同样,在焦平面上的横向 PSF 可以计算如下:

$$h(0,v) = 2\int_0^1 \mathrm{J}_0(\rho v)\rho\mathrm{d}\rho = \frac{2}{v}\left[\rho\mathrm{J}_1(\rho v)\right]_0^1 = \frac{2}{v}\mathrm{J}_1(v) \tag{8.32}$$

因此常规显微镜的横向 PSF 是

$$\mathrm{PSF}_r(v) = |h(0,v)|^2 = \left|\frac{2\mathrm{J}_1(v)}{v}\right|^2 \tag{8.33}$$

而共聚焦显微镜的横向 PSF 是

$$\mathrm{PSF}_r(v) = |h(0,v)|^4 = \left|\frac{2\mathrm{J}_1(v)}{v}\right|^4 \tag{8.34}$$

如果样品有任意的复振幅反射率分布 $o(u,v,\theta)$(其中 θ 是极角),常规的反射式显微镜非相干光照明的图像强度分布可以由非相干卷积 $|h|^2 * |o|^2$ 建模。与此相对,反射模式共聚焦显微镜的图像强度分布可以由相干卷积 $|h^2 * o|^2$ 建模。正如预期的那样,如果成像对象退化到一个点,卷积可恢复 PSF。

如果对荧光点物体成像,常规显微镜的图像的强度分布是 $|h_m(u_m,v_m)|^2$,其中下标 m 表示在荧光发射波长定义的光学坐标。然而共聚焦显微镜的图像强度修

正为 $|h_x(u_x,v_x)h_m(u_m,v_m)|^2$，下标 x 表示在荧光的激发波长定义的光学坐标。

如果样品中含有任意的荧光基团的密度分布 $f(u,v,\theta)$，常规显微镜的图像强度分布仍可由非相干卷积 $|h_m|^2 * f$ 建模。共聚焦显微镜图像强度分布可以通过非相干卷积 $|h_x h_m|^2 * f$ 来建模。

例 8.3　绘制常规和共聚焦显微镜纵向和横向的 PSF。

下面的 MATLAB 代码产生图 8.12。

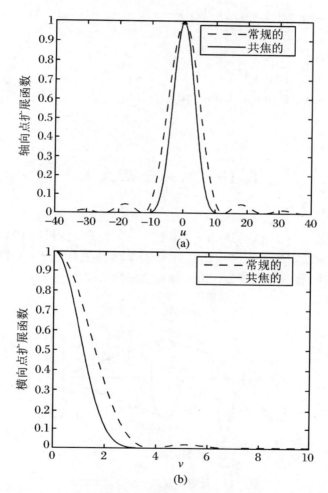

图8.12　共聚焦和常规显微镜中(a) 纵向及(b) 横向的 PSF

u = linspace(- 1,1) * 3 * 4 * pi;

subplot(2, 1, 1)

plot(u, (sinc(u/4/pi)).^2, 'k - - ', u, (sinc(u/4/pi)).^4, 'k - ')

grid

```
xlabel('u')
ylabel('Axial PSF')
legend('Conventional', 'Confocal')

v = linspace(0,10);
subplot(2, 1, 2)
plot(v, (2 * besselj(1,v)./v).^2, 'k − −', v, (2 * besselj(1,v)./v).^4, 'k−')
grid
xlabel('v')
ylabel('Lateral PSF')
legend('Conventional', 'Confocal')
```

8.10　双光子显微术

双光子显微术在 20 世纪 90 年代初发明。双光子显微镜(TPM)(图 8.13)通过非线性光学激发实现了三维层析。TPM 与共聚焦显微镜不同,TPM 不使用针孔,因为针孔以牺牲信号强度为代价来提高空间分辨率。

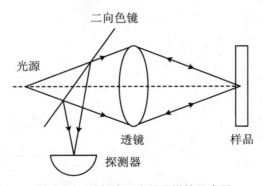

图 8.13　反射式双光子显微镜示意图

要理解为什么 TPM 不需要针孔,我们首先研究单光子和双光子荧光激发(图 8.14)之间的差异。在单光子激发中,电子吸收一个光子而提升到激发态。经过短暂的振动弛豫,它返回到基态,同时发射荧光光子。单光子吸收的概率与光强度成正比。在双光子激发中,电子通过同时吸收两个低能量的光子而到达激发态,继而发射荧光,因此,双光子吸收的概率是与光强度的平方成正比的。

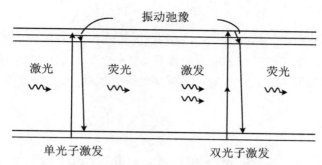

图 8.14　关于(a) 单光子激发和(b) 双光子荧光激发的雅布隆斯基能级图

同共聚焦显微镜相比,TPM 除了不需要针孔外还具有以下特点:

(1) 激发体积限制在 $|h_x(u_x,v_x)|^4$ 而不是荧光共聚焦显微镜的 $|h_x(u_x,v_x)|^2$,这样可以减少光漂白。

(2) 激发波长较长,导致其穿透深度增加。这是因为在典型的光谱区域,吸收和散射系数都会相对减少。

(3) 使用超短脉冲激光。

(4) 散射对比度没有被直接测量。

荧光共聚焦显微镜衍射限的 PSF 为 $|h_x(u_x,v_x)h_m(u_m,v_m)|^2$,而 TPM 的 PSF 是 $|h_x(u_x,v_x)|^4$。从理论上说,当两个激发波长相同且单光子发射波长靠近单光子激发波长时,两个 PSF 相似。然而,当双光子激发波长为两倍于单光子激发波长,而双光子的发射波长与单光子发射波长相同时,则 TPM 的 PSF 更宽。如果样品中含有任意荧光密度分布 $f(u,v,\theta)$,双光子显微镜的图像强度分布可以通过非相干卷积 $|h_x|^4 * f$ 来建模。

例 8.4　对于 TPM 估计每个荧光团吸收激发光子的数量。

在通常情况下,TPM 中的激光脉冲持续时间 $\tau_p \approx 100$ fs,脉冲重复频率 $f_p \approx 80$ MHz,平均激发功率 $P_0 \approx 50$ mW。因此,脉冲能量

$$E_p = \frac{P_0}{f_p} \approx 0.6\,(\text{nJ}) \qquad (8.35)$$

每个荧光团吸收的激发光子的数量 N_a 可以估算为

$$N_a = J_p^2 \frac{\sigma_{2p}}{\tau_p} \qquad (8.36)$$

式中,σ_{2p} 表示双光子吸收截面($\sim 10^{-58}$ m^4 · s),J_p 表示每个脉冲的光子通量 (m^{-2})。我们估计 J_p 为

$$J_p = \frac{E_p}{h\nu A_f} \qquad (8.37)$$

式中,$h\nu$ 是光子能量,A_f 是聚焦光束的面积。我们估计 A_f 为

$$A_f = \pi \left(0.66 \frac{\lambda}{\mathrm{NA}}\right)^2 = 1.44 \left(\frac{\lambda}{\mathrm{NA}}\right)^2 \tag{8.38}$$

其中,λ 是激发波长(约 800 nm),NA 是物镜的数值孔径(~0.9)。根据上述参数,$N_a \approx 0.005 \ll 1$。由于量子产率取值范围在 5%~90%,只有部分吸收光子被转换成荧光光子。然而,当激发体积包含足够多的荧光团时,荧光信号可以检测得到。

附录8A　全　息　术

这里对传统的全息术原理进行说明。全息术记录了光束的幅值 E_0 和相位 φ,而传统的摄影只记录强度。全息图呈现立体视觉的感觉。在全息图记录时(图 8.15),一个源光束分成两部分:一束照射样品,而另一束作为一个相干的参考波。当物波到达记录底片时,它与相干参考波发生相互作用。组合光束的强度分布形成一个干涉图并被记录在底片上。

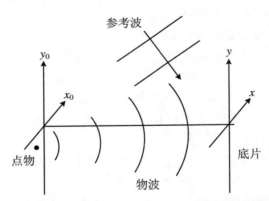

图 8.15　全息图的记录。(x_0, y_0) 平面上一个点的球面波被视为物波

为了简化我们的讨论,我们假定使用单色光源,这时物波和参考波之间的相位差是时不变的。物波和参考波分别用相量表达式 $E_S(x, y)$ 和 $E_R(x, y)$ 表达,(x, y) 是记录平面上的笛卡儿坐标。记录强度 $I(x, y)$,称为全息图,由下式给出:

$$
\begin{aligned}
I(x, y) &= |E_S + E_R|^2 = (E_S + E_R)(E_S + E_R)^* \\
&= |E_S|^2 + |E_R|^2 + E_S E_R^* + E_S^* E_R
\end{aligned} \tag{8.39}
$$

如果 E_R 是零,全息图将退化为一个传统的照片。

底片显影后,所记录的全息图可以表示为底片复振幅透射率:

$$t_f(x, y) = t_b + \beta I(x, y) = t'_b + \beta(|E_S|^2 + E_S E_R^* + E_S^* E_R) \tag{8.40}$$

其中,t_b 表示与底片相关的基线(零曝光时的背景透射),β 表示底片的透射率对其

记录强度的灵敏性。由于参考光束不包含成像信息，$|E_R|^2$ 项可以与 t_b 项综合在一起：$t_b' = t_b + \beta |E_R|^2$。

　　全息图的再现是通过照射全息图以原始或者共轭的形式恢复物波。如果用于再现的光束与参考光束相同，我们在方程式(8.40)两侧同乘以 E_R，得到透射光束的光场：

$$E_R t_f = E_R t_b' + \beta E_R |E_S|^2 + \beta E_S |E_R|^2 + \beta E_S^* E_R E_R \qquad (8.41)$$

右侧后两个式子是很重要的，因为它们包含了物波 E_S 或复共轭物波 E_S^* 的振幅和相位信息。

　　为了说明记录和再现的过程，我们首先描述原始的盖伯(Gabor)全息术(图 8.16(a))。作为记录，透镜把球面波转换为平面波垂直照射样品。透射光包含两个波，一个是作为参考的直接传播的平面波，另一个是携带了有关物体成像信息的散射物波，两个波相干形成了底片上的全息图。

　　作为再现，平面波照射在全息图上(图 8.16(b))，透射光束的方程由式(8.41)给出。由于平面波的 E_R 是独立于 x 和 y 的，右手边的第一项代表全息背景。第二项代表物体的强度图像(常规的照片)。第三项形成了一个虚像，因为它复制了原始物光的波前，表示自全息图传播的发散波。相反的，第四项形成了一个实像，由于它是原始物光波前的复共轭并是自全息图传播的汇聚波。如图所示，对于点物，其虚像和实像的发散波和汇聚波是球形的。虚像如此命名是因为没有光子实

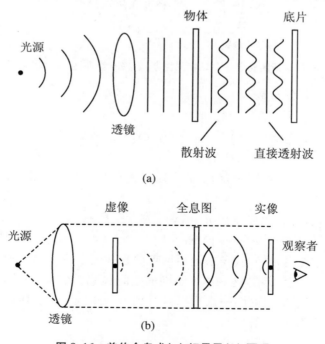

图 8.16　盖伯全息术(a) 记录及(b) 再现

际上到达影像的位置,相比之下,光子会到达真实的图像。在这里,实像和虚像一起出现,是因为它们相应的波在相同方向传播。

为了将实像和虚像分离,利思(Leith)和乌帕特尼克斯(Upatnieks)使用斜入射的参考束用于记录,而使用垂直入射的参考波用于再现(图 8.17)。为了记录,一个靠近样品的棱镜使入射光束的折射角度为 θ。我们选择垂直方向作为 y 轴并表示参考和物场为

$$E_R(y) = E_0(\omega)\exp(ik_y y - i\omega t) \tag{8.42}$$

$$E_S(x, y) = a(x, y)E_0(\omega)\exp(-i\omega t) \tag{8.43}$$

式中,E_0 表示源光束的振幅,ω 表示角频率,t 表示时间,$a(x,y)$ 表示物波的横向分布,k_y 表示波矢的 y 分量:

$$k_y = \frac{2\pi\sin\theta}{\lambda} \tag{8.44}$$

式中,λ 是光波长。由于该参考波前与 x 方向是平行的,E_R 独立于 x。当然,$\theta = 0$ 时可以恢复盖伯全息图。

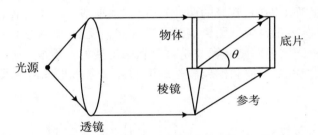

图 8.17 阐明利思—乌帕特尼克斯(偏移—参考)全息术的示意图

底片上的光强分布是

$$\begin{aligned}
I(x, y) &= |E_S + E_R|^2 \\
&= E_0^2[1 + |a(x, y)|^2 + a(x, y)\exp(-ik_y y) + a^*(x, y)\exp(ik_y y)]
\end{aligned} \tag{8.45}$$

图 8.18 中给出了用幅度为 E_i 的平面波垂直入射在全息图上时的再现。透射场的复振幅为

$$\begin{aligned}
t_f E_i &= t'_b E_i + \beta E_0^2 E_i |a(x, y)|^2 + \beta E_0^2 E_i a(x, y)\exp(-ik_y y) \\
&\quad + \beta E_0^2 E_i a^*(x, y)\exp(ik_y y)
\end{aligned} \tag{8.46}$$

正如在盖伯全息术中,式子右侧后两项分别代表了虚像和实像。两个复振幅的图像有 $\mp ik_y y$ 的指数项,这表示了不同的空间频率。结果是可以在 $\mp\theta$ 的方向上观察到虚像和实像。因此,一次可以观察到一副图像。这实质上是一个滤波过程。在数字全息术中,计算实现这个滤波。

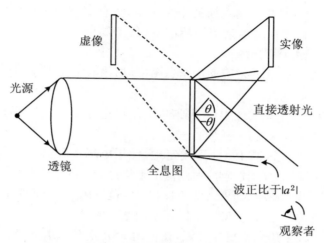

图 8.18　利思—乌帕特尼克斯全息图再现示意图

习　　题

8.1　用亨瑞—格林斯坦相函数计算反射式显微镜中可以由探测器接收到的后向散射光的百分比 R_b。假设探测器的直径是 $10\ \mu m$，散射体和探测器之间的距离是 $2l_t$。这里 $\mu_t = 100\ cm^{-1}$，g 分别设为 0、0.9 和 0.95。

8.2　在透射弹道成像中，如果我们假设未散射的透射光子数量限制了生物组织的最大成像厚度，当入射源光束的功率增加一倍时，推导出最大厚度的增加量。如果原来的最大厚度为 $30l_t$，计算提高率。

8.3　在时间门透射成像中，如果对 3 mm 厚的组织样本成像要获得优于 0.3 mm 的分辨率，估计必须的时间分辨率。

8.4　在空间频率滤波成像中，针孔越小，对散射光的抑制就越好，但由于光的衍射导致弹道光的透射率恶化，推导弹道光通过半径 r_p 的针孔的透射率。（提示：(1) 用 $[2J_1(v)/v]^2$ 表示衍射强度分布；(2) 使用 MATLAB 完成贝塞尔函数积分，例如"syms v；int(besselj(1,v)^2/v)"。）

8.5　在偏振差分成像中，假定由于组织的双折射，对于弹道光样品等效于半波延迟器，试修改装置用于有效的弹道成像。

8.6　如果在反射模式下实现偏振差分成像，解释如何抑制来自深层组织的散射光。

8.7　在利思—乌帕特尼克斯的全息术中,全息图被记录在像素尺寸为 $5\ \mu m$ 的 CCD 相机上,计算在满足奈奎斯特准则(每个周期 >2 个像素)时的最大偏置角,假设光的波长为 $0.5\ \mu m$。

8.8　在利思—乌帕特尼克斯的全息图中,如果参考光束倾斜于 xOz 平面,试用所学理论对此做简述。

8.9　在相干门全息成像中,在调谐带宽足够宽时,a_2 对信号的作用比 a_1 小,解释多大的带宽才被认为是足够的。

8.10　推导外差探测中 1D 天线定理,使用电场实际值而不是相量表达式。(提示:在这种情况下,探测器响应时间内的平均是明确的。)

8.11　在外差成像中,如果光源波长在一定范围内可调,证明垂直入射到探测器上的延迟到达的光也会被抑制,如同相干门全息成像。

8.12　对于共聚焦和常规显微镜,在横向 PSF 是 0 时求其半径 r。在此范围内的中心区域称为艾里斑。(提示:$J_1(\nu)$ 第一零点在 $\nu = 1.22\pi$ 处。)

8.13　定义空间分辨率为 PSF 的 FWHM。依次设置折射率 n 为 1.0 和 1.5。对于共聚焦和常规显微镜,当 NA 在 $0.40\sim0.99$ 范围内时,绘制轴向分辨率。在一个单独的图中,重复绘制关于不同 NA 的横向分辨率。第三个图中,绘制常规显微镜与共聚焦显微镜关于 NA 的分辨率之比。(提示:在 MATLAB 中,键入"help fzero"。)

8.14　用蒙特卡罗方法模拟通过散射平板的时间分辨的透射光。一个无限短脉冲笔形光束从一侧垂直入射到平板上。在另一侧探测器前面加一个小针孔,依次设置平板的厚度为 $0.5,1,2,4,\cdots$ 倍于平均自由程。

8.15　在共聚焦和常规显微镜中,如果对垂直于光轴的平面靶标成像,写出其轴向的 PSF。

阅　　读

[1] Cho Z H, Jones J P, Singh M. Foundations of medical imaging[J]. New York: Wiley, 1993: Section 8.8.

[2] Denk W, Strickler J H, Webb W W. 2-photon laser scanning fluorescence microscopy[J]. Science, 1990, 248(4951): 73-76, Section 8.10.

[3] Dolne J J, Yoo K M, Liu F, Alfano R R. IR Fourier space gate and absorption imaging through random media[J]. Lasers in Life Science, 1994 (6): 131-141, Section 8.4.

[4] Goodman J W. Introduction to Fourier optics[M]. Englewood: Colo., Roberts & Co. Publishers, 2004: Appendix 8A.

[5] Gu M. Principles of three dimensional imaging in confocal microscopes [M]//River Edge N J. Singapore: World Scientific, 1996: Section 8.9.

[6] Leith E, Chen C, Chen H, Chen Y, Dilworth D, Lopez J, Rudd J, Sun P C, Valdmanis J, Vossler G. Imaging through scattering media with holography[J]. Journal of the Optical Society of America A, 1992, 9(7): 1148-1153, Section 8.6.

[7] Rowe M P, Pugh E N, Tyo J S, Engheta N. Polarization-difference imaging-a biologically inspired technique for observation through scattering media[J]. Optics Letters, 1995, 20(6): 608-610, Section 8.5.

[8] Toida M, Kondo M, Ichimura T, Inaba H. 2-dimensional coherent detection imaging in multiple-scattering media based on the directional resolution capability of the optical heterodyne method[J]. Applied Physics B-Photophysics and Laser Chemistry, 1991, 52(6): 391-394, Section 8.7.

[9] Wang L, Ho P P, Liu C, Zhang G, Alfano R R. Ballistic 2-d imaging through scattering walls using an ultrafast optical kerr gate[J]. Science, 1991, 253(5021): 769-771, Section 8.3.

[10] Wilson T. Confocal microscopy[M]. New York: Academic Press, 1990: Section 8.9.

延 伸 阅 读

[1] Alfano R R, Liang X, Wang L, Ho P P. Time-resolved imaging of translucent droplets in highly scattering turbid media[J]. Science, 1994, 264 (5167): 1913-1915.

[2] Bashkansky M, Reintjes J. Imaging through a strong scattering medium with nonlinear-optical field cross-correlation techniques[J]. Optics Letters, 1993, 18(24): 2132-2134.

[3] Bohnke M, Masters B R. Confocal microscopy of the cornea[J]. Progress in Retinal and Eye Research, 1999, 18(5): 553-628.

[4] Cahalan M D, Parker I, Wei S H, Miller M J. Two-photon tissue imaging: Seeing the immune system in a fresh light[J]. Nature Reviews Immunolo-

gy，2002，2(11)：872-880.

[5] Chen H，Shih M，Arons E，Leith E，Lopez J，Dilworth D，Sun P C. Electronic holographic imaging through living human tissue[J]. Applied Optics，1994，33(17)：3630-3632.

[6] Chen Y，Chen H，Dilworth D，Leith E，Lopez J，Shih M，Sun P C，Vossler G. Evaluation of holographic methods for imaging through biological tissue [J]. Applied Optics，1993，32(23)：4330-4336.

[7] Das B B，Yoo K M，Alfano R R. Ultrafast time-gated imaging in thick tissues-a step toward optical mammography[J]. Optics Letters，1993，18(13)：1092-1094.

[8] Demos S G，Alfano R R. Temporal gating in highly scattering media by the degree of optical polarization[J]. Optics Letters，1996，21(2)：161-163.

[9] Demos S G，Alfano R R. Optical polarization imaging[J]. Applied Optics，1997，36(1)：150-155.

[10] Demos S G，Savage H，Heerdt A S，Schantz S，Alfano R R. Time resolved degree of polarization for human breast tissue[J]. Optics Communications，1996，124(5/6)：439-442.

[11] Diaspro A. Introduction to two-photon microscopy[J]. Microscopy Research and Technique，1999，47(3)：163-164.

[12] Dunn A K，Wallace V P，Coleno M，Berns M W，Tromberg B J. Influence of optical properties on two-photon fluorescence imaging in turbid samples[J]. Applied Optics，2000，39(7)：1194-1201.

[13] Emile O，Bretenaker F，LeFloch A. Rotating polarization imaging in turbid media[J]. Optics Letters，1996，21(20)：1706-1708.

[14] Gard D L. Confocal microscopy and 3-D reconstruction of the cytoskeleton of Xenopus oocytes[J]. Microscopy Research and Technique，1999，44(6)：388-414.

[15] Gauderon R，Lukins P B，Sheppard C J R. Effect of a confocal pinhole in two-photon microscopy[J]. Microscopy Research and Technique，1999，47(3)：210-214.

[16] Guo Y C，Ho P P，Savage H，Harris D，Sacks P，Schantz S，Liu F，Zhadin N，Alfano RR. Second-harmonic tomography of tissues[J]. Optics Letters，1997，22(17)：1323-1325.

[17] Hebden J C，Delpy D T. Enhanced time-resolved imaging with a diffusion-model of photon transport[J]. Optics Letters，1994，19(5)：311-313.

[18] Hebden J C，Hall D J，Delpy D T. The spatial-resolution performance of a

time-resolved optical imaging-system using temporal extrapolation[J]. Medical Physics, 1995, 22(2): 201-208.

[19] Hee M R, Izatt J A, Jacobson J M, Fujimoto J G, Swanson E A. Femtosecond transillumination optical coherence tomography[J]. Optics Letters, 1993, 18(12): 950-952.

[20] Hee M R, Izatt J A, Swanson E A, Fujimoto J G. Femtosecond transillumination tomography in thick tissues[J]. Optics Letters, 1993, 18(13): 1107-1109.

[21] Horinaka H, Hashimoto K, Wada K, Cho Y, Osawa M. Extraction of quasi-straightforward-propagating photons from diffused light transmitting through a scattering medium by polarization modulation[J]. Optics Letters, 1995, 20(13): 1501-1503.

[22] Kempe M, Genack A Z, Rudolph W, Dorn P. Ballistic and diffuse light detection in confocal and heterodyne imaging systems[J]. Journal of the Optical Society of America A, 1997, 14(1): 216-223.

[23] Konig K. Multiphoton microscopy in life sciences[J]. Journal of Microscopy-Oxford, 2000, 200: 83-104.

[24] Mahon R, Duncan M D, Tankersley L L, Reintjes J. Time-gated imaging through dense scatterers with a raman amplifier[J]. Applied Optics, 1993, 32(36): 7425-7433.

[25] Minsky M. Memoir on inventing the confocal scanning microscope[J]. Scanning, 1988, 10(4): 128-138.

[26] Moon J A, Reintjes J. Image-resolution by use of multiply scattered-light[J]. Optics Letters, 1994, 19(8): 521-523.

[27] Moon J A, Battle P R, Bashkansky M, Mahon R, Duncan M D, Reintjes J. Achievable spatial resolution of time-resolved transillumination imaging systems which utilize multiply scattered light[J]. Physical Review E, 1996, 53(1): 1142-1155.

[28] Nakamura O. Fundamental of two-photon microscopy[J]. Microscopy Research and Technique, 1999, 47(3): 165-171.

[29] Nie S M, Zare R N. Optical detection of single molecules[J]. Annual Review of Biophysics and Biomolecular Structure, 1997, 26: 567-596.

[30] Sappey A D. Optical imaging through turbid media with a degenerate 4-wave-mixing correlation time gate[J]. Applied Optics, 1994, 33(36): 8346-8354.

[31] Schmidt A, Corey R, Saulnier P. Imaging through Random-Media by Use

of Low-Coherence Optical Heterodyning[J]. Optics Letters, 1995, 20(4):
404-406.

[32] Sheppard C J R, Shotton D M. Confocal laser scanning microscopy[M].
New York: Springer-Verlag, 1997.

[33] Shuman H, Murray J M, Dilullo C. Confocal microscopy - an overview
[J]. Biotechniques, 1989, 7(2): 154FF.

[34] So P T C, Dong C Y, Masters B R, Berland K M. Two-photon excitation
fluorescence microscopy[J]. Annual Review of Biomedical Engineering,
2000(2): 399-429.

[35] Tyo J S, Rowe M P, Pugh E N, Engheta N. Target detection in optically
scattering media by polarization-difference imaging[J]. Applied Optics,
1996, 35(11): 1855-1870.

[36] Wang L, Ho P P, Alfano R R. Time-resolved Fourier spectrum and ima-
ging in highly scattering media [J]. Applied Optics, 1993, 32 (26):
5043-5048.

[37] Wang L M, Ho P P, Alfano R R. Double-stage picosecond Kerr gate for
ballistic time-gated optical imaging in turbid media[J]. Applied Optics,
1993, 32(4): 535-540.

[38] Wang Q Z, Liang X, Wang L, Ho P P, Alfano R R. Fourier spatial filter
acts as a temporal gate for light propagating through a turbid medium[J].
Optics Letters, 1995, 20(13): 1498-1500.

[39] Watson J, Georges P, Lepine T, Alonzi B, Brun A. Imaging in diffuse
media with ultrafast degenerate optical parametric amplification[J]. Op-
tics Letters, 1995, 20(3): 231-233.

[40] Wilson T, Sheppard C. Theory and practice of scanning optical microsco-
py[M]. London: Academic Press, 1984.

[41] Yoo KM, Liu F, Alfano R R. Imaging through a scattering wall using ab-
sorption[J]. Optics Letters, 1991, 16(14): 1068-1070.

[42] Yoo K M, Xing Q R, Alfano R R. Imaging objects hidden in highly scat-
tering media using femtosecond 2nd-harmonic-generation cross-correlation
time gating[J]. Optics Letters, 1991, 16(13): 1019-1021.

[43] Zaccanti G, Donelli P. Attenuation of energy in time-gated transillumina-
tion imaging-numerical results [J]. Applied Optics, 1994, 33 (30):
7023-7030.

第 9 章　光学相干层析成像

9.1　引　　言

光学相干层析成像（OCT）发明于 20 世纪 90 年代初期，属于弹道光成像。OCT 类似于超声回波记录仪，横向分辨率和轴向分辨率分别取决于共聚焦机制和回波到达时间。由于光速比声速高出 5 个数量级，OCT 的探测是基于干涉测量的。在高散射生物组织中最大的成像深度是 1～2 mm，空间分辨率范围是 1～10 μm。因此，深度分辨率比大于 100，这证明 OCT 是一种高分辨的成像模式。OCT 的对比度主要来源于后向散射（或后向反射）和偏振。由于人眼提供了一个光学透明窗口，视网膜的无创成像成为 OCT 最具竞争性的应用。

9.2　迈克尔逊干涉仪

本节将对 OCT 的基础——迈克尔逊干涉仪（图 9.1）进行简要介绍。一个单色光源水平照射到一个倾斜放置的分束镜。源光束分成两束，一束被分束镜反射随后被参考镜反射回来。另一束透过分束镜照射在物体表面并后向反射（无内部后向散射）。这两个后向反射光束由分束镜重新组合在一起，随后被探测器接收。

如果不考虑偏振，两个后向反射电场可用相量表达如下：

$$E_R = E_{R0}\exp(\mathrm{i}(2k_R l_R - \omega t)) \tag{9.1}$$

$$E_S = E_{S0}\exp(\mathrm{i}(2k_S l_S - \omega t)) \tag{9.2}$$

这里下标 R 和 S 分别代表参考和样品臂，E_{R0} 和 E_{S0} 代表两光束的电场振幅，k_R 和 k_S 代表两光束的传播常数，l_R 和 l_S 表示从分束镜的光束分离点到背向反射表面的

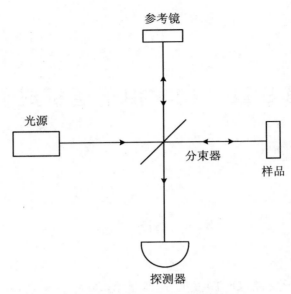

参考镜

光源

分束器

样品

探测器

图 9.1　迈克尔逊干涉仪的原理

臂长度,ω 表示光学角频率,t 表示时间。k 前面的系数 2 源于参考和样品臂光束的往返传播。合束的电场 E 为两个单色光束电场的叠加:

$$E = E_{R} + E_{S}$$

光探测器(平方律探测器)上的光电流 $i(t)$ 为

$$i(t) = \frac{\eta e}{h\nu} \frac{\langle |E_{R} + E_{S}|^{2} \rangle}{2Z_{0}} \tag{9.3}$$

式中,η 表示探测器的量子效率(输出电子数与输入光子数的比值),e 表示电子电荷,$h\nu$ 表示光子能量,Z_{0} 表示自由空间的固有阻抗,$\langle\rangle$ 表示探测系统响应时间内的平均(比如:$10^{-12} \sim 10^{-9}$ s,即皮秒到纳秒量级)。响应时间内的平均等同于低通滤波,光电流仍然是关于时间 t 的函数。为简洁起见,我们忽略常数因子,将式子简化为

$$I(t) = \langle |E_{R} + E_{S}|^{2} \rangle \tag{9.4}$$

式中,$I(t)$ 表示短时间内平均的光强,从这里开始用其代替 $i(t)$。对于单色光,我们有

$$I(t) = |E_{R} + E_{S}|^{2} \tag{9.5}$$

这里忽略了 1/2 因子。

将式(9.1)代入式(9.5),得

$$I(t) = E_{R0}^{2} + E_{S0}^{2} + 2E_{R0}E_{S0}\cos(2k_{S}l_{S} - 2k_{R}l_{R}) \tag{9.6}$$

右侧结果的余弦项来自两光束的干涉。将两光束间的相位差表示为 $\Delta\varphi$:

$$\Delta\varphi = 2k_{S}l_{S} - 2k_{R}l_{R} \tag{9.7}$$

对于不同的 $\Delta\varphi$，干涉项变成了交变电流（AC）从而产生干涉条纹。因此记录的 I 也被称为一个干涉图。

如果 $k_R = k_S = k = 2\pi n/\lambda_0$，其中 n 表示折射率，λ_0 表示真空中的光波长，我们有

$$\Delta\varphi = 2k(l_S - l_R) = 2\pi\frac{2n\Delta l}{\lambda_0} \tag{9.8}$$

式中

$$\Delta l = l_S - l_R \tag{9.9}$$

从这里开始，Δl 称为样品臂和参考臂间的臂长差异（或不匹配），$2\Delta l$ 称为往返行程差异（或不匹配），$2n\Delta l$ 称为往返光程差异（或不匹配）。可以看出干涉信号随着 Δl 成周期性变化。对于单色光，干涉条纹呈现出恒定振幅的振荡。

9.3　相干长度和相干时间

光的相干长度 l_c 定义为沿着光传播方向电场相关的空间范围，它与相干时间 τ_c 有关，$l_c = c\tau_c$，c 表示光速。在统计特征不随时间变化的稳态情况下，τ_c 定义为电场 $E(t)$ 的自相关函数 $G_1(\tau)$ 的包络线的半高全宽：

$$G_1(\tau) = \int_{-\infty}^{+\infty} E(t)E^*(t + \tau)\mathrm{d}t \tag{9.10}$$

对于一给定的光源光谱，根据如下的维纳—辛钦定理，其相干长度和相干时间与频率带宽成反比：

$$\int_{-\infty}^{+\infty} G_1(\tau)\exp(\mathrm{i}\omega\tau)\mathrm{d}\tau = |E(\omega)|^2 \tag{9.11}$$

式中，$E(\omega)$ 是 $E(t)$ 的傅里叶变换。且有

$$|E(\omega)|^2 = S(\omega) \tag{9.12}$$

式中，$S(\omega)$ 是光功率谱密度分布。上面的维纳—辛钦定理，是互相关定理的特例，表明电场的自相关函数和功率谱是傅里叶变换对。

如果 $S(\omega)$ 是高斯型的，有

$$S(\omega) = \frac{1}{\sqrt{2\pi}\sigma_\omega}\exp\left(-\frac{(\omega - \omega_0)^2}{2\sigma_\omega^2}\right) \tag{9.13}$$

式中，ω_0 表示中心角频率，σ_ω 表示 ω 的标准偏差。$S(\omega)$ 的形状分布是关键，可归一化为单位功率：

$$\int_{-\infty}^{\infty} S(\omega)\mathrm{d}\omega = 1 \tag{9.14}$$

可以证明光源的相干长度为（见习题 9.1）

$$l_c = \frac{4\ln 2}{\pi} \frac{\lambda_0^2}{\Delta\lambda} \tag{9.15}$$

式中，λ_0 表示光源的中心波长，$\Delta\lambda$ 表示用波长表示的光源光谱的半高全宽。带宽越宽，相干长度越短。在干涉仪中，当 $2n\left[(\Delta l)_{\max} - (\Delta l)_{\min}\right] \leqslant l_c$ 时，认为两光束相干。注意式（9.15）是针对高斯线型分布的表达，右侧的常数因子会随着光谱形状变化，而 $\lambda_0^2/\Delta\lambda$ 不随光谱形状变化，有时用来估计 l_c。

9.4 时域 OCT(TD-OCT)

OCT 是基于短相干长度光源的迈克尔逊干涉仪，它可以在自由空间或采用光纤实现（图 9.2）。光纤必须是单模，因为在多模光纤中模式色散会展宽轴向分辨率。由于超亮发光二极管（SLD）具有高的辐射度和相对较低的成本，常用来作为光源。当参考光束从镜子反射回时，样品光束从生物组织中不同深度处后向散射回。

时域 OCT 中，参考臂长度周期性的变化导致反射参考光束产生多普勒平移。样品光束和参考光束重新组合，随后被探测器探测到，这种探测由于多普勒频移而属于外差探测。仅当两臂光程长的差在光源的相干长度范围内，也称为相干门，两束光才能产生相干干涉，这个效应使得 OCT 能分辨后向散射光的路径长度分布。因此轴向分辨率取决于光源的相干长度。在弹道和准弹道方式，路径长度的分布可以直接转换为物理深度分布，但在准扩散和扩散方式，这种转换无法实现。

记录作为 l_R 函数的干涉条纹或包络线描绘出样品不同深度的后向散射反射率。结果产生的一维图像称为 A 型扫描或 A 线图像。通过横向扫描多个 A 型扫描图像，从而形成二维 B 型扫描图像或三维立体图。

在描述更严格的理论前，我们先介绍一个简单的方法来说明 OCT 的基本原理。令 $E_S = E_C + E_I$，其中 E_C 和 E_I 分别表示样品后向散射光中与参考光相干和非相干的分量。因此，式（9.4）变为

$$I(t) = \langle |E_R + E_C + E_I|^2 \rangle \tag{9.16}$$

由于 E_I 相对 E_R 的相位差是随机的，不能形成交流信号，因此，有

$$I(t) = E_{R0}^2 + E_{C0}^2 + E_{I0}^2 + 2E_{R0}E_{C0}\cos\left(2\pi\frac{\Delta l_{CR}(t)}{\lambda_0/2}\right) \tag{9.17}$$

式中，E_{C0} 和 E_{I0} 分别表示 E_C 和 E_I 的振幅，Δl_{CR} 表示 E_C 和 E_R 之间的臂长差，λ_0 表示光源的中心波长。在式（9.17）中，最后一项表示交流信号 I_{AC}，它的振幅与

E_{C0} 成正比。参考镜进行轴向扫描可以获得 E_{C0} 的深度分辨分布,从而提供 A 型扫描图像,其轴向分辨率受限于相干长度。

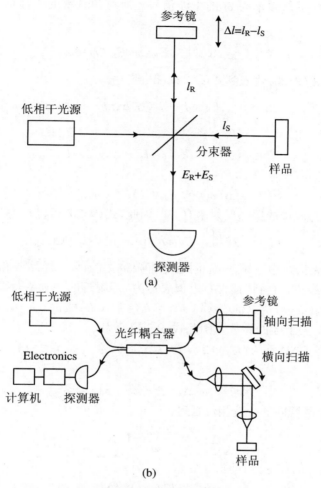

图 9.2 (a) 自由空间和(b) 基于光纤的 OCT 系统示意图

更严格的理论如下所述。由傅里叶逆变换,任何低相干光的电场 $E(t)$ 由不同频率的单色光叠加而成:

$$E(t) = \frac{1}{2\pi} \int_{-\infty}^{+\infty} E(\omega) \exp(-\mathrm{i}\omega t) \mathrm{d}\omega \tag{9.18}$$

因此参考光和样品光的电场可以在频域内表示为

$$E_R(\omega) = E_{R0}(\omega) \exp(\mathrm{i}(2k_R(\omega)l_R - \omega t)) \tag{9.19}$$

$$E_S(\omega) = E_{S0}(\omega) \exp(\mathrm{i}(2k_S(\omega)l_S - \omega t)) \tag{9.20}$$

为了简单起见,假定 E_S 沿着 A 线仅具有单次后向散射。

角频率为 ω 的光强度是

$$I(\omega) = |E_R(\omega) + E_S(\omega)|^2$$
$$= |E_R(\omega)|^2 + |E_S(\omega)|^2 + 2\mathrm{Re}\{E_R(\omega)E_S^*(\omega)\} \tag{9.21}$$

其中交叉项提供了角频率为 ω 的干涉信号。所有角频率的干涉信号叠加获得总干涉信号 I_{AC}:

$$I_{AC} = 2\mathrm{Re}\left\{\int_{-\infty}^{\infty} E_R(\omega)E_S^*(\omega)\mathrm{d}\omega\right\} \tag{9.22}$$

将式(9.19)和式(9.20)代入到式(9.22),得到

$$I_{AC} = 2\mathrm{Re}\left\{\int_{-\infty}^{\infty} E_{R0}(\omega)E_{S0}^*(\omega)\exp(-\mathrm{i}\Delta\varphi(\omega))\mathrm{d}\omega\right\} \tag{9.23}$$

式中

$$\Delta\varphi(\omega) = 2k_S(\omega)l_S - 2k_R(\omega)l_R \tag{9.24}$$

有

$$S(\omega) \propto E_{R0}(\omega)E_{S0}^*(\omega) \tag{9.25}$$

其中比例常数与两臂的振幅反射率有关。因此,式(9.23)可以写为

$$I_{AC} \propto \mathrm{Re}\left\{\int_{-\infty}^{\infty} S(\omega)\exp(-\mathrm{i}\Delta\varphi(\omega))\mathrm{d}\omega\right\} \tag{9.26}$$

如果(1) 光源光谱在中心频率 ω_0 附近是有限带宽的;(2) 样品臂和参考臂由均匀的非色散材料组成,可将传播常数近似表达为 ω_0 附近的一阶泰勒级数:

$$k_S(\omega) = k_R(\omega) = k(\omega) = k(\omega_0) + k'(\omega_0)(\omega - \omega_0) \tag{9.27}$$

式中,k' 表示 k 关于 ω 的导数。因此式(9.24)变为

$$\Delta\varphi = k(\omega_0)(2\Delta l) + k'(\omega_0)(\omega - \omega_0)(2\Delta l) \tag{9.28}$$

也可写成

$$\Delta\varphi = \omega_0\Delta\tau_p + (\omega - \omega_0)\Delta\tau_g \tag{9.29}$$

其中 $\Delta\tau_p$ 表示两臂间的往返相位延迟:

$$\Delta\tau_p = \frac{k(\omega_0)}{\omega_0}(2\Delta l) \tag{9.30}$$

$\Delta\tau_g$ 表示两臂间的往返群延时:

$$\Delta\tau_g = k'(\omega_0)(2\Delta l) \tag{9.31}$$

定义相速度 v_p:

$$v_p = \frac{\omega_0}{k(\omega_0)} \tag{9.32}$$

式(9.30)可写成

$$\Delta\tau_p = \frac{2\Delta l}{v_p} \tag{9.33}$$

根据群速度 v_g 的定义:

$$v_g = \frac{1}{k'(\omega_0)} \tag{9.34}$$

式(9.31)可写成

$$\Delta\tau_g = \frac{2\Delta l}{v_g} \tag{9.35}$$

将式(9.29)代入到式(9.26),得到

$$I_{AC} \propto \mathrm{Re}\left\{\exp(-\mathrm{i}\omega_0\Delta\tau_p)\int_{-\infty}^{\infty} S(\omega)\exp(-\mathrm{i}(\omega-\omega_0)\Delta\tau_g)\mathrm{d}\omega\right\} \tag{9.36}$$

如果 $S(\omega)$ 是关于 ω_0 对称的,式(9.36)的积分是实数,式(9.36)变成

$$I_{AC} \propto \cos(\omega_0\Delta\tau_p)\int_{-\infty}^{\infty} S(\omega)\exp(-\mathrm{i}(\omega-\omega_0)\Delta\tau_g)\mathrm{d}\omega \tag{9.37}$$

余弦因子表示载波,随着 $\Delta\tau_p$ 的增加而振荡。积分表示包络,是关于 $\Delta\tau_g$ 的函数,它决定干涉仪的轴向点扩散函数。这个包络等于 $S(\omega)$ 的逆傅里叶变换,这是维纳—辛钦定理的结果。注意求取 I_{AC} 的包络是一个非线性操作。

如果 $S(\omega)$ 是高斯型,将式(9.13)代入式(9.37),有

$$I_{AC} \propto \exp\left(-\frac{(\Delta\tau_g)^2}{2\sigma_\tau^2}\right)\cos(\omega_0\Delta\tau_p) \tag{9.38}$$

时域的高斯包络有标准差 σ_τ:

$$\sigma_\tau = 1/\sigma_\omega \tag{9.39}$$

光源的带宽 $\Delta\lambda$ 由其光谱的半高全宽给出。由 $\omega = \dfrac{2\pi c}{\lambda}$,近似可得

$$\sigma_\omega = \frac{2\pi c}{\lambda_0^2}\sigma_\lambda \tag{9.40}$$

其中 σ_λ 表示 λ 的标准差。对于任一标准差为 σ_ξ 的 ξ,其高斯分布的半高全宽 $\Delta\xi$ 为

$$\Delta\xi = (2\sqrt{2\ln 2})\sigma_\xi \tag{9.41}$$

因此有

$$\sigma_\lambda = \frac{\Delta\lambda}{2\sqrt{2\ln 2}} \tag{9.42}$$

在自由空间,$k = \dfrac{\omega}{c}$,$\Delta\tau_g = \Delta\tau_p = 2\Delta l/c$,其中 c 表示相速度和群速度,因此式(9.38)变成

$$I_{AC} \propto \exp\left(-\frac{(\Delta l)^2}{2\sigma_l^2}\right)\cos(2k_0\Delta l) \tag{9.43}$$

这里的 k_0 是中心波长为 λ_0 的传播常数,其标准差 σ_l 为

$$\sigma_l = \frac{c\sigma_\tau}{2} \tag{9.44}$$

空气中 OCT 的轴向分辨率 Δz_R,通常定义为式(9.43)的高斯包络的半高全宽。利用式(9.41),得到

$$\Delta z_R = (2\sqrt{2\ln 2})\sigma_l \tag{9.45}$$

随后将式(9.44)、式(9.39)、式(9.40)和式(9.42)代入到式(9.45),得到

$$\Delta z_R = \frac{2\ln 2}{\pi}\frac{\lambda_0^2}{\Delta\lambda} \tag{9.46}$$

比较式(9.15)和式(9.46),得到

$$\Delta z_R = \frac{l_c}{2} \tag{9.47}$$

因此,由于参考臂和样品臂光束的往返传播,在空气中 OCT 的轴向分辨等于光源相干长度的一半。如果忽略其他因素,在生物组织中 OCT 的轴向分辨率是空气中的轴向分辨率除以组织的折射率。

OCT 的横向分辨率通常定义为入射到样品的光束的焦斑直径,与光源的相干长度无关。如果入射到样品的光束其横向分布是高斯型的,则横向分辨率为

$$\Delta r_R = \frac{4\lambda_0}{\pi}\frac{f}{D} \tag{9.48}$$

式中,f 表示物镜的焦距,D 为光束与物镜的直径中较小的一个。数值孔径 NA 为

$$NA \approx \frac{D}{2f} \tag{9.49}$$

则式(9.48)可重写为

$$\Delta r_R = \frac{2\lambda_0}{\pi}\frac{1}{NA} \tag{9.50}$$

近似保持横向分辨率的深度范围定义为焦深 Δz_f:

$$\Delta z_f = \frac{\pi \Delta r_R^2}{2\lambda_0} \tag{9.51}$$

这是两倍于高斯光束的瑞利范围。这个等式显示了样品光束焦斑直径和焦深之间的折中平衡关系,焦斑直径越小,焦深越短。因此,使用高数值孔径物镜要求或者横向优先扫描,即平面成像(也称 C 型扫描),或者沿光轴动态聚焦而进行深度优先扫描。

上面对单个后向散射体的推导可以扩展到沿光轴分布的多个后向散射体。傅里叶变换的时间窗将根据轴向分辨率被截断。

完整的 OCT 系统框图如图 9.3 所示,其中参考镜用来实现轴向扫描。探测解调 OCT 信号有如下步骤:高通滤波去除直流信号,整流将负交流信号变正,低通滤波恢复干涉条纹的包络,最后模数转换记录数据。

干涉信号的解调示意图如图 9.4 所示。第一步高通滤波去除直流信号并保留交流干涉信号,全波整流器提取交流信号的绝对值。低通滤波获得整流信号的包络。

例 9.1 由式(9.36)推导式(9.38)。

由恒等式

$$\int_{-\infty}^{\infty} \exp(-(ax^2 + bx + c))\mathrm{d}x = \sqrt{\frac{\pi}{a}}\exp\left(\frac{b^2 - 4ac}{4a}\right) \tag{9.52}$$

推导得

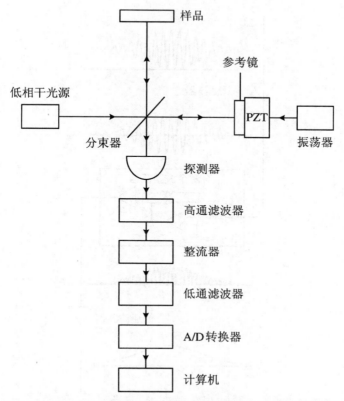

图 9.3　OCT 系统框图。这里 PZT(锆钛酸铅)代表轴向扫描参考
镜的压电换能器,A/D 表示模数转换器

$$\int_{-\infty}^{\infty} S(\omega)\exp(-\mathrm{i}(\omega-\omega_0)\Delta\tau_g)\mathrm{d}\omega$$

$$= \frac{1}{\sqrt{2\pi}\sigma_\omega}\int_{-\infty}^{\infty}\exp\left(-\frac{(\omega-\omega_0)^2}{2\sigma_\omega^2}-\mathrm{i}(\omega-\omega_0)\Delta\tau_g\right)\mathrm{d}\omega$$

$$= \exp\left(-\frac{1}{2}(\sigma_\omega\Delta\tau_g)^2\right) \tag{9.53}$$

由式(9.36),有

$$I_{\mathrm{AC}}\propto \exp\left(-\frac{(\sigma_\omega\Delta\tau_g)^2}{2}\right)\mathrm{Re}\{\exp(-\mathrm{i}\omega_0\Delta\tau_p)\}$$

$$= \exp\left(-\frac{(\sigma_\omega\Delta\tau_g)^2}{2}\right)\cos(\omega_0\Delta\tau_p) \tag{9.54}$$

该式可用式(9.39)表示成式(9.38)的形式。

例 9.2　假定 $S(\omega)$ 是高斯型的。(a)如果 $\lambda_0 = 830$ nm,$\Delta\lambda = 20$ nm,计算 Δz_{R};(b)绘制 Δz_{R} 作为 $\Delta\lambda$ 的函数,一般令 $\lambda_0 = 830$ nm 和 $\lambda_0 = 1300$ nm。

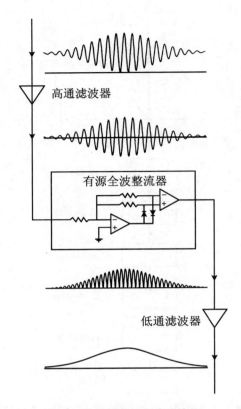

高通滤波器

有源全波整流器

低通滤波器

图9.4 干涉信号解调示意图

由式(9.46),(a) $\Delta z_R = 15.2\ \mu m$,以及(b) 作为 $\Delta \lambda$ 函数的轴向分辨率绘制在图9.5中,且仅对 $\Delta \lambda \ll \lambda_0$ 有效。

例9.3 假定 $S(\omega)$ 是高斯型的。在 MATLAB 中模拟时域 OCT 的解调。(a) 绘制关于 $\Delta l/l_c$ 的干涉信号,这里 $\lambda_0 = 830\ nm$,$\Delta \lambda = 60\ nm$,估计在干涉包络半高全宽中的周期数。(b) 由整流信号获取干涉信号的绝对值。(c) 绘制整流信号的振幅谱。(d) 从滤波整流信号产生一个包络。

将式(9.43)表达为

$$I_{AC} = \exp\left(-16\ln 2\left(\frac{\Delta l}{l_c}\right)^2\right)\cos(2k_0\Delta l) \tag{9.55}$$

由式(9.15),可得

$$l_c = \frac{4\ln 2}{\pi}\frac{\lambda_0^2}{\Delta \lambda} = 10\ (\mu m)$$

当干涉信号在 MATLAB 中抽样时,必须用足够高的采样率去满足奈奎斯特判据(每个周期有两个以上的数据点)。

因为干涉包络的半高全宽是轴向分辨率 Δz_R,干涉条纹的周期是 $\lambda_0/2$,在半

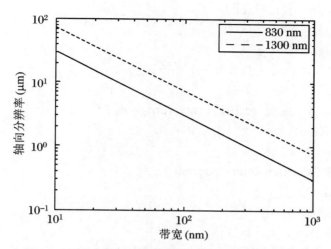

图 9.5　两个中心波长处的轴向分辨率关于带宽的函数

高全宽中的周期数是

$$\frac{\Delta z_R}{\lambda_0/2} = \frac{l_c}{\lambda_0} \approx 12 \tag{9.56}$$

一个典型的 MATLAB 程序如下：

```
% Use SI units throughout

lambda0 = 830E - 9; % center wavelength
dlambda = 60E - 9; % bandwidth (delta lambda)
c = 3E8; % speed of light

lc = 4 * log(2)/pi * lambda0^2/dlambda % coherence length
Number_of_periods = 0.5 * lc/(lambda0/2) % # of periods in FWHM

figure(1);

N = 2^12; % number of sampling points
dl = lc * linspace( - 2,2, N); % array for Delta_l
k0 = 2 * pi/lambda0; % propagation constant

subplot(4, 1, 1) % interferogram
Iac = exp( - 16 * log(2) * (dl/lc).^2) . * cos(2 * k0 * dl);
plot(dl/lc, Iac, 'k')
```

```
title('(a) Interferogram')
xlabel('\Deltal/l_c')
ylabel('Signal')
axis([-0.6, 0.6, -1, 1])

subplot(4, 1, 2) % rectified interferogram
Irec = abs(Iac);
plot(dl/lc, Irec, 'k')
title('(b) Rectified interferogram')
xlabel('\Deltal/l_c')
ylabel('Signal')
axis([-0.6, 0.6, -1, 1])

subplot(4, 1, 3) % spectrum of the rectified interferogram
Frec1 = fft(Irec)/sqrt(N);
% order of frequencies: 0,1···(N/2-1), -N/2, -(N/2-1)···-1
Frec2 = fftshift(Frec1);
% shifted order of frequencies: -N/2, -(N/2-1)···-1, 0,1···(N/2-1)
dfreq = 1/(4 * lc); % freq bin size = 1/sampling range
freq = dfreq * (-N/2:N/2-1); % frequency array

plot(freq * lambda0, abs(Frec2), 'k')
title('(c) Spectrum of the rectified interferogram')
xlabel('Frequency (1/\lambda_0)')
ylabel('Amplitude')
axis([-10, 10, 0, 5])

subplot(4, 1, 4) % envelope
freq_cut = 1/lambda0/2; % cut-off frequency for filtering
i_cut = round(freq_cut/dfreq); % convert freq_cut to an array index
Ffilt = Frec1; % initialize array
Ffilt(i_cut:N-i_cut+1) = 0; % filter
Ifilt = abs(ifft(Ffilt)) * sqrt(N); % amplitude of inverse FFT

plot(dl/lc, Ifilt/max(Ifilt), 'k')
Iac_en = exp(-16 * log(2) * (dl/lc).^2); % envelope
```

```
hold on；
plot(dl(1：N/32：N)/lc, Iac_en(1：N/32：N), 'ko')
hold off；
title('(d) Envelopes')
xlabel('\Deltal/l_c')
ylabel('Signals')
axis([-0.6, 0.6, -1, 1])
legend('Demodulated','Original')
```

MATLAB 程序的图形输出如图 9.6 所示。

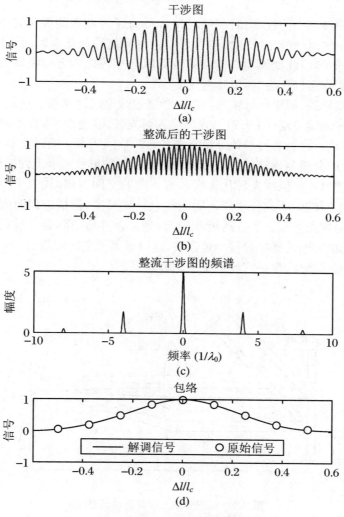

图 9.6　模拟 OCT 信号的解调

9.5   傅里叶域快速扫描光学延迟线

除了改变参考臂行程长的几何方法,也可使用基于以下傅里叶逆变换的频域方法:

$$E(t - \Delta\tau_g) = \frac{1}{2\pi}\int_{-\infty}^{+\infty}\left[E(\omega)\exp(i\omega\Delta\tau_g)\right]\exp(-i\omega t)\mathrm{d}\omega \qquad (9.57)$$

这个等式表明频域中的线性相位斜坡 $\Delta\tau_g\omega$ 导致了时域中的群延迟 $\Delta\tau_g$。在光学中,光栅是一个"时间傅里叶变换器",可以将时域信号转化为时间频域信号,而透镜是一个"空间傅里叶变换器",能够将空间域信号转化为空间频域信号。这两个光学元件也同样可以作为"傅里叶逆变换器"。

基于这些原理,傅里叶域快速扫描光学延迟线可通过光栅—透镜对、扫描平面镜和静止的平面镜实现(图9.7)。光栅将入射光转化(色散)为在不同方向传播的时间频域(单色)分量,每种单色分量有着各自的空间频率。通过调整入射角,使中心波长为 λ_0 的分量与透镜的光轴一致。透镜将每种单色光聚焦到扫描镜上,因此通过透镜的傅里叶变换使光转化为沿垂直方向的空间频谱,代表了原始光的时频光谱。由于不同的时频成分累积不同的往返行程长度,扫描镜以时间频谱分量的相位斜坡反射聚焦光束。经过透镜和光栅,光束合并传播到后向反射的静止反射镜。那么,光束反向传播经过整个延迟线,这可根据可逆原理进行分析。最终光束的传播与入射光相反,但是它经历了一个群延迟。

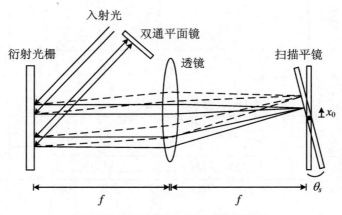

图9.7   傅里叶域光学延迟线示意图

每个时频成分的相移 φ_s 可以表示为

$$\varphi_s(\lambda) = \frac{8\pi x_0 \theta_s}{\lambda} + \frac{8\pi f \theta_s (\lambda - \lambda_0)}{p_g \cos \theta_0 \lambda} \tag{9.58}$$

其中, λ 是波长, x_0 是在镜面上中心波长相对旋转轴的偏移, θ_s 是扫描镜的倾斜角度, f 是透镜的焦距, p_g 是光栅的间距, θ_0 是相对于光栅法线向量的一级中心波长衍射角。因为 θ_0 在这里是 $0°$, 故它不包含在下面的推导中。我们重写式 (9.58) 作为光学角频率 ω 的函数:

$$\varphi_s(\omega) = \frac{4 x_0 \theta_s \omega}{c} - \frac{8\pi f \theta_s (\omega - \omega_0)}{p_g \omega_0} \tag{9.59}$$

其中 ω_0 表示中心角频率。

相位延迟, 定义为中心频率的延迟, 表达为

$$\Delta \tau_p = \frac{\varphi_s(\omega_0)}{\omega_0} = \frac{4 x_0 \theta_s}{c} \tag{9.60}$$

它可以转化为以下自由空间相位路径长度差:

$$\Delta l_p = c \Delta \tau_p = 4 x_0 \theta_s \tag{9.61}$$

群延时可以推导如下:

$$\Delta \tau_g = \frac{\partial \varphi_s(\omega)}{\partial \omega}\bigg|_{\omega = \omega_0} = \frac{4 x_0 \theta_s}{c} - \frac{4 f \lambda_0 \theta_s}{c p_g} = \Delta \tau_p - \frac{4 f \lambda_0 \theta_s}{c p_g} \tag{9.62}$$

可转化为自由空间群路径长度差:

$$\Delta l_g = c \Delta \tau_g = 4 x_0 \theta_s - \frac{4 f \lambda_0 \theta_s}{p_g} = \Delta l_p - \frac{4 f \lambda_0 \theta_s}{p_g} \tag{9.63}$$

相位延迟和群延迟是不同的, 但都正比于 θ_s。因此, 旋转镜子可以提供一个快速的延迟线, 以几千赫兹的重复率扫描几个毫米。

9.6　傅里叶域 OCT(FD-OCT)

任何时域方法, 都与一个傅里叶域等效。基于光谱干涉法的傅里叶域 OCT 系统如图 9.8 所示。傅里叶域 OCT 避免了要同时改变参考臂光程长度的问题。合并的光束被光谱仪色散为不同的光谱分量, 对应的光谱分量干涉并形成光谱干涉图。光谱干涉图由光学探测器阵列获取, 如一维的光电二极管阵列。对频谱做傅里叶逆转换得到全部的 A 线图像。在 TD-OCT 中, 样品的横向扫描提供了二维或三维的图像。在 FD-OCT 中, 可以同时测量 A 线上的所有后向散射体, 而在 TD-OCT 中, 只有部分的后向散射体可以同时测量。因此 FD-OCT 有着更高的帧频和更好的灵敏度。

现在我们将 TD-OCT 的理论拓展到 FD-OCT。考虑在 A 线上不同深度处的

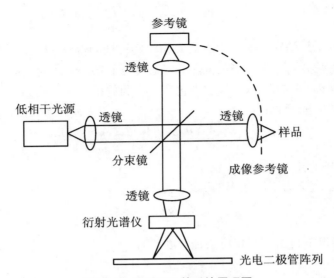

图 9.8　FD-OCT 的系统原理图

多个后向散射体,此时样品束包含由后向散射体发出的多个分波。参考光束和样品光束的光谱分量可以表示为

$$E_R(\omega) = E_0(\omega) r_R \exp(i(2k_R(\omega)l_R - \omega t)) \tag{9.64}$$

$$E_S(\omega) = E_0(\omega) \int_{-\infty}^{+\infty} r_S'(l_S) \exp(i(2k_S(\omega)l_S - \omega t)) dl_S \tag{9.65}$$

其中 $E_0(\omega)$ 表示入射到参考镜或样品表面的电场;r_R 表示参考镜的振幅反射率;$r_S'(l_S)$ 是待成像的物函数,表示在样品中沿着 A 线方向的后向散射体的表观振幅反射率密度(每单位深度的反射率)。由于入射散射体的光可能是衰减的,$r_S'(l_S)$ 表示表观的而不是真实的局部振幅反射率密度。离散反射体的振幅反射率密度 r_S' 与振幅反射率 r_S 有关,通过一个脉冲函数表示为

$$r_S'(l_S) = r_S(l_{S0})\delta(l_S - l_{S0}) \tag{9.66}$$

这里 l_{S0} 表示反射体的位置。如果将 $r_S'(l_S)$ 在 l_{S0} 附近积分,可恢复 $r_S(l_{S0})$。

如果忽略色散,有

$$k_R/n_R = k_S/n_S = k = \omega/c \tag{9.67}$$

式中,n_R 表示参考臂中介质的折射率,n_S 表示样品的平均折射率。为了简化,一般将 n_R 设为1。不考虑常数比例因子,光谱干涉图如下:

$$I(k) = |E_R(kc) + E_S(kc)|^2 \tag{9.68}$$

将式(9.64)和式(9.65)代入到式(9.68),得到

$$I(k) = S(k)r_R^2 + 2S(k)r_R \int_{-\infty}^{+\infty} r_S'(l_S)\cos(2k(n_S l_S - l_R)) dl_S$$

$$+ S(k) \left| \int_{-\infty}^{+\infty} r_S'(l_S)\exp(i2k(n_S l_S)) dl_S \right|^2 \tag{9.69}$$

其中光源功率谱密度分布 $S(k) = |E_0(kc)|^2$。右边的第一项称为参考强度项,可以通过阻断样品臂,即将 $r_s'(l_s)$ 设为 0 来测量。第二项称为交叉干涉项,在这个积分中,用频率为 $2(n_s l_s - l_R)$、波数为 $k/(2\pi) = 1/\lambda$ 的余弦函数编码 $r_s'(l_s)$。第三项称为自干涉(样品强度)项,源于功率谱 $|E_s(kc)|^2$ 和包含来自样品不同深度处的分波间的干涉。

通过交叉干涉项的傅里叶逆变换可解码提取 $r_s'(l_s)$。后向散射分波的源越深,编码的频率越高。参考臂越短,频率也越高。奈奎斯特准则要求频谱干涉图的频率要小于探测器阵列空间采样频率的一半。因此最小化编码余弦函数的频率是有利的。但是如果"被成像参考镜"移到样品中使频率最小化,这时该位置的两侧将会共享编码频率,从而导致歧义。因此"被成像参考镜"必须放置在样品的外面,否则两臂之间不同相位差的多个干涉图都要测量以分辨编码的歧义。

为了符号上的简化,我们令 l_R 为零并将 l_s 的参考点移动到样品臂中"被成像的参考镜的表面"。如参考点在样品的外面,为了让 $\hat{r}_s'(-l_s) = \hat{r}_s'(l_s)$,构建新的偶函数 $\hat{r}_s'(l_s)$:

$$\hat{r}_s'(l_s) = \begin{cases} r_s'(l_s), & \text{如果 } l_s \geqslant 0 \\ r_s'(-l_s), & \text{如果 } l_s < 0 \end{cases} \tag{9.70}$$

有了这个新函数,式(9.69)可重写为

$$I(k) = S(k)\left\{ r_R^2 + r_R \int_{-\infty}^{+\infty} \hat{r}_s'(l_s)\exp(\mathrm{i}2kn_s l_s)\mathrm{d}l_s \right.$$
$$\left. + \frac{1}{4}\left| \int_{-\infty}^{+\infty} \hat{r}_s'(l_s)\exp(\mathrm{i}2kn_s l_s)\mathrm{d}l_s \right|^2 \right\} \tag{9.71}$$

如果用 $l_s = l_s'/(2n_s)$ 替换积分变量,式(9.71)可写为

$$I(k) = S(k)\left\{ r_R^2 + \frac{r_R}{2n_s}F\left\{ \hat{r}_s'\left(\frac{l_s'}{2n_s}\right) \right\}(k) + \frac{1}{16n_s^2}\left| F\left\{ \hat{r}_s'\left(\frac{l_s'}{2n_s}\right) \right\}(k) \right|^2 \right\} \tag{9.72}$$

式中采用了如下的傅里叶变换:

$$F(k) = F\{f(l_s')\}(k) = \int_{-\infty}^{+\infty} f(l_s')\exp(\mathrm{i}kl_s')\mathrm{d}l_s' \tag{9.73}$$

基于傅里叶逆变换:

$$f(l_s') = F^{-1}\{F(k)\}(l_s') = \frac{1}{2\pi}\int_{-\infty}^{+\infty} F(k)\exp(-\mathrm{i}kl_s')\mathrm{d}k \tag{9.74}$$

重写式(9.72)为

$$F^{-1}\{I(k)\}(l_s')$$
$$= F^{-1}\{S(k)\}(l_s') * \left\{ \frac{r_R^2}{2n_s}\delta\left(\frac{l_s'}{2n_s}\right) + \frac{r_R}{2n_s}\hat{r}_s'\left(\frac{l_s'}{2n_s}\right) + \frac{1}{16n_s^2}C\left\{ \hat{r}_s'\left(\frac{l_s'}{2n_s}\right) \right\} \right\} \tag{9.75}$$

式中,$*$ 表示卷积,$C\{\}$ 表示自相关函数运算:

$$C\{f(l_{\rm S}')\} = \int_{-\infty}^{+\infty} f(l_{\rm S1}') f(l_{\rm S1}' + l_{\rm S}') {\rm d}l_{\rm S1}' \tag{9.76}$$

在上面的推导中，用到狄拉克函数的性质：

$$\delta(l_{\rm S}') = \frac{1}{2n_{\rm S}} \delta\left(\frac{l_{\rm S}'}{2n_{\rm S}}\right) \tag{9.77}$$

维纳—辛钦定理也会用到：

$$C\{f(l_{\rm S}')\} = \frac{1}{2\pi} \int_{-\infty}^{+\infty} |F(k)|^2 \exp(-ikl_{\rm S}') {\rm d}k \tag{9.78}$$

通过变量替换 $l_{\rm S}' = 2n_{\rm S}l_{\rm S}$，式(9.75)可转换为

$$F^{-1}\{I(k)\}(2n_{\rm S}l_{\rm S})$$

$$= F^{-1}\{S(k)\}(2n_{\rm S}l_{\rm S}) * \left\{\frac{r_{\rm R}^2}{2n_{\rm S}}\delta(l_{\rm S}) + \frac{r_{\rm R}}{2n_{\rm S}}\hat{r}_{\rm S}'(l_{\rm S}) + \frac{1}{16n_{\rm S}^2}C\{\hat{r}_{\rm S}'(l_{\rm S})\}\right\} \tag{9.79}$$

在括弧中的第二项是 A 线图像 $\hat{r}_{\rm S}'(l_{\rm S})$。第一项和最后一项表示伪像。第一项仅在 $l_{\rm S} = 0$ 时是非零的，这是在样品外，因此很易移除。遗憾的是，最后一项可能和第二项混合，以致很难消除。另外，由于 $S(k)$ 相当于一个滤波器，和 $F^{-1}\{S(k)\}(2n_{\rm S}l_{\rm S})$ 的卷积使图像模糊。

为了恢复真实的图像，取另外一幅干涉图，使其 $kl_{\rm S}'$ 平移 π，引起式(9.72)的符号变化：

$$I_2(k) = S(k)\left\{r_{\rm R}^2 - \frac{r_{\rm R}}{2n_{\rm S}}F\left\{\hat{r}_{\rm S}'\left(\frac{l_{\rm S}'}{2n_{\rm S}}\right)\right\}(k) + \frac{1}{16n_{\rm S}^2}\left|F\left\{\hat{r}_{\rm S}'\left(\frac{l_{\rm S}'}{2n_{\rm S}}\right)\right\}(k)\right|^2\right\} \tag{9.80}$$

取式(9.72)和式(9.80)的差可得

$$\Delta I(k) = S(k)\frac{r_{\rm R}}{n_{\rm S}}F\left\{\hat{r}_{\rm S}'\left(\frac{l_{\rm S}'}{2n_{\rm S}}\right)\right\}(k) \tag{9.81}$$

式中，$\Delta I(k) = I(k) - I_2(k)$。可获得 A 线图像为

$$\hat{r}_{\rm S}'\left(\frac{l_{\rm S}'}{2n_{\rm S}}\right) = \frac{n_{\rm S}}{r_R}F^{-1}\left\{\frac{\Delta I(k)}{S(k)}\right\}(l_{\rm S}') \tag{9.82}$$

用变量替换 $l_{\rm S}' = 2n_{\rm S}l_{\rm S}$，可得

$$\hat{r}_{\rm S}'(l_{\rm S}) = \frac{n_{\rm S}}{r_{\rm R}}F^{-1}\left\{\frac{\Delta I(k)}{S(k)}\right\}(2n_{\rm S}l_{\rm S}) \tag{9.83}$$

这个等式表明括号内经过相减和反卷积的光谱干涉图可恢复一个理想的图像，其中的反卷积只是简单地将 $\Delta I(k)$ 除以 $S(k)$。虽然卷积可以锐化图像，但在噪音存在时，应谨慎处理。

另一种恢复真实图像的方法包括以下步骤：(1) 通过阻断样品臂($r_{\rm S}' = 0$)来测量式(9.69)的第一项(参考强度项)；(2) 通过阻断参考臂($r_{\rm R} = 0$)来测量式(9.69)的第三项(自干涉项)；(3) 在式(9.69)右边减去测量到的第一项和第三项。

在实际应用中，光谱仪产生一个波长间隔均匀的光谱。这个波长的间隔通过

内插法通常转化为均匀传播常数间隔，这样就满足了快速傅里叶变换（FFT）算法的要求。

当激光连续扫描其波长时，使用单个单元光探测器来测量干涉信号，FD-OCT也能依次构建单波长的光谱干涉图。硬件"k 时钟"能安装在激光上来获取均匀传播常数的间距。一旦获得了光谱干涉图，以上的理论分析同样适用。

例9.4　用 MATLAB 数值模拟 FD-OCT。假定高斯源的光谱强度分布为 $S(k)$。

一个典型的 MATLAB 程序如下所示：

```
% Use SI units throughout

lambda0 = 830E - 9；% center wavelength of source
dlambda = 20E - 9；% FWHM wavelength bandwidth of source
ns = 1.38；% refractive index of sample
ls1 = 100E - 6；% location of backscatterer 1
ls2 = 150E - 6；% location of backscatterer 2
rs1 = 0.5；% reflectivity of backscatterer 1
rs2 = 0.25；% reflectivity of backscatterer 2

k0 = 2 * pi/lambda0；% center propagation constant
delta_k = 2 * pi * dlambda/lambda0^2；% FWHM bandwidth of k
sigma_k = delta_k/sqrt(2 * log(2))；% standard deviation of k

N = 2^10；% number of sampling points
nsigma = 5；% number of standard deviations to plot on each side of k0

subplot(4,1,1)；% Generate the interferogram
k = k0 + sigma_k * linspace( - nsigma,nsigma, N)；% array for k
S_k = exp( - (1/2) * (k - k0).^2/sigma_k^2)；% Gaussian source PSD
E_s1 = rs1 * exp(i * 2 * k * ns * ls1)；% sample electric field from scatter 1
E_s2 = rs2 * exp(i * 2 * k * ns * ls2)；% sample electric field from scatter 2
I_k1 = S_k .* abs(1 + E_s1 + E_s2).^2；% interferogram (r_R = 1)
plot(k/k0,I_k1/max(I_k1), 'k')；
title('Interferogram')；
xlabel('Propagation constant k/k_0')；
ylabel('Normalized intensity')；
```

```
axis([0.9 1.1 0 1]);

subplot(4,1,2); % Inverse Fourier transform (IFT) of the interferogram
spec1 = abs(fftshift(ifft(I_k1)))/sqrt(N);
dls_prime = 1/(2 * nsigma * sigma_k/(2 * pi)); % freq bin size = 1/sam-
            pling range
ls_prime = dls_prime * (-N/2:N/2-1); % frequency array
plot(ls_prime/(2 * ns),spec1/max(spec1),'k'); % scale the frequency
title('IFT of the interferogram');
xlabel('Depth ls (m)');
ylabel('Relative reflectivity');
axis([-2 * ls2 2 * ls2 0 1]);

subplot(4,1,3); % IFT of the deconvolved interferogram
spec1_norm = abs(fftshift(ifft(I_k1./S_k)))/sqrt(N);
dls_prime = 1/(2 * nsigma * sigma_k/(2 * pi)); % bin size =
            1/sampling range
ls_prime = dls_prime * (-N/2:N/2-1); % frequency array
plot(ls_prime/(2 * ns),spec1_norm/max(spec1_norm),'k');
title('IFT of the deconvolved interferogram');
xlabel('Depth ls (m)');
ylabel('Relative reflectivity');
axis([-2 * ls2 2 * ls2 0 1]);

subplot(4,1,4); % IFT of the deconvolved differential interferogram
I_k2 = S_k .* abs(-1 + E_s1 + E_s2).^2; % interferogram
delta_I_k = I_k1 - I_k2;
spec2 = abs(fftshift(ifft(delta_I_k./S_k)))/sqrt(N);
plot(ls_prime/(2 * ns),spec2/max(spec2),'k');
title('IFT of the deconvolved differential interferogram');
xlabel('Depth ls (m)');
ylabel('Relative reflectivity');
axis([-2 * ls2 2 * ls2 0 1]);
```

程序输出的图像如图 9.9 所示。第一个面板显示了模拟光谱干涉图 $I(k)$。第二个面板显示了 $I(k)$ 的傅里叶逆变换。在做傅里叶逆变换后,记住将独立变量

变为 $2n_s l_s$。第三个面板显示了 $I(k)/S(k)$ 的傅里叶逆变换。第四个面板显示了式(9.82)所示的 $\Delta I(k)/S(k)$ 的傅里叶逆变换。在所有的傅里叶逆变换中,恢复了后向散射体的位置和强度。在第二个面板中,出现了一个直流分量和一个在 $50~\mu\text{m}$ 处的伪后向散射,后者是由于两个后向散射体分波间干涉。第三个面板中显示了反卷积使峰锐化。第四个面板中显示反卷积的差分干涉图经傅里叶逆变换可产生一个清晰的一维图像。

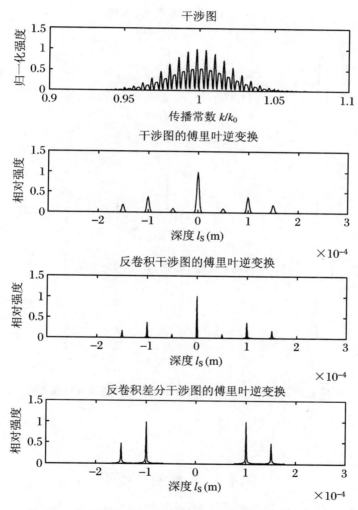

图 9.9　模拟 FD-OCT 中两个后向散射体的信号处理过程

如果设置 r_{s2} 为 0,不考虑第二个后向散射体,我们得到的结果如图 9.10 所示。直流部分依旧出现在 $I(k)$ 的傅里叶逆变换中。然而由于只有单个后向散射体存在,样品光束的自干涉信号不会出现。

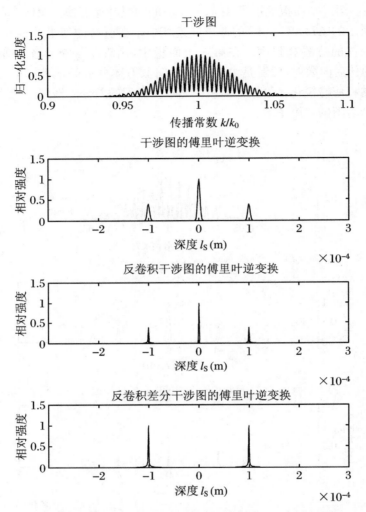

图 9.10   模拟 FD-OCT 中单个后向散射体的信号处理过程

9.7   多普勒 OCT

   类似于超声回波记录仪,根据多普勒效应,OCT 能对血流成像。多普勒 OCT 能够测量位于组织表面下 1 mm 深度内的直径为 10 μm 血管中的血液流速,且可测的流速在 10 pL/s 的量级。下面阐述了在非色散介质中多普勒 OCT 的基本原理。参考镜通过移动改变臂长差：

$$\Delta l(t) = \Delta l_0 - v_R t \tag{9.84}$$

式中，Δl_0 表示 $t = 0$ 时的臂长差，v_R 表示参考镜的速度。在中心波长 λ_0 处，两臂间的相位差可由式(9.8)修正为

$$\Delta \varphi(t) = 2k_0(\Delta l_0 - v_R t) = \frac{4\pi}{\lambda_0}(\Delta l_0 - v_R t) \tag{9.85}$$

这个时变的相位差导致多普勒频移 f_R 为

$$f_R(\lambda_0) = \frac{1}{2\pi}\left|\frac{\mathrm{d}\Delta\varphi(t)}{\mathrm{d}t}\right| = \frac{2v_R}{\lambda_0} \tag{9.86}$$

多普勒频移 f_R 是拍频，也称为干涉条纹的载波频率。其他的光谱分量有相似的多普勒频移：

$$f_R(\lambda) = \frac{2v_R}{\lambda} \tag{9.87}$$

这可用来计算干涉信号的带宽：

$$\Delta f_R = \frac{2v_R}{\lambda_0^2}\Delta\lambda \tag{9.88}$$

在流动的情况下，一个附加的多普勒频移会导致如下的载波频率：

$$f_{RS}(\lambda_0) = \frac{1}{2\pi}\left|\frac{\mathrm{d}\Delta\varphi(t)}{\mathrm{d}t}\right| = \left|\frac{2}{\lambda_0}(v_S\cos\theta_S - v_R)\right| = |f_S(\lambda_0) - f_R(\lambda_0)| \tag{9.89}$$

其中，v_S 表示散射体的速度，θ_S 表示流向和光线入射方向的夹角，f_S 表示因后向散射体导致的多普勒频移：

$$f_S(\lambda_0) = \frac{2v_S\cos\theta_S}{\lambda_0} \tag{9.90}$$

如果 $f_S < f_R$，有

$$f_{RS}(\lambda_0) = f_R(\lambda_0) - f_S(\lambda_0) \tag{9.91}$$

或

$$f_S(\lambda_0) = f_R(\lambda_0) - f_{RS}(\lambda_0) \tag{9.92}$$

因为 f_R 是已知的，一旦获得原始(解调前)干涉条纹，对干涉条纹做傅里叶变换即可得到 f_{RS}，通过式(9.92)进一步得到 f_S。如果 θ_S 为已知，由式(9.90)可以计算出 v_S。因为傅里叶变换通常在滑动的短时间窗中实现，在流速估计时要注意轴向分辨率和速度分辨率的折中。

9.8 群速度色散

群速度色散(GVD)会使 OCT 的轴向分辨率恶化，在前面部分我们都未考虑。

GVD 会引起多色光经历非线性的随频率变化的相位延迟。因此 GVD 会使超短激光脉冲展宽。更确切地说,OCT 系统中参考和样品臂之间的 GVD 不匹配会导致轴向点扩散函数展宽。

为了分析 GVD 对 OCT 信号的影响,我们在中心角频率 ω_0 处将传播常数展开到二阶泰勒级数:

$$k(\omega) = k(\omega_0) + k'(\omega_0)(\omega - \omega_0) + \frac{1}{2}k''(\omega_0)(\omega - \omega_0)^2 \qquad (9.93)$$

由相位和群速度的定义(式(9.32)和(9.34)),式(9.93)可以改写为

$$k(\omega) = \frac{1}{v_p(\omega_0)}\omega_0 + \frac{1}{v_g(\omega_0)}(\omega - \omega_0) + \frac{1}{2}k''(\omega_0)(\omega - \omega_0)^2 \qquad (9.94)$$

参考光束和样品光束间随频率变化的相位差为

$$\Delta\varphi(\omega) = 2k_S(\omega)l_S - 2k_R(\omega)l_R \qquad (9.95)$$

如果在参考和样品路径中传播常数是相等的,仅仅在臂长度 l_d 存在不匹配的GVD,则可将式(9.94)代入到式(9.95):

$$\Delta\varphi(\omega) = \frac{1}{v_p(\omega_0)}\omega_0(2\Delta l) + \frac{1}{v_g(\omega_0)}(\omega - \omega_0)(2\Delta l)$$
$$+ \frac{1}{2}\Delta k''(\omega_0)(\omega - \omega_0)^2(2l_d) \qquad (9.96)$$

式中,$\Delta l = l_S - l_R$,并有

$$\Delta k''(\omega_0) = k_S''(\omega_0) - k_R''(\omega_0) \qquad (9.97)$$

将式(9.33)和(9.35)代入到式(9.96),得到

$$\Delta\varphi(\omega) = \omega_0\Delta\tau_p + (\omega - \omega_0)\Delta\tau_g + \frac{1}{2}\Delta k''(\omega_0)(\omega - \omega_0)^2(2l_d) \qquad (9.98)$$

将式(9.98)代入到式(9.26),得到

$$I_{AC} \propto$$

$$\text{Re}\left\{\exp(-\mathrm{i}\omega_0\Delta\tau_p)\int_{-\infty}^{\infty}S(\omega)\exp\left(-\mathrm{i}\left[(\omega - \omega_0)\Delta\tau_g + \frac{\Delta k''}{2}(\omega - \omega_0)^2(2l_d)\right]\right)\mathrm{d}\omega\right\}$$

$$(9.99)$$

如果 $S(\omega)$ 是高斯型的(式(9.13)),式(9.99)描述了被复杂高斯包络调制的干涉信号:

$$I_{AC} \propto \text{Re}\left\{\frac{\sigma_\tau}{\Gamma(2l_d)}\exp\left(-\frac{1}{2}\frac{\Delta\tau_g^2}{\Gamma^2(2l_d)}\right)\exp(-\mathrm{i}\omega_0\Delta\tau_p)\right\} \qquad (9.100)$$

式中,$\Gamma(2l_d)$ 表示轴向点扩散函数的标准差:

$$\Gamma^2(2l_d) = \sigma_\tau^2 + \mathrm{i}\tau_d^2 \qquad (9.101)$$

这里的 GVD 时间常数定义为

$$\tau_d = \sqrt{\Delta k''(\omega_0)(2l_d)} \qquad (9.102)$$

由式(9.101),有

$$\frac{1}{\Gamma^2(2l_d)} = \frac{\sigma_\tau^2}{\sigma_\tau^4 + \tau_d^4} - \mathrm{i}\frac{\tau_d^2}{\sigma_\tau^4 + \tau_d^4} \tag{9.103}$$

将式(9.103)代入到式(9.100)，我们发现式(9.103)的右边实部和虚部分量分别会引起干涉信号的展宽和啁啾。原来的标准差 σ_τ 被展宽到

$$\widetilde{\sigma}_\tau = \sigma_\tau\sqrt{1 + (\tau_d/\sigma_\tau)^4} \tag{9.104}$$

因此包络线随着 τ_d 的增加而展宽，当 $\tau_d = \sigma_\tau$ 时包络线展宽为 $\sqrt{2}$ 倍。随着 Δl 的增加，干涉信号啁啾，通过对式(9.100)中的全相位 φ_{AC} 微分得到干涉信号的啁啾为

$$\frac{\mathrm{d}\varphi_{\mathrm{AC}}}{\mathrm{d}\Delta l} = 2k(\omega_0) - \frac{4\tau_d^2}{\sigma_\tau^4 + \tau_d^4}k'^2(\omega_0)\Delta l \tag{9.105}$$

式中假定 l_d 独立于 Δl。如果 Δl 是均匀扫描，将式(9.84)代入式(9.105)得到

$$\frac{\mathrm{d}\varphi_{\mathrm{AC}}}{\mathrm{d}t} = 2k(\omega_0)v_{\mathrm{R}} - \frac{4\tau_d^2}{\sigma_\tau^4 + \tau_d^4}k'^2(\omega_0)v_{\mathrm{R}}(\Delta l_0 - v_{\mathrm{R}}t) \tag{9.106}$$

因此干涉信号的角频率随着时间变化，这就是啁啾。

由于 $1/\Gamma(2l_d)$ 的振幅降低了干涉包络的峰值，使系统灵敏度下降。灵敏度定义为入射光功率和最微弱可测样品光功率的比，通常其降低以 dB 为单位表示。光电流幅度的降低由下面的乘法因子给出：

$$\left|\frac{\sigma_\tau}{\Gamma(2l_d)}\right| = \frac{1}{[1 + (\tau_d/\sigma_\tau)^4]^{\frac{1}{4}}} = \sqrt{\frac{\sigma_\tau}{\widetilde{\sigma}_\tau}} \tag{9.107}$$

这表明其反比于 $\sqrt{\widetilde{\sigma}_\tau}$。

实际上 GVD 的影响通过最小化 l_d 可以减小。比如参考和样品臂的光纤长度应尽可能地匹配。在视网膜成像中，对眼中的透明路径，在参考臂中可以采用光学相似的介质匹配，比如水。

例 9.5　估计熔融石英光纤相对于空气的 GVD 不匹配长度 l_d，超过 l_d 后其包络展宽变得显著。用 SLD 作光源，其中心波长 $\lambda_0 = 800\ \mathrm{nm}$，带宽 $\Delta\lambda = 20\ \mathrm{nm}$。

由式(9.39)、式(9.40)和(9.42)，得到

$$\sigma_\tau = \frac{\sqrt{2\ln 2}}{2\pi c}\frac{\lambda_0^2}{\Delta\lambda} = 20\ (\mathrm{fs}) \tag{9.108}$$

在熔融石英光纤中，波长为 800 nm 时，$k'' = 350\ \mathrm{fs}^2/\mathrm{cm}$。因此相对于空气 $\Delta k'' = 350\ \mathrm{fs}^2/\mathrm{cm}$。当 $\tau_d = \sigma_\tau$，包络加宽被认为是显著的。由式(9.102)可得到

$$l_d = \frac{\tau_d^2}{2\Delta k''} = 0.57\ (\mathrm{cm}) \tag{9.109}$$

例 9.6　推导式(9.105)。

在式(9.100)中总相位是

$$\varphi_{\mathrm{AC}} = \omega_0\Delta\tau_p - \frac{1}{2}\frac{\tau_d^2}{\sigma_\tau^4 + \tau_d^4}(\Delta\tau_g)^2 \tag{9.110}$$

将式(9.33)和式(9.35)代入式(9.110),得到

$$\varphi_{AC}(\Delta l) = 2k(\omega_0)\Delta l - \frac{1}{2}\frac{\tau_d^2}{\sigma_\tau^4 + \tau_d^4}\left[k'(\omega_0)2\Delta l\right]^2 \qquad (9.111)$$

该式对 Δl 微分可推导出式(9.105)。

9.9 OCT 的蒙特卡罗模拟

虽然在 OCT 中单次后向散射光子最为理想,但多次散射光子对 OCT 信号也有贡献。单次和多次散射的贡献都可以采用蒙特卡罗方法模拟。由于在蒙特卡罗方法中只有总体平均量被模拟,OCT 中的某些特性不予考虑,如散斑。OCT 信号分为两类,如图 9.11 所示。两类信号都是基于与参考信号相干的样品光。Ⅰ类来自于目标层的后向散射,它的中心样品臂长 z_c、厚度 Δz 由如下等式决定:

$$n_S z_c = n_R l_R \qquad (9.112)$$

$$\Delta z = \frac{l_c}{2n_S} \qquad (9.113)$$

式中,n_S 和 n_R 分别表示样品和参考臂的折射率。Ⅱ类来自目标层上方的多次散射。Ⅰ类提供了关于目标层的有效成像信息而Ⅱ类不能。由于两类混合在干涉信号中,Ⅱ类使 OCT 的对比度和分辨率恶化。

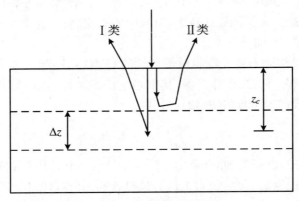

图 9.11 OCT 信号的组成

假定

$$I_{AC} \propto \sqrt{I_S} \qquad (9.114)$$

式中

$$I_S = I_1 + I_2 \qquad (9.115)$$

I_1 和 I_2 分别表示 I 类光和 II 类光的总体平均强度。

方差减少技术和角度偏差抽样用来加速后向散射的计算。由于在生物组织中散射具有高度的前向性，散射角的标准抽样对后向散射是低效的。角度偏差抽样技术是用人为的偏差散射相函数代替真实的函数进行抽样，随后通过光子的权重校正补偿偏差，其权重校正表示如下：

$$w^* = \frac{P(\theta, \varphi)}{P^*(\theta, \varphi)} w \tag{9.116}$$

式中，$\theta(0 \leqslant \theta \leqslant \pi)$ 和 $\varphi(0 \leqslant \varphi < 2\pi)$ 分别表示光子的极角和方位角，P 和 P^* 分别代表真实的和有偏差的相函数，w 和 w^* 分别为与 P 和 P^* 有关的光子权重。

这里将 Henyen-Greenstein 相位函数 $p(\cos\theta)$（见第 3 章）用于 $P(\theta, \varphi)$：

$$p(\cos\theta) = \frac{1 - g^2}{2(1 + g^2 - 2g\cos\theta)^{3/2}} \tag{9.117}$$

式中，g 表示散射的各向异性因子。进一步，$p(-\cos\theta)$ 用于描述 $P^*(\theta, \varphi)$。因此一旦 $p(\cos\theta)$ 用 $\cos\theta$ 抽样，$-\cos\theta$ 实际上是用来传播光子包。由式(9.116) 和式(9.117)，光子权重校正为

$$w^* = \left(\frac{1 + g^2 + 2g\cos\theta}{1 + g^2 - 2g\cos\theta}\right)^{3/2} w \tag{9.118}$$

在模拟中，从准直笔形光束发射光子包，随后采用常规的蒙特卡罗方法追踪（见第 3 章）。如果光子包到达目标层中的散射区域，它首先被标记然后按上述的角度偏差抽样散射。当满足 $n_s l_s > n_R l_R + \dfrac{l_c}{4}$ 条件时，光子包终止。到达探测器时，抛弃满足 $n_s l_s < n_R l_R - \dfrac{l_c}{4}$ 条件的光子包，然后标记的光子记录到 I 类中，没有标记的光子记录到 II 类。

在这些模拟中用到的参数包括 $l_c = 15~\mu m$，$n_R = n_s = 1.5$，吸收系数 $\mu_a = 1.5$ cm^{-1}，散射系数 $\mu_s = 60$ cm^{-1}，以及 $g = 0.9$。探测器的半径为 $10~\mu m$，接收角为 $5°$。图 9.12 显示了在探测深度较小时，II 类是小于 I 类的，但是在探测深度大于 ~ 500 μm 时，大于 I 类。图 9.13 显示了 II 类中散射事件的平均数量是远大于 I 类的，并随着探测深度的增加 II 类散射事件的数量增加快些。由于散射使偏振随机化，在交叉偏振探测时 II 类可以被抑制高达 50%。如果 I 类的光是完全偏振的，II 类的光是完全非偏振的，交点可以延伸到 $\sim 500~\mu m$ 到 $\sim 700~\mu m$，如图 9.12 所示。

此外，图 9.12 显示了 I 类信号以消光系数 μ_t 相关的速率衰减。探测信号强度 I_s 依次依赖于以下三个因素：(1) 光子达到目标层的数量；(2) 随后发生后向散射的比例；(3) 最终能达到探测器的比例。由于假定散射体有相同的相函数，来自不同深度的单次后向散射光有着相同的角分布。但是来自更大深度的单次后向散射光会在组织表面很大的区域上扩展开来，因此不能完全为探测器所接收。因此 I 类中的单次后向散射光衰减速率远大于 μ_t。当包括多次散射部分时，I 类以

略微不同于 μ_t 的衰减率结束。

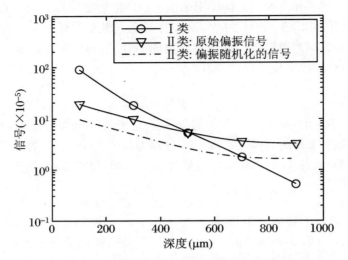

图 9.12   Ⅰ类和Ⅱ类信号随探测深度(z_c)的变化

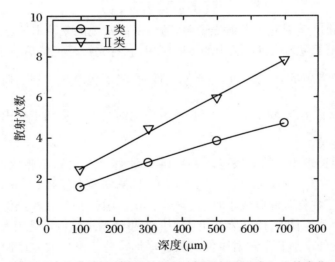

图 9.13   Ⅰ类和Ⅱ类信号的散射次数随探测深度(z_c)的变化

如图 9.13 所示,Ⅰ类包含了多次散射光的贡献,散射事件的平均次数随着探测深度线性增加,在 $200\ \mu$m 时可达～2 次。原则上,由于单次后向散射光子在目标层外没有发生碰撞,因此可提供精确的定位成像信息。而多次散射光经历了多个位置的相互作用,无法直接提供定位成像信息。

习　　题

9.1　基于相干长度的定义推导式(9.15),近一步证明 $l_c = 8\ln 2 \dfrac{c}{\Delta\omega}$。

9.2　如果直接由电子探测器提供 $10\ \mu\text{m}$ 的轴向分辨率,估计需要的时间分辨率。

9.3　推导式(9.6),画出干涉信号随臂长差的变化情况,表明交流干涉信号在直流背景中的分布。在什么条件下对比度(交流振幅/直流振幅)能达到最大? 最大值是多少?

9.4　证明式(9.41)。

9.5　证明式(9.14)。

9.6　如果散射体是静止的,(a) 参考镜以 $40\ \text{mm/s}$ 的速度向入射光平移,计算 OCT 的拍频。光源的中心波长是 $830\ \text{nm}$。(b) 假定散射体以 $0.5\ \text{mm/s}$ 的速度,相对于后向散射光 $75°$ 角朝入射光束运动,计算新的拍频。

9.7　用自己的代码完成例 9.3 中所示的 TD-OCT 模拟,(a) $\Delta\lambda$ 依次等于 $100\ \text{nm}$、$50\ \text{nm}$ 和 $25\ \text{nm}$;(b) 两个后向散射体分别间隔 $4l_c$、$2l_c$、l_c 和 $l_c/2$。对干涉信号添加一个直流背景并假定有 5% 的调制深度(AC/DC)。

9.8　解析证明例 9.3 的解调过程,恢复不含常数比例因子的包络。

9.9　证明 9.5 节中的式(9.58)和随后的方程。

9.10　证明:傅里叶域快速扫描光学延迟线导致了 OCT 干涉信号有如下的中心频率和带宽。

$$f_0 = \frac{4x_0}{\lambda_0}\frac{\mathrm{d}\theta_s(t)}{\mathrm{d}t} \quad \text{和} \quad \Delta f = \frac{2\Delta\lambda}{\lambda_0^2}\left(2x_0 - \frac{2f\lambda_0}{p_g}\right)\frac{\mathrm{d}\theta_s(t)}{\mathrm{d}t}$$

9.11　扩展例 9.3 到多普勒 OCT。假定参考镜以 $40\ \text{mm/s}$ 的速度向入射光束平移,散射体以 $0.5\ \text{mm/s}$ 的速度,相对于后向散射光 $75°$ 角向入射光束运动。此外,当流向和参考镜的速度都给出时,在整流前做干涉条纹的傅里叶变换并恢复散射体的流速。

9.12　扩展 9.4 节中的理论使其能运用于多普勒 OCT。

9.13　推导式(9.100)。

9.14　推导式(9.103)。

9.15　使用 MATLAB 从数值上证明由 GVD 引起的加宽和啁啾。假定一套实际的参数。

9.16　使用 MATLAB 数值证明相位和群速率的概念，(a) 使用两个同向的平面波，有相同的振幅但较小的频率差异；(b) 三个同向的平面波，有相同的振幅但较小的频率差异。概括相位和群速的表达式。

9.17　进行 OCT 的蒙特卡罗模拟，重绘图 9.12 和图 9.13。

9.18　在式(9.25)中通过添加适当的参数使能用＝符号代替∝符号。

9.19　给出 OCT 中的干涉信号 I_{AC} 和电场的自相关函数 G_1 的关系。

9.20　基于共聚焦机制推导 OCT 的横向分辨率。

阅　　读

[1] Ai J，Wang L H V. Synchronous self-elimination of autocorrelation interference in Fourier-domain optical coherence tomography[J]. Optics Letters，2005，30(21)：2939-2941，Section 9.6.

[2] Fujimoto J G. Optical coherence tomography：Introduction. Handbook of optical coherence tomography[M]// Bouma B E, Tearney G J, eds. New York：Marcel Dekker：Section 9.4.

[3] Hee M R. Optical coherence tomography：Theory. Handbook of optical coherence tomography[M]// Bouma B E, Tearney G J, eds. New York：Marcel Dekker：Sections 9.4 and 9.8.

[4] Huang D，Swanson E A, Lin C P, Schuman J S, Stinson W G, Chang W，Hee M R, Flotte T, Gregory K, Puliafito C A, Fujimoto J G. Optical coherence tomography[J]. Science，1991，254(5035)：1178-1181，Sections 9.1 and 9.4.

[5] Lindner M W，Andretzky P, Kiesewetter F, Hausler G. Spectral radar：optical coherence tomography in the Fourier domain. Handbook of optical coherence tomography[M]// Bouma B E, Tearney G J, eds. New York：Marcel Dekker：Section 9.6.

[6] Milner T E，Yazdanfar S, Rollins A M, Izatt J A, Lindmo T, Chen Z P，Nelson JS, Wang XJ. Doppler optical coherence tomography. Handbook of optical coherence tomography[M]// Bouma B E, Tearney G J, eds. New York：Marcel Dekker：Section 9.7.

[7] Rollins A M，Izatt JA. Reference optical delay scanning. Handbook of optical coherence tomography[M]// Bouma B E, Tearney G J, eds. New

York：Marcel Dekker：Section 9.5.

[8] Yao G，Wang L H V. Monte Carlo simulation of optical coherence tomography in homogeneous turbid media[J]. Physics in Medicine and Biology，1999，44(9)：2307-2320，Section 9.9.

延 伸 阅 读

[1] Bouma B E，Tearney G J. Power-efficient nonreciprocal interferometer and linear-scanning fiber-optic catheter for optical coherence tomography[M]. Optics Letters，1999，24(8)：531-533.

[2] Bouma B E，Tearney G J. Handbook of optical coherence tomography[M]. New York：Marcel Dekker，2002.

[3] Cense B，Nassif N A. Ultrahigh-resolution high-speed retinal imaging using spectral-domain optical coherence tomography[J]. Optics Express，2004，12(11)：2435-2447.

[4] Chen Z P，Milner T E，Srinivas S，Wang X J，Malekafzali A，van Gemert M J C，Nelson J S. Noninvasive imaging of in vivo blood flow velocity using optical Doppler tomography[J]. Optics Letters，1997，22(14)：1119-1121.

[5] Chiang H P，Chang W S，Wang J P. Imaging through random scattering media by using cw-broad-band interferometry[J]. Optics Letters，1993，18(7)：546-548.

[6] Chinn S R，Swanson E A，Fujimoto J G. Optical coherence tomography using a frequency-tunable optical source[J]. Optics Letters，1997，22(5)：340-342.

[7] Choma M A，Sarunic M V，Yang C H，Izatt J A. Sensitivity advantage of swept source and Fourier domain optical coherence tomography[J]. Optics Express，2003，11(18)：2183-2189.

[8] de Boer J F，Cense B，Park B H，Pierce M C，Tearney G J，Bouma B E. Improved signal-to-noise ratio in spectral-domain compared with time-domain optical coherence tomography[J]. Optics Letters，2003，28(21)：2067-2069.

[9] Drexler W，Morgner U，Kartner F X，Pitris C，Boppart S A，Li X D，Ippen E P，Fujimoto J G. In vivo ultrahigh-resolution optical coherence

tomography[J]. Optics Letters, 1999, 24(17): 1221-1223.

[10] Drexler W, Morgner U, Ghanta R K, Kartner F X, Schuman J S, Fujimoto J G. Ultrahigh-resolution ophthalmic optical coherence tomography [J]. Nature Medicine, 2001, 7(4): 502-507.

[11] Dubois A, Vabre L, Boccara A C, Beaurepaire E. High-resolution full-field optical coherence tomography with a Linnik microscope[J]. Applied Optics, 2002, 41(4): 805-812.

[12] Fercher A F, Hitzenberger C K, Sticker M, Moreno-Barriuso E, Leitgeb R, Drexler W, Sattmann H. A thermal light source technique for optical coherence tomography [J]. Optics Communications, 2000, 185 (1/3): 57-64.

[13] Fujimoto J G. Optical coherence tomography for ultrahigh resolution in vivo imaging[J]. Nature Biotechnology, 2003, 21(11): 1361-1367.

[14] Hartl I, Li X D, Chudoba C, Ghanta R K, Ko T H, Fujimoto J G, Ranka J K, Windeler R S. Ultrahigh-resolution optical coherence tomography using continuum generation in an air-silica microstructure optical fiber[J]. Optics Letters, 2001, 26(9): 608-610.

[15] Hee M R, Izatt J A, Swanson E A, Fujimoto J G. Femtosecond transillumination tomography in thick tissues[J]. Optics Letters, 1993, 18(13): 1107-1109.

[16] Hitzenberger C K, Baumgartner A, Fercher A F. Dispersion induced multiple signal peak splitting in partial coherence interferometry[J]. Optics Communications, 1998, 154(4): 179-185.

[17] Hitzenberger C K, Fercher A F. Differential phase contrast in optical coherence tomography[J]. Optics Letters, 1999, 24(9): 622-624.

[18] Izatt J A, Hee M R, Owen G M, Swanson E A, Fujimoto J G. Optical coherence microscopy in scattering media[J]. Optics Letters, 1994, 19(8): 590-592.

[19] Izatt J A, Kulkami M D, Yazdanfar S, Barton J K, Welch A J. In vivo bi-directional color Doppler flow imaging of picoliter blood volumes using optical coherence tomograghy [J]. Optics Letters, 1997, 22 (18): 1439-1441.

[20] Knuttel A, Boehlau-Godau M. Spatially confined and temporally resolved refractive index and scattering evaluation in human skin performed with optical coherence tomography[J]. Journal of Biomedical Optics, 2000, 5(1): 83-92.

[21] Kowalevicz A M, Ko T, Hartl I, Fujimoto J G, Pollnau M, Salathe R P. Ultrahigh resolution optical coherence tomography using a superluminescent light source[J]. Optics Express, 2002, 10(7): 349-353.

[22] Kulkarni M D, Thomas C W, Izatt J A. Image enhancement in optical coherence tomography using deconvolution[J]. Electronics Letters, 1997, 33(16): 1365-1367.

[23] Kulkarni M D, van Leeuwen T G, Yazdanfar S, Izatt J A. Velocity-estimation accuracy, frame-rate limitations in color Doppler optical coherence tomography[J]. Optics Letters, 1998, 23(13): 1057-1059.

[24] Lee T M, Oldenburg A L, Sitafalwalla S, Marks D L, Luo W, Toublan F J J, Suslick K S, Boppart S A. Engineered microsphere contrast agents for optical coherence tomography [J]. Optics Letters, 2003, 28 (17): 1546-1548.

[25] Leitgeb R, Hitzenberger C K, Fercher A F. Performance of Fourier domain vs. time domain optical coherence tomography[J]. Optics Express, 2003, 11(8): 889-894.

[26] Leitgeb R, Wojtkowski M, Kowalczyk A, Hitzenberger C K, Sticker M, Fercher A F. Spectral measurement of absorption by spectroscopic frequency-domain optical coherence tomography[J]. Optics Letters, 2000, 25(11): 820-822.

[27] Li X D, Chudoba C, Ko T, Pitris C, Fujimoto J G. Imaging needle for optical coherence tomography [J]. Optics Letters, 2000, 25 (20): 1520-1522.

[28] Liu H H, Cheng P H, Wang J P. Spatially coherent white-light interferometer based on a point fluorescent source[J]. Optics Letters, 1993, 18 (9): 678-680.

[29] Morgner U, Drexler W, Kartner F X, Li X D, Pitris C, Ippen E P, Fujimoto J G. Spectroscopic optical coherence tomography[J]. Optics Letters, 2000, 25(2): 111-113.

[30] Pan Y T, Birngruber R, Engelhardt R. Contrast limits of coherence-gated imaging in scattering media [J]. Applied Optics, 1997, 36 (13): 2979-2983.

[31] Pan Y T, Xie H K, Fedder G K. Endoscopic optical coherence tomography based on a microelectromechanical mirror[J]. Optics Letters, 2001, 26(24): 1966-1968.

[32] Podoleanu A G, Rogers J A, Jackson D A. OCT en-face images from the

retina with adjustable depth resolution in real time[J]. IEEE Journal of Selected Topics in Quantum Electronics, 1999, 5(4): 1176-1184.

[33] Povazay B, Bizheva K, Unterhuber A, Hermann B, Sattmann H, Fercher A F, Drexler W, Apolonski A, Wadsworth W J, Knight J C, Russell P S J, Vetterlein M, Scherzer E. Submicrometer axial resolution optical coherence tomography[J]. Optics Letters, 2002, 27(20): 1800-1802.

[34] Rollins A M, Kulkarni M D, Yazdanfar S, Ung-arunyawee R, Izatt J A. In vivo video rate optical coherence tomography[J]. Optics Express, 1998, 3(6): 219-229.

[35] Rollins A M, Izatt J A. Optimal interferometer designs for optical coherence tomography[J]. Optics Letters, 1999, 24(21): 1484-1486.

[36] Schmitt J M, Knuttel A, Yadlowsky M, Eckhaus M A. Optical-coherence tomography of a dense tissue-statistics of attenuation and backscattering [J]. Physics in Medicine and Biology, 1994, 39(10): 1705-1720.

[37] Schmitt J M, Knuttel A. Model of optical coherence tomography of heterogeneous tissue[J]. Journal of the Optical Society of America A, 1997, 14 (6): 1231-1242.

[38] Schmitt J M. Optical coherence tomography (OCT): a review[J]. IEEE Journal of Selected Topics in Quantum Electronics, 1999, 5(4): 1205-1215.

[39] Schmitt J M, Xiang S H, Yung K M. Speckle in optical coherence tomography[J]. Journal of Biomedical Optics, 1999, 4(1): 95-105.

[40] Swanson E A, Huang D, Hee M R, Fujimoto J G, Lin C P, Puliafito C A. High-speed optical coherence domain reflectometry[J]. Optics Letters, 1992, 17(2): 151-153.

[41] Tearney G J, Brezinski M E, Southern J F, Bouma B E, Hee M R, Fujimoto J G. Determination of the refractive-index of highly scattering human tissue by optical coherence tomography[J]. Optics Letters, 1995, 20(21): 2258-2260.

[42] Tearney G J, Boppart S A, Bouma B E, Brezinski M E, Weissman N J, Southern J F, Fujimoto J G. Scanning single-mode fiber optic catheter-endoscope for optical coherence tomography[J]. Optics Letters, 1996, 21 (7): 543-545.

[43] Tearney G J, Bouma B E, Fujimoto J G. High-speed phase and group-delay scanning with a grating-based phase control delay line[J]. Optics Letters, 1997, 22(23): 1811-1813.

[44] Tripathi R, Nassif N, Nelson J S, Park B H, de Boer J F. Spectral shaping

for non-Gaussian source spectra in optical coherence tomography[J]. Optics Letters, 2002, 27(6): 406-408.

[45] Vabre L, Dubois A, Boccara A C. Thermal-light full-field optical coherence tomography[J]. Optics Letters, 2002, 27(7): 530-532.

[46] Wang R K K, Xu X Q, Tuchin V V, Elder J B. Concurrent enhancement of imaging depth and contrast for optical coherence tomography by hyperosmotic agents[J]. Journal of the Optical Society of America B, 2001, 18 (7): 948-953.

[47] Wang Y M, Zhao Y H, Nelson J S, Chen Z P, Windeler R S. Ultrahigh-resolution optical coherence tomography by broadband continuum generation from a photonic crystal fiber[J]. Optics Letters, 2003, 28(3): 182-184.

[48] Wojtkowski M, Kowalczyk A, Leitgeb R, Fercher A F. Full range complex spectral optical coherence tomography technique in eye imaging[J]. Optics Letters, 2002, 27(16): 1415-1417.

[49] Wojtkowski M, Bajraszewski T, Targowski P, Kowalczyk A. Real-time in vivo imaging by high-speed spectral optical coherence tomography[J]. Optics Letters, 2003, 28(19): 1745-1747.

[50] Youngquist R C, Carr S, Davies D E N. Optical coherence-domain reflectometry: a new optical evaluation technique[J]. Optics Letters, 1987, 12 (3): 158-160.

[51] Yun S H, Tearney G J, de Boer J F, Iftimia N, Bouma B E. High-speed optical frequency-domain imaging[J]. Optics Express, 2003, 11(22): 2953-2963.

第 10 章　穆勒光学相干层析成像

10.1　引　　言

穆勒光学相干层析成像(穆勒 OCT)的目的是基于偏振敏感对生物组织的偏振特性成像。虽然 OCT 总的来说类似于超声成像,但是偏振存在于光学横波中而非超声纵波。因此,穆勒 OCT 并不类似于超声成像。

10.2　穆勒计算与琼斯计算

穆勒计算是指在偏振测量中利用斯托克斯矢量和穆勒矩阵,而琼斯计算是指运用琼斯矢量和琼斯矩阵。斯托克斯矢量可定量表示任意光的偏振态,而琼斯矢量只能表示完全偏振光的偏振态。介质对光的偏振态的影响可以由穆勒矩阵或琼斯矩阵来表示,前者基于斯托克斯矢量,后者基于琼斯矢量。如果介质不会降低光偏振度,穆勒矩阵和琼斯矩阵是等同的,两者都适用;否则只有穆勒矩阵适用。由于在偏振敏感 OCT 的相干检测中偏振度为 1,这两种矩阵都适用于 OCT。不过穆勒矩阵可以将 OCT 中的两大对比度机制分开,即后向散射(或反射)和偏振,因此更适合于呈现最终图像。在本书中,穆勒 OCT 是指基于穆勒矩阵或琼斯矩阵的偏振敏感 OCT。

10.3　偏　振　态

光的偏振是指电场矢量 $\vec{E}(z,t)$ 的方位在 xOy 平面上，z 轴则沿着波的传播方向，t 是时间。笛卡儿坐标系 (x,y,z) 是右手直角坐标系，x 轴通常是水平的。单色光的电场分量可以分解成两个沿着 x 轴和 y 轴的正交分量：

$$\vec{E}(z,t) = \vec{E}_x(z,t) + \vec{E}_y(z,t) \tag{10.1}$$

这两个分量可以表达为

$$\vec{E}_x(z,t) = \hat{e}_x E_{x0} \cos(kz - \omega t + \varphi_x) \tag{10.2}$$

$$\vec{E}_y(z,t) = \hat{e}_y E_{y0} \cos(kz - \omega t + \varphi_y) \tag{10.3}$$

式中，$\hat{e}_x$ 和 $\hat{e}_y$ 分别表示沿 x 轴和 y 轴的单位矢量，E_{x0} 和 φ_x 分别表示水平分量的幅度和相位，E_{y0} 和 φ_y 分别表示垂直分量的幅度和相位，ω 代表角频率，t 代表时间。两分量之间的相位差为

$$\Delta\varphi = \varphi_y - \varphi_x \tag{10.4}$$

将(10.3)式改写成

$$\vec{E}_y(z,t) = \hat{e}_y E_{y0} \cos(kz + \varphi_x - (\omega t - \Delta\varphi)) \tag{10.5}$$

对于给定的 z，当 $-\pi < \Delta\varphi < 0$ 时，$\vec{E}_y(z,t)$ 的相位超前 $\vec{E}_x(z,t)$；当 $0 < \Delta\varphi < \pi$ 时，$\vec{E}_y(z,t)$ 的相位滞后 $\vec{E}_x(z,t)$。

一般来说，对于给定的 z，如果电场矢量的端点随时间沿椭圆轨迹旋转，如图 10.1(a)所示，则称为椭圆偏振的光。椭圆的主轴相对于 x 轴有一个方位角 θ_o：

$$\theta_o = \frac{1}{2} \arctan_2 \frac{2E_{x0} E_{y0} \cos\Delta\varphi}{E_{x_0}^2 - E_{y_0}^2} \tag{10.6}$$

式中，$0 \leqslant \theta_o < \pi$，$\arctan_2$ 表示基于四象限的反正切，求解的角度取决于 $(E_{x_0}^2 - E_{y_0}^2, \cos\Delta\varphi)$ 的象限。

定义椭圆度 θ_e 来量化椭圆的形状和螺旋性：

$$\theta_e = \mp \arctan\frac{b}{a} \tag{10.7}$$

式中，a 和 b 分别代表椭圆的长半轴和短半轴，负号和正号分别代表左旋和右旋偏振(下面会讨论)。由于 $a \geqslant b$，$-\pi/4 \leqslant \theta_e \leqslant \pi/4$，可以写为

$$\theta_e = -\frac{1}{2} \arcsin\frac{2E_{x_0} E_{y_0} \sin\Delta\varphi}{E_{x_0}^2 + E_{y_0}^2} \tag{10.8}$$

引入一个辅助角：

$$\theta_d = \arctan\frac{E_{y_0}}{E_{x_0}} \tag{10.9}$$

式中,$0 \leqslant \theta_d \leqslant \pi/2$。根据式(10.9),式(10.6)和式(10.8)可以重新表达为

$$\theta_o = \frac{1}{2}\arctan(\tan 2\theta_d \cos \Delta\varphi) \tag{10.10}$$

$$\theta_e = -\frac{1}{2}\arcsin(\sin 2\theta_d \sin \Delta\varphi) \tag{10.11}$$

椭圆可以退化为一条线。如果 $E_{y0}=0$,椭圆为一条水平线,光为水平线性偏振或水平偏振的。类似的,如果 $E_{x0}=0$,光称为是垂直线偏振的。如果 $E_{x0}=E_{y0}$ 且 $\Delta\varphi=0$,光为 $+\pi/4$ 线偏振光。如果 $E_{x0}=E_{y0}$,且 $\Delta\varphi=\pi$,光为 $-\pi/4$ 线偏振光。如图 10.1(b)所示。

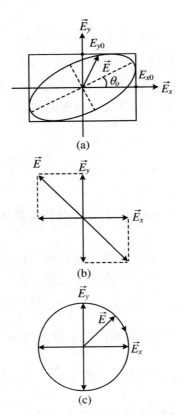

图 10.1　(a) 椭圆偏振,这里电场矢量的端点轨迹是一
个椭圆;(b) $-\pi/4$ 线偏振;(c) 右旋圆偏振

如果 $E_{x0}=E_{y0}$ 且 $\Delta\varphi=\pm\pi/2$,则椭圆退化为圆。因此,光称为圆偏振光。当 $\Delta\varphi=-\pi/2$ 时,式(10.2)和式(10.3)分别变为

$$\vec{E}_x(z,t) = \hat{e}_x E_{x0}\cos(kz + \varphi_x - \omega t) \tag{10.12}$$

$$\vec{E}_y(z,t) = \hat{e}_y E_{y0} \sin(kz + \varphi_x - \omega t) \tag{10.13}$$

基于平面角的定义，$-\omega t$ 角随时间顺时针变大。所以，当观察者迎着光源看（图 10.1(c)），给定 z 时，电场矢量顺时针旋转。由于电场矢量沿 z 轴的快照类似右手螺纹，此时，光称为右旋圆偏振光。反之，当 $\Delta\varphi = \pi/2$ 时，式(10.2)和式(10.3)变为

$$\vec{E}_x(z,t) = \hat{e}_x E_{x0} \cos(\omega t - kz_0 - \varphi_x) \tag{10.14}$$

$$\vec{E}_y(z,t) = \hat{e}_y E_{y0} \sin(\omega t - kz_0 - \varphi_x) \tag{10.15}$$

$+\omega t$ 角随时间逆时针变大，所以，光称为左旋圆偏振光。对于任意椭圆偏振光，当 $-\pi < \Delta\varphi < 0$ 时，称为右旋；当 $0 < \Delta\varphi < \pi$ 时，称为左旋。

在另一种约定下，$\cos(\omega t - kz + \varphi_x)$ 和 $\cos(\omega t - kz + \varphi_y)$ 分别代表电场的 x 和 y 分量，这种情况下 $\Delta\varphi$ 的解释必须与前述解释相反。虽然只要能保证一致性，可以采用任意一种约定，但在文献中两种约定的共存是混淆的来源。这里，我们使用式(10.2)和式(10.3)中的约定。

10.4　斯托克斯矢量

　　光的偏振态可通过斯托克斯矢量定量表示。斯托克斯矢量由 6 个光强分量组成，这些光强分量可通过探测器前的不同检偏器检测得到。由水平检偏器、垂直检偏器、$+\pi/4$ 线检偏器、$-\pi/4$ 线检偏器、右旋圆检偏器和左旋圆检偏器得到的光强分别用 I_H、I_V、$I_{+\pi/4}$、$I_{-\pi/4}$、I_R 和 I_L 表示。斯托克斯矢量 $\boldsymbol{S}$ 定义为

$$\boldsymbol{S} = \begin{bmatrix} S_0 \\ S_1 \\ S_2 \\ S_3 \end{bmatrix} = \begin{bmatrix} I_H + I_V \\ I_H - I_V \\ I_{+\pi/4} - I_{-\pi/4} \\ I_R - I_L \end{bmatrix} \tag{10.16}$$

这 4 个斯托克斯参数都是实数，S_0 表示原始光强，其他的三个参数（S_1、S_2 和 S_3）表示三对正交的检偏器测量的两个强度分量的值差。

　　这 4 个斯托克斯参数受下式约束：

$$S_0^2 \geqslant S_1^2 + S_2^2 + S_3^2 \tag{10.17}$$

等号适用于完全偏振光，不等号适用于部分偏振光，对于完全非偏振光，$S_1 = S_2 = S_3 = 0$。斯托克斯矢量的归一化形式是

$$\boldsymbol{S} = (1, S_1/S_0, S_2/S_0, S_3/S_0)^{\mathrm{T}} \tag{10.18}$$

式中上标 T 代表转置。

　　由斯托克斯矢量,偏振度(DOP)、线偏振度(DOLP)以及圆偏振度(DOCP)定义如下:

$$\begin{cases} DOP = \dfrac{\sqrt{S_1^2 + S_2^2 + S_3^2}}{S_0} \\[2mm] DOLP = \dfrac{\sqrt{S_1^2 + S_2^2}}{S_0} \\[2mm] DOCP = \dfrac{|S_3|}{S_0} \end{cases} \tag{10.19}$$

如果光沿着路径与介质相互作用后光的 DOP 仍保持为1,则介质是非去偏振的。否则,介质是去偏振的。

　　由于任意光波可以分解成两个正交偏振波,能量守恒要求

$$I_H + I_V = I_{+\pi/4} + I_{-\pi/4} = I_R + I_L = S_0 \tag{10.20}$$

因此,可以用 4 个独立的测量值,例如用 I_H、I_V、$I_{+\pi/4}$ 和 I_R 去表示 $\boldsymbol{S}$:

$$\boldsymbol{S} = \begin{pmatrix} I_H + I_V \\ I_H - I_V \\ 2I_{+\pi/4} - (I_H + I_V) \\ 2I_R - (I_H + I_V) \end{pmatrix} \tag{10.21}$$

对于单色光(完全偏振光),有

$$\boldsymbol{S} = \begin{pmatrix} E_{x_0}^2 + E_{y_0}^2 \\ E_{x_0}^2 - E_{y_0}^2 \\ 2E_{x_0} E_{y_0} \cos \Delta\varphi \\ -2E_{x_0} E_{y_0} \sin \Delta\varphi \end{pmatrix} \tag{10.22}$$

这可通过下式与偏振椭圆关联:

$$\boldsymbol{S} = S_0 \begin{pmatrix} 1 \\ \cos 2\theta_e \cos 2\theta_o \\ \cos 2\theta_e \sin 2\theta_o \\ \sin 2\theta_e \end{pmatrix} \tag{10.23}$$

如果斯托克斯矢量在笛卡儿坐标系中用矢量(S_1, S_2, S_3)几何表示,则对常数 S_0 的所有可能偏振态,其几何矢量末端点可以构成一个半径为 S_0 的球,这个球称为庞加莱球。庞加莱球的表面代表完全偏振态(DOP = 1),而球内则表示部分偏振态(DOP<1)。如果 DOP = 1,矢量的极角和方位角分别等于 $\pi/2 - 2\theta_e$ 和 $2\theta_o$(见式(10.23))。在庞加莱球的表面,赤道代表线偏振,上、下半球分别代表右手的和左手的偏振,北极和南极分别代表右旋和左旋圆偏振。

例 10.1　推导右旋和左旋圆偏振单色光的归一化斯托克斯矢量。

　　对于右旋和左旋圆偏振单色光,有 $E_{x_0} = E_{y_0}$ 和 $\Delta\varphi = \mp\pi/2$。由式(10.22),斯

托克斯矢量为

$$S_R = \begin{pmatrix} 1 \\ 0 \\ 0 \\ 1 \end{pmatrix}, \quad S_L = \begin{pmatrix} 1 \\ 0 \\ 0 \\ -1 \end{pmatrix} \tag{10.24}$$

式中,下标 R 和 L 分别代表右旋和左旋圆偏振。

10.5　穆　勒　矩　阵

穆勒矩阵 M 可代表介质对斯托克斯矢量的影响。对于入射斯托克斯矢量 S_{in},输出斯托克斯矢量 S_{out} 可以写为

$$S_{out} = M S_{in} \tag{10.25}$$

式中

$$M = \begin{bmatrix} M_{00} & M_{01} & M_{02} & M_{03} \\ M_{10} & M_{11} & M_{12} & M_{13} \\ M_{20} & M_{21} & M_{22} & M_{23} \\ M_{30} & M_{31} & M_{32} & M_{33} \end{bmatrix} \tag{10.26}$$

一般情况下,一个穆勒矩阵有 16 个独立元素。

穆勒矩阵由介质的固有性质和光学路径确定。相反,穆勒矩阵可以完全描述沿着给定路径介质的光偏振特性。由于元素 M_{00} 只表征介质基于强度的特性,因此在 OCT 中,穆勒矩阵可明确地从偏振对比度中分离后向散射对比度。

10.6　旋光器、偏振器和相位延迟器的穆勒矩阵

以角度 θ 旋转入射电场的旋光器的穆勒矩阵,表达式为

$$M_r(\theta) = \begin{bmatrix} 1 & 0 & 0 & 0 \\ 0 & \cos 2\theta & -\sin 2\theta & 0 \\ 0 & \sin 2\theta & \cos 2\theta & 0 \\ 0 & 0 & 0 & 1 \end{bmatrix} \tag{10.27}$$

偏振器也称为二向衰减器,有随偏振变化的衰减系数,也称为二向色性。如果

两个正交本征偏振态是线偏振或圆偏振的，二向衰减器称为线性或圆二向衰减器。本征偏振态即除去常数因子外不被偏振元件影响的偏振态。

若线性偏振器的两个本征偏振轴被定义为 x 和 y 轴，沿 x 和 y 轴的电场的透过率可表示为

$$p_x = T_p \cos \theta_p \quad . \tag{10.28}$$

$$p_y = T_p \sin \theta_p \tag{10.29}$$

式中 T_p 代表总电场透过率。上面两式求取比例可得 $\tan \theta_p = p_y / p_x$。线性偏振器的穆勒矩阵为

$$\boldsymbol{M}_p = \frac{T_p^2}{2} \begin{bmatrix} 1 & \cos(2\theta_p) & 0 & 0 \\ \cos(2\theta_p) & 1 & 0 & 0 \\ 0 & 0 & \sin(2\theta_p) & 0 \\ 0 & 0 & 0 & \sin(2\theta_p) \end{bmatrix} \tag{10.30}$$

若 $\theta_p = 0$（比如 $p_y = 0$），$\boldsymbol{M}_p$ 代表一个水平偏振器，可以将任意偏振态甚至是随机偏振态转换成水平偏振态。类似的，若 $\theta_p = \pi/2$（如 $p_x = 0$），$\boldsymbol{M}_p$ 代表一个垂直偏振器。

相位延迟器（亦称为波片、移相器或相位补偿器）有随偏振变化的相位延迟。若两正交的本征偏振态为线偏振或圆偏振，延迟器称为线性或圆延迟器。

若线性延迟器的两个轴定义为 x 和 y 轴，入射光波的 x 和 y 分量产生不同的相移：

$$\begin{aligned} \varphi'_x &= \varphi_x - \varphi/2 \\ \varphi'_y &= \varphi_y + \varphi/2 \end{aligned} \tag{10.31}$$

带"'"的相位是延迟光束相位，φ 表示两个正交分量的相移。如果 φ 是正的，x 和 y 轴分别称为快轴和慢轴。线性延迟器的穆勒矩阵为

$$\boldsymbol{M}_\varphi = \begin{bmatrix} 1 & 0 & 0 & 0 \\ 0 & 1 & 0 & 0 \\ 0 & 0 & \cos \varphi & \sin \varphi \\ 0 & 0 & -\sin \varphi & \cos \varphi \end{bmatrix} \tag{10.32}$$

对于四分之一波片，$\varphi = \pm \pi/2$；对于二分之一波片，$\varphi = \pm \pi$。

轴位于 xOy 平面且以 θ 角度旋转的偏振器件的穆勒矩阵为

$$\boldsymbol{M}(\theta) = \boldsymbol{M}_r(\theta) \boldsymbol{M}(0) \boldsymbol{M}_r(-\theta) \tag{10.33}$$

这里 $\boldsymbol{M}(0)$ 和 $\boldsymbol{M}(\theta)$ 分别代表在旋转前与旋转后偏振成分的穆勒矩阵。

例 10.2 证明四分之一波片可以将一个 $\pm\pi/4$ 线偏振光变成圆偏振光，反之亦然。

根据式（10.32）且 $\varphi = -\pi/2$，对入射斯托克斯矢量进行穆勒矩阵运算可得

$$\begin{bmatrix} 1 & 0 & 0 & 0 \\ 0 & 1 & 0 & 0 \\ 0 & 0 & 0 & -1 \\ 0 & 0 & 1 & 0 \end{bmatrix} \begin{bmatrix} 1 \\ 0 \\ \pm 1 \\ 0 \end{bmatrix} = \begin{bmatrix} 1 \\ 0 \\ 0 \\ \pm 1 \end{bmatrix} \tag{10.34}$$

右边的斯托克斯矢量分别代表右旋和左旋圆偏振。与此相反,有

$$\begin{bmatrix} 1 & 0 & 0 & 0 \\ 0 & 1 & 0 & 0 \\ 0 & 0 & 0 & -1 \\ 0 & 0 & 1 & 0 \end{bmatrix} \begin{bmatrix} 1 \\ 0 \\ 0 \\ \pm 1 \end{bmatrix} = \begin{bmatrix} 1 \\ 0 \\ \mp 1 \\ 0 \end{bmatrix} \tag{10.35}$$

这说明圆偏振光可以转化成线偏振光。

光的可逆原理确保了线偏振光和圆偏振光的相互转换。例如,$+\pi/4$ 线偏振可转换成右旋圆偏振,如式(10.34)所示。当光时间反转传播时,右旋圆偏振光可变成左旋圆偏振光,随后左旋圆偏振光又转换回 $+\pi/4$ 线偏振光,如式(10.35)所示。

10.7 穆勒矩阵的测量

穆勒矩阵可由多种起偏器和检偏器组合测量。这里介绍一种可能的测量方案。4 种偏振态:水平偏振态(H)、垂直偏振态(V)、$+\pi/4$ 线偏振态($+\pi/4$)、右旋圆偏振态(R)用于描述入射光波。它们的归一化斯托克斯矢量为

$$\boldsymbol{S}_{\mathrm{H}}^{\mathrm{i}} = \begin{bmatrix} 1 \\ 0 \\ 0 \\ 0 \end{bmatrix}, \quad \boldsymbol{S}_{\mathrm{V}}^{\mathrm{i}} = \begin{bmatrix} 1 \\ -1 \\ 0 \\ 0 \end{bmatrix}, \quad \boldsymbol{S}_{+\pi/4}^{\mathrm{i}} = \begin{bmatrix} 1 \\ 0 \\ 1 \\ 0 \end{bmatrix}, \quad \boldsymbol{S}_{\mathrm{R}}^{\mathrm{i}} = \begin{bmatrix} 1 \\ 0 \\ 0 \\ 1 \end{bmatrix} \tag{10.36}$$

式中,上标 i 表示入射光。由式(10.25),对应的 4 个输出斯托克斯矢量为

$$\begin{aligned} \boldsymbol{S}_{\mathrm{H}}^{\mathrm{o}} &= \boldsymbol{M} \boldsymbol{S}_{\mathrm{H}}^{\mathrm{i}} = \boldsymbol{M}_0 + \boldsymbol{M}_1 \\ \boldsymbol{S}_{\mathrm{V}}^{\mathrm{o}} &= \boldsymbol{M} \boldsymbol{S}_{\mathrm{V}}^{\mathrm{i}} = \boldsymbol{M}_0 - \boldsymbol{M}_1 \\ \boldsymbol{S}_{+\pi/4}^{\mathrm{o}} &= \boldsymbol{M} \boldsymbol{S}_{+\pi/4}^{\mathrm{i}} = \boldsymbol{M}_0 + \boldsymbol{M}_2 \\ \boldsymbol{S}_{\mathrm{R}}^{\mathrm{o}} &= \boldsymbol{M} \boldsymbol{S}_{\mathrm{R}}^{\mathrm{i}} = \boldsymbol{M}_0 + \boldsymbol{M}_3 \end{aligned} \tag{10.37}$$

式中,上标 o 代表输出波,$\boldsymbol{M}_0$、$\boldsymbol{M}_1$、$\boldsymbol{M}_2$ 和 $\boldsymbol{M}_3$ 代表矩阵 $\boldsymbol{M}$ 的四个列矢量:

$$\boldsymbol{M} = (\boldsymbol{M}_0, \boldsymbol{M}_1, \boldsymbol{M}_2, \boldsymbol{M}_3) \tag{10.38}$$

这 4 个列矢量(每个都有 4 个元素),可由式(10.37)得出:

$$M_0 = \frac{1}{2}(S_H^o + S_V^o)$$

$$M_1 = \frac{1}{2}(S_H^o - S_V^o)$$

$$M_2 = \frac{1}{2}[2S_{+\pi/4}^o - (S_H^o + S_V^o)]$$

$$M_3 = \frac{1}{2}[2S_R^o - (S_H^o + S_V^o)]$$

(10.39)

为了完全确定穆勒矩阵,至少 4 个独立的斯托克斯矢量需要测量,每个斯托克斯矢量又至少需要 4 个独立的强度测量值。因此,为了完全测量穆勒矩阵,至少需要 16个独立的光强测量值。如果穆勒矩阵的独立元素少于 16 个,则可以使用少些的强度测量值。

例 10.3 已知:

$$S_H^o = \begin{pmatrix} 1 \\ 1 \\ 0 \\ 0 \end{pmatrix}, \quad S_V^o = \begin{pmatrix} 1 \\ -1 \\ 0 \\ 0 \end{pmatrix}, \quad S_{+\pi/4}^o = \begin{pmatrix} 1 \\ 0 \\ 0 \\ -1 \end{pmatrix}, \quad S_R^o = \begin{pmatrix} 1 \\ 0 \\ 1 \\ 0 \end{pmatrix}$$

(10.40)

构建穆勒矩阵 M。

有

$$M_0 = \frac{1}{2}(S_H^o + S_V^o) = (1 \quad 0 \quad 0 \quad 0)^T$$

$$M_1 = \frac{1}{2}(S_H^o - S_V^o) = (0 \quad 1 \quad 0 \quad 0)^T$$

$$M_2 = \frac{1}{2}[2S_{+\pi/4}^o - (S_H^o + S_V^o)] = (0 \quad 0 \quad 0 \quad -1)^T$$

$$M_3 = \frac{1}{2}[2S_R^o - (S_H^o + S_V^o)] = (0 \quad 0 \quad 1 \quad 0)^T$$

(10.41)

因此,构建

$$M = \begin{pmatrix} 1 & 0 & 0 & 0 \\ 0 & 1 & 0 & 0 \\ 0 & 0 & 0 & 1 \\ 0 & 0 & -1 & 0 \end{pmatrix}$$

(10.42)

这即是 $\varphi = \pi/2$ 的四分之一波片。

10.8 琼 斯 矢 量

完全偏振光的偏振态可由琼斯矢量 E 表示。琼斯矢量是一个双元素的列矢量,由用相量表示的水平(x)和垂直(y)电场分量组成。由式(10.2)和式(10.3),单色光的琼斯矢量为

$$E = \begin{pmatrix} E_{x0}\exp(\mathrm{i}\varphi_x) \\ E_{y0}\exp(\mathrm{i}\varphi_y) \end{pmatrix} \xrightarrow{\text{归一化}} \frac{1}{\sqrt{E_{x_0}^2 + E_{y_0}^2}} \begin{bmatrix} E_{x0} \\ E_{y0}\exp(\mathrm{i}\Delta\varphi) \end{bmatrix} \tag{10.43}$$

归一化后的形式比较简单,然而,丢失了振幅和相位的绝对值。不像完整的琼斯矢量,归一化后的琼斯矢量和斯托克斯矢量都不能用来处理相干光束间的干涉。

由式(10.43),水平线偏振态可以表达为

$$E_{\mathrm{H}} = \begin{pmatrix} E_{x0}\exp(\mathrm{i}\varphi_x) \\ 0 \end{pmatrix} \xrightarrow{\text{归一化}} \begin{pmatrix} 1 \\ 0 \end{pmatrix} \tag{10.44}$$

同样,垂直线偏振态可以表达为

$$E_{\mathrm{V}} = \begin{pmatrix} 0 \\ E_{y0}\exp(\mathrm{i}\varphi_y) \end{pmatrix} \xrightarrow{\text{归一化}} \begin{pmatrix} 0 \\ 1 \end{pmatrix} \tag{10.45}$$

$+\pi/4$ 线偏振态,其中 $E_{y0} = E_{x0}$ 以及 $\varphi_y = \varphi_x$,可以表达为

$$E_{+\pi/4} = \begin{pmatrix} E_{x0}\exp(\mathrm{i}\varphi_x) \\ E_{x0}\exp(\mathrm{i}\varphi_x) \end{pmatrix} \xrightarrow{\text{归一化}} \frac{1}{\sqrt{2}} \begin{pmatrix} 1 \\ 1 \end{pmatrix} \tag{10.46}$$

$-\pi/4$ 线偏振态可以表达为

$$E_{-\pi/4} = \begin{bmatrix} E_{x0}\exp(\mathrm{i}\varphi_x) \\ -E_{x0}\exp(\mathrm{i}\varphi_x) \end{bmatrix} \xrightarrow{\text{归一化}} \frac{1}{\sqrt{2}} \begin{pmatrix} 1 \\ -1 \end{pmatrix} \tag{10.47}$$

右旋圆偏振态可以表达为

$$E_{\mathrm{R}} = \begin{bmatrix} E_{x0}\exp(\mathrm{i}\varphi_x) \\ E_{x0}\exp(\mathrm{i}\varphi_x - \mathrm{i}\pi/2) \end{bmatrix} \xrightarrow{\text{归一化}} \frac{1}{\sqrt{2}} \begin{pmatrix} 1 \\ -\mathrm{i} \end{pmatrix} \tag{10.48}$$

左旋圆偏振态可以表达为

$$E_{\mathrm{L}} = \begin{bmatrix} E_{x0}\exp(\mathrm{i}\varphi_x) \\ E_{x0}\exp(\mathrm{i}\varphi_x + \mathrm{i}\pi/2) \end{bmatrix} \xrightarrow{\text{归一化}} \frac{1}{\sqrt{2}} \begin{pmatrix} 1 \\ \mathrm{i} \end{pmatrix} \tag{10.49}$$

如果约定使用 $\cos(\omega t - kz + \varphi_x)$ 和 $\sin(\omega t - kz + \varphi_y)$ 来表示电场的 x 和 y 分量,式(10.48)和式(10.49)第二个元素的符号必须相反。

归一化琼斯矢量满足如下内积定律:

$$E^{\mathrm{T}*} \cdot E = 1 \tag{10.50}$$

两正交偏振态的归一化琼斯矢量满足下述正交恒等式:

$$E_1^{T*} \cdot E_2 = 0 \tag{10.51}$$

例如:

$$E_H^{T*} \cdot E_V = E_{+\pi/4}^{T*} \cdot E_{-\pi/4} = E_R^{T*} \cdot E_L = 0 \tag{10.52}$$

10.9 琼 斯 矩 阵

琼斯矩阵 J 可使输入琼斯矢量 E_{in} 转化为输出琼斯矢量 E_{out}:

$$E_{out} = JE_{in} \tag{10.53}$$

或

$$\begin{bmatrix} E_H^o \\ E_V^o \end{bmatrix} = \begin{bmatrix} J_{11} & J_{12} \\ J_{21} & J_{22} \end{bmatrix} \begin{bmatrix} E_H^i \\ E_V^i \end{bmatrix} \tag{10.54}$$

由于 E_{in} 和 E_{out} 仅能表示完全偏振光,J 仅适用于非去偏振介质。

10.10 旋光器、偏振器和相位延迟器的琼斯矩阵

使入射电场旋转 θ 角的旋光器的琼斯矩阵为

$$J_r(\theta) = \begin{pmatrix} \cos\theta & -\sin\theta \\ \sin\theta & \cos\theta \end{pmatrix} \tag{10.55}$$

沿 x 轴放置的线偏振器的琼斯矩阵为

$$J_p(0) = \begin{bmatrix} p_x & 0 \\ 0 & p_y \end{bmatrix} \tag{10.56}$$

与 x 轴成 θ 角的线偏振器,可通过式(10.55)的旋转变换矩阵来推导其琼斯矩阵:

$$J_p(\theta) = J_r(\theta)J_p(0)J_r(-\theta) \tag{10.57}$$

可得

$$J_p(\theta) = \begin{bmatrix} p_x\cos^2\theta + p_y\sin^2\theta & (p_x - p_y)\sin\theta\cos\theta \\ (p_x - p_y)\sin\theta\cos\theta & p_x\sin^2\theta + p_y\cos^2\theta \end{bmatrix} \tag{10.58}$$

快轴为 x 轴的线性相位延迟器的琼斯矩阵可表达为

$$J_\varphi(0) = \begin{pmatrix} \exp(-i\varphi/2) & 0 \\ 0 & \exp(i\varphi/2) \end{pmatrix} \tag{10.59}$$

与 x 轴成 θ 角的线性相位延迟器,琼斯矩阵为

$$\boldsymbol{J}_\varphi(\theta) = \boldsymbol{J}_r(\theta)\boldsymbol{J}_\varphi(0)\boldsymbol{J}_r(-\theta) \tag{10.60}$$

10.11　琼斯矩阵的本征矢量和本征值

对于一个线偏振器,我们注意到:

$$\boldsymbol{J}_p(0)\boldsymbol{E}_H = p_x\boldsymbol{E}_H \tag{10.61}$$

$$\boldsymbol{J}_p(0)\boldsymbol{E}_V = p_y\boldsymbol{E}_V \tag{10.62}$$

这两个方程都是本征方程,$\boldsymbol{E}_H$ 和 $\boldsymbol{E}_V$ 是 $\boldsymbol{J}_p(0)$ 的本征矢量,亦可称为本征偏振态, p_x 和 p_y 称为相关的本征值。

若这两个本征矢量正交,则此偏振器件是偏振均匀的。否则,为偏振不均匀的。较常见的偏振均匀光学器件包括线性偏振器、线性延迟器和圆延迟器。一个常见的偏振非均匀的光学器件是圆偏振器,由一个与 x 轴夹角为 $\pi/4$ 的线性偏振器后面放一个快轴水平放置的 $\lambda/4$ 相位延迟器组成。

对于偏振均匀的器件,其琼斯矩阵可由它的本征偏振态和本征值组成。第一个归一化本征矢量为

$$\boldsymbol{E}_1 = \begin{pmatrix} E_{1x} \\ E_{1y} \end{pmatrix} \tag{10.63}$$

基于正交归一性,第二个正交本征矢量为

$$\boldsymbol{E}_2 = \begin{bmatrix} -E_{1y}^* \\ E_{1x}^* \end{bmatrix} \tag{10.64}$$

对应的本征值是 λ_1 和 λ_2:

$$\boldsymbol{J}\boldsymbol{E}_1 = \lambda_1\boldsymbol{E}_1 \tag{10.65}$$

$$\boldsymbol{J}\boldsymbol{E}_2 = \lambda_2\boldsymbol{E}_2 \tag{10.66}$$

一个新矩阵,称为模态矩阵,由本征矢量构成为

$$\boldsymbol{K} = (\boldsymbol{E}_1, \boldsymbol{E}_2) = \begin{bmatrix} E_{1x} & -E_{1y}^* \\ E_{1y} & E_{1x}^* \end{bmatrix} \tag{10.67}$$

可容易求逆得

$$\boldsymbol{K}^{-1} = \boldsymbol{K}^{T*} = \begin{bmatrix} E_{1x}^* & E_{1y}^* \\ -E_{1y} & E_{1x} \end{bmatrix} \tag{10.68}$$

另一个新的矩阵,称为对角本征值矩阵,由本征值构成:

$$\boldsymbol{\Lambda} = \begin{bmatrix} \lambda_1 & 0 \\ 0 & \lambda_2 \end{bmatrix} \tag{10.69}$$

重写式(10.65)和式(10.66)为

$$JK = K\Lambda \tag{10.70}$$

因此,有

$$J = K\Lambda K^{-1} \tag{10.71}$$

例 10.4　证明：与 x 轴夹角为 $\pi/4$ 的线性偏振器后放一个快轴水平放置的 $\lambda/4$ 波片组成的圆偏振器是偏振不均匀的光学器件。

根据式(10.57)和式(10.59),圆偏振器的琼斯矩阵为

$$J_{pc} = J_{\varphi}(0)J_p(\pi/4) \tag{10.72}$$

这里 $\varphi = \pi/2, p_x = 1, p_y = 0$。矩阵运算可得

$$J_{pc} = \frac{\exp(-\mathrm{i}\pi/4)}{2}\begin{pmatrix} 1 & 1 \\ \mathrm{i} & \mathrm{i} \end{pmatrix} \tag{10.73}$$

可以证明

$$J_{pc}E_{\mathrm{L}} = \frac{1}{\sqrt{2}}E_{\mathrm{L}} \tag{10.74}$$

$$J_{pc}E_{-\pi/4} = 0E_{-\pi/4} \tag{10.75}$$

这两个本征矢量 E_{L} 和 $E_{-\pi/4}$ 不是正交的,因为

$$E_{\mathrm{L}}^{\mathrm{T}*} \cdot E_{-\pi/4} \neq 0 \tag{10.76}$$

因此,J_{pc} 是偏振非均匀的。我们可以进一步证明线性偏振器和 $\lambda/4$ 玻片是不可置换的。

例 10.5　构建均匀偏振器 J_{H}、J_{V}、$J_{+\pi/4}$、$J_{-\pi/4}$、J_{R} 和 J_{L} 的琼斯矩阵。

由于光的电场矢量可以分解成两个正交的分量,而只有其中之一能通过理想均匀的偏振器传播,我们可用正交本征矢量来构建琼斯矩阵。

对于 J_{H} 和 J_{V},我们可以考虑一个正交：$\begin{pmatrix} 1 \\ 0 \end{pmatrix}$ 和 $\begin{pmatrix} 0 \\ 1 \end{pmatrix}$。由

$$\begin{bmatrix} J_{11} & J_{12} \\ J_{21} & J_{22} \end{bmatrix}\begin{pmatrix} 1 \\ 0 \end{pmatrix} = \begin{pmatrix} 1 \\ 0 \end{pmatrix} \tag{10.77}$$

$$\begin{bmatrix} J_{11} & J_{12} \\ J_{21} & J_{22} \end{bmatrix}\begin{pmatrix} 0 \\ 1 \end{pmatrix} = \begin{pmatrix} 0 \\ 0 \end{pmatrix} \tag{10.78}$$

可得

$$J_{\mathrm{H}} = \begin{pmatrix} 1 & 0 \\ 0 & 0 \end{pmatrix} \tag{10.79}$$

同样,由

$$\begin{bmatrix} J_{11} & J_{12} \\ J_{21} & J_{22} \end{bmatrix}\begin{pmatrix} 1 \\ 0 \end{pmatrix} = \begin{pmatrix} 0 \\ 0 \end{pmatrix} \tag{10.80}$$

$$\begin{bmatrix} J_{11} & J_{12} \\ J_{21} & J_{22} \end{bmatrix}\begin{pmatrix} 0 \\ 1 \end{pmatrix} = \begin{pmatrix} 0 \\ 1 \end{pmatrix} \tag{10.81}$$

可得

$$J_V = \begin{pmatrix} 0 & 0 \\ 0 & 1 \end{pmatrix} \tag{10.82}$$

对于 $J_{+\pi/4}$ 和 $J_{-\pi/4}$，我们可以考虑正交对：

$$\frac{1}{\sqrt{2}}\begin{pmatrix} 1 \\ 1 \end{pmatrix} \quad \text{和} \quad \frac{1}{\sqrt{2}}\begin{pmatrix} 1 \\ -1 \end{pmatrix}$$

由

$$\frac{1}{\sqrt{2}}\begin{bmatrix} J_{11} & J_{12} \\ J_{21} & J_{22} \end{bmatrix}\begin{pmatrix} 1 \\ 1 \end{pmatrix} = \frac{1}{\sqrt{2}}\begin{pmatrix} 1 \\ 1 \end{pmatrix} \tag{10.83}$$

$$\frac{1}{\sqrt{2}}\begin{bmatrix} J_{11} & J_{12} \\ J_{21} & J_{22} \end{bmatrix}\begin{pmatrix} 1 \\ -1 \end{pmatrix} = \begin{pmatrix} 0 \\ 0 \end{pmatrix} \tag{10.84}$$

可得

$$J_{+\pi/4} = \frac{1}{2}\begin{pmatrix} 1 & 1 \\ 1 & 1 \end{pmatrix} \tag{10.85}$$

类似的，由

$$\frac{1}{\sqrt{2}}\begin{bmatrix} J_{11} & J_{12} \\ J_{21} & J_{22} \end{bmatrix}\begin{pmatrix} 1 \\ 1 \end{pmatrix} = \begin{pmatrix} 0 \\ 0 \end{pmatrix} \tag{10.86}$$

$$\frac{1}{\sqrt{2}}\begin{bmatrix} J_{11} & J_{12} \\ J_{21} & J_{22} \end{bmatrix}\begin{pmatrix} 1 \\ -1 \end{pmatrix} = \frac{1}{\sqrt{2}}\begin{pmatrix} 1 \\ -1 \end{pmatrix} \tag{10.87}$$

可得

$$J_{-\pi/4} = \frac{1}{2}\begin{pmatrix} 1 & -1 \\ -1 & 1 \end{pmatrix} \tag{10.88}$$

对于圆偏振器，我们可以考虑正交对：

$$\frac{1}{\sqrt{2}}\begin{pmatrix} 1 \\ -i \end{pmatrix} \quad \text{和} \quad \frac{1}{\sqrt{2}}\begin{pmatrix} 1 \\ i \end{pmatrix}$$

由

$$\frac{1}{\sqrt{2}}\begin{bmatrix} J_{11} & J_{12} \\ J_{21} & J_{22} \end{bmatrix}\begin{pmatrix} 1 \\ -i \end{pmatrix} = \frac{1}{\sqrt{2}}\begin{pmatrix} 1 \\ -i \end{pmatrix} \tag{10.89}$$

$$\frac{1}{\sqrt{2}}\begin{bmatrix} J_{11} & J_{12} \\ J_{21} & J_{22} \end{bmatrix}\begin{pmatrix} 1 \\ i \end{pmatrix} = \begin{pmatrix} 0 \\ 0 \end{pmatrix} \tag{10.90}$$

可得

$$J_R = \frac{1}{2}\begin{pmatrix} 1 & i \\ -i & 1 \end{pmatrix} \tag{10.91}$$

类似的，由

$$\frac{1}{\sqrt{2}}\begin{bmatrix} J_{11} & J_{12} \\ J_{21} & J_{22} \end{bmatrix}\begin{pmatrix} 1 \\ -i \end{pmatrix} = \begin{pmatrix} 0 \\ 0 \end{pmatrix} \tag{10.92}$$

$$\frac{1}{\sqrt{2}}\begin{bmatrix} J_{11} & J_{12} \\ J_{21} & J_{22} \end{bmatrix}\begin{pmatrix} 1 \\ i \end{pmatrix} = \frac{1}{\sqrt{2}}\begin{pmatrix} 1 \\ i \end{pmatrix} \qquad (10.93)$$

可得

$$J_{\mathrm{L}} = \frac{1}{2}\begin{pmatrix} 1 & -i \\ i & 1 \end{pmatrix} \qquad (10.94)$$

10.12　琼斯计算到穆勒计算的转换

　　对于非去偏振的光学元件,其琼斯矩阵和穆勒矩阵是等同的。不同于穆勒矩阵,琼斯矩阵用复数元素。由于一个相位通常是任意的且设为零,琼斯矩阵有 7 个独立的实参数。因此,一个非去偏振的穆勒矩阵有 7 个独立的参数。

　　一个琼斯矩阵 J 可以转换成一个等同的穆勒矩阵 M 如下:

$$M = U(J \otimes J^*)U^{-1} \qquad (10.95)$$

式中,U 是琼斯—穆勒转换矩阵:

$$U = \frac{1}{\sqrt{2}}\begin{bmatrix} 1 & 0 & 0 & 1 \\ 1 & 0 & 0 & -1 \\ 0 & 1 & 1 & 0 \\ 0 & -i & i & 0 \end{bmatrix} \qquad (10.96)$$

"$\otimes$"代表张量积,A 和 B 的张量积定义为

$$A \otimes B = \begin{bmatrix} A(1,1)B & A(1,2)B & \cdots & A(1,n)B \\ A(2,1)B & A(2,2)B & \cdots & A(2,n)B \\ \vdots & \vdots & & \vdots \\ A(m,1)B & A(m,2)B & \cdots & A(m,n)B \end{bmatrix} \qquad (10.97)$$

式中,m 和 n 代表 A 的维数。

　　琼斯矢量 E 可转化成斯托克斯矢量:

$$S = \sqrt{2}U\langle E \otimes E^* \rangle \qquad (10.98)$$

若光为准单色而非单色,可进行总体平均。

　　例 10.6　若 $A = \begin{bmatrix} a_{11} & a_{12} \\ a_{21} & a_{22} \end{bmatrix}$ 且 $B = \begin{bmatrix} b_{11} & b_{12} \\ b_{21} & b_{22} \end{bmatrix}$,计算其张量积。

$$A \otimes B = \begin{bmatrix} a_{11}b_{11} & a_{11}b_{12} & a_{12}b_{11} & a_{12}b_{12} \\ a_{11}b_{21} & a_{11}b_{22} & a_{12}b_{21} & a_{12}b_{22} \\ a_{21}b_{11} & a_{21}b_{12} & a_{22}b_{11} & a_{22}b_{12} \\ a_{21}b_{21} & a_{21}b_{22} & a_{22}b_{21} & a_{22}b_{22} \end{bmatrix} \qquad (10.99)$$

10.13　OCT 中的偏振度

当完全偏振的单色光(DOP＝1)在介质中被多次散射后,除非探测器面积远小于散斑颗粒的平均尺寸,重新发射的光将变为部分偏振(DOP<1)。而 OCT 测量的是后向散射光的幅值,而不是光强,因此,仅仅与参考光束相干的部分后向散射光被探测到,这导致了如下所解释的 DOP 为 1。

在 OCT 中,有限面积的探测器接收到的干涉信号 I_{AC} 是探测器上所有点干涉的总和:

$$
\begin{aligned}
I_{AC} &\propto E_r^{T*} \cdot E_{s1} + E_r^{T*} \cdot E_{s2} + E_r^{T*} \cdot E_{s3} + \cdots \\
&= E_r^{T*} \cdot (E_{s1} + E_{s2} + E_{s3} + \cdots) \\
&= E_r^{T*} \cdot E_s
\end{aligned}
\tag{10.100}
$$

式中,E_r 表示参考光束的琼斯矢量,假定在探测平面上是均匀的;E_{si}($i=1,2,\cdots$)表示相干后向散射波中到达探测器点 i 的琼斯矢量,E_s 代表总相干后向散射光的琼斯矢量,点乘表示干涉效应。每个 E_{si} 在 E_r 上的投影总计为 I_{AC}。相当于 E_s 是 E_{si} 的向量和,E_s 在 E_r 的投影得到了 I_{AC}。如果所有的 E_{si} 分量有相同的偏振态,则 E_s 也有相同的偏振态。否则,E_s 有一个净约化偏振态。不管哪一种情况,E_s 有唯一的偏振态,其 DOP 为 1。相反,在基于强度的探测系统中,到达探测器上不同点的后向散射光场强度叠加,因此,除非所有的 E_{si} 分量有相同的偏振态,否则 DOP 不为 1。

10.14　串行穆勒 OCT

在本节讨论的串行穆勒 OCT 中,确定穆勒矩阵需要 16 个独立的 OCT 测量值,但是在并行穆勒 OCT 中只要求 5 个测量值,这部分内容将在 10.15 节讨论。从第 9 章我们知道,来自给定深度的样品光,其干涉信号的幅度 I_{AC0} 为

$$
I_{AC0} \propto \sqrt{I_{s,A}(l_s) I_{r,A}}
\tag{10.101}
$$

式中,$I_{r,A}$ 表示参考光束的强度,其偏振态为 A;$I_{s,A}$ 表示样品光束投影到偏振态 A 的强度。因此,有

$$
I_{s,A} \propto I_{AC0}^2 / I_{r,A}
\tag{10.102}
$$

串行穆勒 OCT 系统可以测量散射介质的穆勒矩阵,如图 10.2 所示。超亮发光二极管(SLD)作为光源,其中心波长为 850 nm,带宽为 26 nm。光束通过偏振器后,光功率为 0.4 mW。随后通过二分之一和四分之一波片后,光束经非偏振分束器分离。样品束通过物镜聚焦到样品,参考光束通过一个可变波片后被反射回来。参考和样品臂的反射光束耦合到一个单模光纤中并被光电二极管探测到。空间分辨率约为 10 μm。

在源臂中旋转二分之一和四分之一波片可以获取四种不同的入射偏振态:H、V、+π/4 和 R。对于每种入射偏振态,调节参考臂中的可变波片,依次实现往返参考束的偏振态 H、V、+π/4 和 R。这样可获得全部的 16 幅偏振敏感 OCT 图像。随后,根据式(10.21)计算四个斯托克斯矢量。用式(10.38)和式(10.39)进行处理,最后构建出穆勒矩阵。

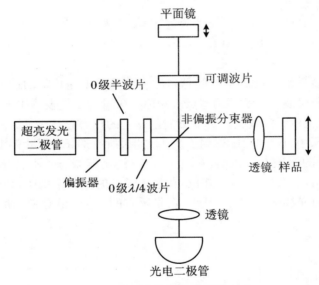

图 10.2　串行穆勒 OCT 系统示意图

10.15　并行穆勒 OCT

本节讨论并行穆勒 OCT。首先由 OCT 测量琼斯矩阵,然后转换成穆勒矩阵。通常,关于琼斯矢量的坐标系沿着光束传播方向。例如,一个反射式琼斯矩阵将在前向坐标(z 轴与入射方向一致)中表示的入射光的琼斯矢量转换到在后向坐标(z

轴与反射方向一致)中表示的反射光的琼斯矢量。在本节中,我们对入射和反射光束的琼斯矩阵均使用前向坐标。

并行测量散射介质琼斯矩阵的 OCT 系统如图 10.3 所示。为了完全测量琼斯矩阵,需要至少两个独立的入射偏振态。两个 SLD 光源分别用来提供水平偏振 $(1,0)^T$ 和垂直偏振 $(0,1)^T$,两个光源的中心波长为 850 nm,半高全宽为 26 nm,幅度分别调制在 3 kHz 和 3.5 kHz 以实现编码探测。两个源光束由偏振分束器合并,并由空间滤波器滤波,然后由非偏振分束器分光成参考和样品臂光束。样品束经过快轴与 x 轴夹角为 $+\pi/4$ 的四分之一波片并由物镜聚焦于样品。物镜的焦距 $f = 15$ mm,NA = 0.25。每个光源达到样品的功率约 0.2 mW。在样品表面,关于两个光源的样品束的琼斯矢量分别是 $(1,i)^T$ 和 $(1,-i)^T$。参考臂包含四分之一波片、透镜和反射镜,其中波片的快轴与 x 轴夹角为 $+\pi/8$。参考束两次经过四分之一波片后,入射光水平和垂直偏振分别转化为 $+\pi/4$ 偏振 $(1,1)^T$ 和 $-\pi/4$ 偏振 $(1,-1)^T$。接着,参考和样品束由非偏振分束器合并。合束光通过一个偏振分束器被分成水平和垂直部分,每部分通过物镜耦合到一个单模光纤,接着被光电二极管探测到。数据采集卡以 50 kHz 采样,对两个信号进行数字化。参考臂的扫描速度是 0.5 mm/s,产生了一个大约 1.2 kHz 的多普勒频率。载波频率即多普勒频率和光源调制频率间的拍频和合频是 1.8 kHz、2.3 kHz、4.2 kHz 和 4.7 kHz。

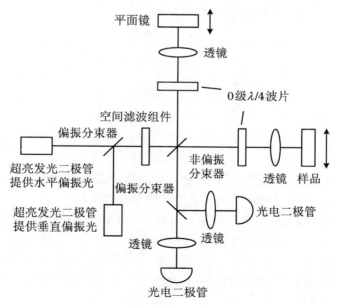

图 10.3 并行穆勒 OCT 系统示意图

对于单次后向散射光,样品臂的入射琼斯矢量 E_{in} 被转换成探测到的琼斯矢量 E_{out}:

$$E_{out} = J_{NBS}J_{QB}(J_{SB}J_MJ_{SI})J_{QI}E_{in} \qquad (10.103)$$

式中,J_{QI} 和 J_{QB} 分别表示入射和后向散射方向上四分之一波片的琼斯矩阵;J_{SI} 和 J_{SB} 分别是入射和后向散射方向上样品的琼斯矩阵;J_M 是后向散射的琼斯矩阵,作用相当于镜面反射;J_{NBS} 是非偏振分束器的反射表面琼斯矩阵。根据本节使用的坐标约定,J_M 和 J_{NBS} 等于单位矩阵:

$$J_M = J_{NBS} = \begin{pmatrix} 1 & 0 \\ 0 & 1 \end{pmatrix} \qquad (10.104)$$

散射介质中合束的往返琼斯矩阵 J_{S2} 为

$$J_{S2} = J_{SB}J_MJ_{SI} \qquad (10.105)$$

总往返琼斯矩阵 J_T 为

$$J_T = J_{NBS}J_{QB}J_{S2}J_{QI} \qquad (10.106)$$

将式(10.105)和式(10.106)代入式(10.103),得到

$$E_{out} = J_TE_{in} \qquad (10.107)$$

或

$$\begin{bmatrix} E_H^o \\ E_V^o \end{bmatrix} \begin{bmatrix} J_{T11} & J_{T12} \\ J_{T21} & J_{T22} \end{bmatrix} \begin{bmatrix} E_H^i \\ E_V^i \end{bmatrix} \qquad (10.108)$$

琼斯可逆定理表明如果琼斯矢量使用相同的坐标,用于光前向和后向传播的光学元件的琼斯矩阵 J_{BWD} 和 J_{FWD} 是转置对称的:

$$J_{BWD} = J_{FWD}^T \qquad (10.109)$$

因此,有

$$J_{SB} = J_{SI}^T \qquad (10.110)$$

$$J_{QB} = J_{QI}^T \qquad (10.111)$$

这可得

$$J_{S2} = J_{S2}^T \qquad (10.112)$$

$$J_T = J_T^T \qquad (10.113)$$

基于上述的对称关系,J_{S2} 和 J_T 中的独立实参数由 7 个减少至 5 个,这意味着在 OCT 中测量琼斯或者穆勒时只需要 5 个实际独立测量值。

正如第 9 章谈到的,多次散射光也可以产生 OCT 信号。在多次散射存在时,只要每个光子路径都是可逆的(光子沿相反方向相同路径运动的概率是相同的),式(10.112)仍成立。上述条件一般均能满足,比如在使用单模光纤的 OCT 系统中,光的传送和探测具有相同的面积和角分布。除去常数因子,J_{S2} 是所有可能路径的琼斯矩阵的和:

$$J_{S2} = \sum_k w_k(J_{Fk} + J_{Rk}) \qquad (10.114)$$

式中,w 代表路径的权重,下标 F 和 R 分别表示前向和反向传播,k 代表路径索引。基于琼斯可逆性原理,有

$$J_{Rk} = J_{Fk}^T, \quad J_{Fk} = J_{Rk}^T \tag{10.115}$$

将式(10.115)代入式 (10.114)，再次得到式(10.112)。

对于两个不同偏振态的光源，由式(10.108)得到

$$\begin{bmatrix} E_{H1}^o & E_{H2}^o \\ E_{V1}^o & E_{V2}^o \end{bmatrix} = \begin{bmatrix} J_{T11} & J_{T12} \\ J_{T21} & J_{T22} \end{bmatrix} \begin{bmatrix} E_{H1}^i & E_{H2}^i e^{i\beta} \\ E_{V1}^i & E_{V2}^i e^{i\beta} \end{bmatrix} \tag{10.116}$$

式中，电场脚标 1 和 2 分别对应源 1 和 2；β 是与两个光源的光谱特性差异有关的相位差，当两个特性完全相同时，β 值为零。将式(10.116)求逆得到

$$\begin{bmatrix} J_{T11} & J_{T12} \\ J_{T21} & J_{T22} \end{bmatrix} = \begin{bmatrix} E_{H1}^o & E_{H2}^o \\ E_{V1}^o & E_{V2}^o \end{bmatrix} \begin{bmatrix} E_{H1}^i & E_{H2}^i e^{i\beta} \\ E_{V1}^i & E_{V2}^i e^{i\beta} \end{bmatrix}^{-1} \tag{10.117}$$

逆矩阵存在并且为

$$\begin{bmatrix} E_{H1}^i & E_{H2}^i e^{i\beta} \\ E_{V1}^i & E_{V2}^i e^{i\beta} \end{bmatrix}^{-1} = \frac{1}{D} \begin{bmatrix} E_{V2}^i e^{i\beta} & -E_{H2}^i e^{i\beta} \\ -E_{V1}^i & E_{H1}^i \end{bmatrix} \tag{10.118}$$

如果行列式 D 是非零的：

$$D = \begin{vmatrix} E_{H1}^i & E_{H2}^i e^{i\beta} \\ E_{V1}^i & E_{V2}^i e^{i\beta} \end{vmatrix} = e^{i\beta} \begin{vmatrix} E_{H1}^i & E_{H2}^i \\ E_{V1}^i & E_{V2}^i \end{vmatrix} \neq 0 \tag{10.119}$$

这种情况表明两个光源有独立的偏振态。

将式 (10.118) 代入式 (10.117)中得到

$$J_T = \frac{1}{D} \begin{bmatrix} E_{H1}^o & E_{H2}^o \\ E_{V1}^o & E_{V2}^o \end{bmatrix} \begin{bmatrix} E_{V2}^i e^{i\beta} & E_{H2}^i e^{i\beta} \\ -E_{V1}^i & E_{H1}^i \end{bmatrix} \tag{10.120}$$

基于 J_T 的转置对称性，β 可以消除。将式 (10.120) 代入式 (10.113) 中得到

$$e^{i\beta}(E_{H1}^o E_{H2}^i + E_{V1}^o E_{V2}^i) = E_{H2}^o E_{H1}^i + E_{V2}^o E_{V1}^i \tag{10.121}$$

β 可以求解出，除非

$$E_{H1}^o E_{H2}^i + E_{V1}^o E_{V2}^i = 0 \tag{10.122}$$

如果两个入射偏振态是正交的，且其中一个恰好是样品的本征偏振态，式(10.122)成立（见习题 10.1）。这个问题可通过用两个非正交偏振态光源来克服，比如一个是水平偏振态，一个是 $+\pi/4$ 偏振态。一旦求解出 J_T，通过解式(10.106)，就可确定 J_{S2}。

图 10.4 显示了系统对一块猪腱成像得到的穆勒矩阵图像，每个穆勒矩阵的元素都是一个 2D 图像。一些图像呈现周期性条纹，可能是由于猪腱胶原纤维的双折射。图像 M_{00} 由于没有偏振效应，没有表现出这种周期性，但是显示出了后向散射对比度。

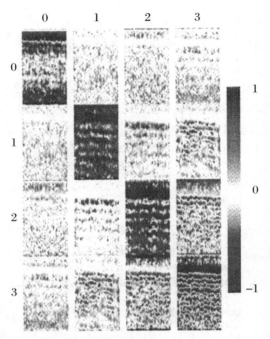

图 10.4　猪腱的穆勒矩阵二维图像,图像尺寸为 0.5 mm×1 mm。
除 M_{00} 以外,每幅图像相对 M_{00} 进行像素除像素的归一化

习　　题

10.1　在数学上证明式(10.122)。

10.2　已知 $S_H^\circ = \begin{pmatrix} 1 \\ 1 \\ 0 \\ 0 \end{pmatrix}$, $S_V^\circ = \begin{pmatrix} 1 \\ -1 \\ 0 \\ 0 \end{pmatrix}$, $S_{+\pi/4}^\circ = \begin{pmatrix} 1 \\ 0 \\ 0 \\ 1 \end{pmatrix}$, $S_R^\circ = \begin{pmatrix} 1 \\ 0 \\ -1 \\ 0 \end{pmatrix}$,构建穆勒矩阵 M。

10.3　证明:例 10.5 中给出的 6 个偏光器的本征值等于 0 或 1,且每对本征矢量都是正交的。

10.4　求与 x 轴成一定角度的线性延迟器的琼斯矩阵。

10.5　(1)证明:与 x 轴夹角为 $-\pi/4$ 的线偏振片,后面接一个四分之一波片,可形成一个圆偏振器。(2)求出这个矩阵的本征值和本征向量。(3)证明:本征向量是非正交的且它们允许左偏或右偏圆偏振光通过。交换两个光学元件,求

系统的新琼斯矩阵并解释两个光学元件是否可互换。

10.6　构建一个偏振元件的琼斯矩阵,该元件把 $\pm\pi/4$ 线性偏振变为圆偏振,同时保持水平或垂直偏振。

10.7　用琼斯表达式证明四分之一波片可以用来将线性偏振转换为圆偏振且反之也可以。

10.8　用琼斯矢量证明两个等幅、相反旋向性和具有相位差的圆偏振光的叠加,其相位差能形成任意取向的线偏振态。实际上,在任意光学活性介质中都会有圆双折射效应,例如葡萄糖或磁光介质,可以用来产生相位差。

10.9　证明:旋光器的琼斯矩阵或穆勒矩阵与旋光器的方向无关。

10.10　推导式(10.6)、式(10.8)、式(10.10)和式(10.11)。

10.11　用 MATLAB 制作一个动画来演示一个电场矢量沿偏振椭圆的轨迹和它的特殊情况。

10.12　如果从 6 个测量值 I_H、I_V、$I_{+\pi/4}$、$I_{-\pi/4}$、I_R 和 I_L 中选择 4 个用于构建斯托克斯矢量,推导出有效选择的数量。

10.13　证明式(10.22)。

10.14　证明式(10.23)。

10.15　当一个线偏振片在自然光(非偏振光)前旋转一整周,用 MATLAB 绘制透射光偏振态在 Poincare 球上的轨迹。

10.16　证明式(10.27)、式(10.30)和式(10.32)。

10.17　证明式(10.33)。

10.18　证明式(10.55)以及式(10.57)~式(10.59)。

10.19　利用式(10.71)构建四分之一波片的琼斯矩阵。

10.20　证明转换式(10.95)和式(10.98)。

10.21　假设用图 10.3 中的系统测量一个与 x 夹角为 $45°$ 的四分之一波片。推导自光源开始经过每个偏振元件后的光束的琼斯矢量。首先使用右手坐标系,其 z 轴沿着光束的传播方向。在这种约定下修正琼斯可逆性定理,然后使用右手坐标系,它的 z 轴沿着 10.14 节中所述的入射到参考镜和样品的光束传播方向。

10.22　用斯托克斯矢量扩展偏振差分成像(见第 8 章)到双折射散射介质。

阅　　读

[1] Born M, Wolf E. Principles of optics: electromagnetic theory of propagation, interference and diffraction of light[M]. Cambridge: Cambridge U-

niversity Press，1999：Sections 10.3-10.5.

[2] Chipman R A. Polarimetry. Handbook of optics. M. Bass and Optical Society of America，eds[M]. New York：McGraw-Hill，1995，II：Chapter 22，Sections 10.4-10.6.

[3] Collett E. Polarized light：fundamentals and applications[M]. New York：Marcel Dekker，1993：Sections 10.3-10.6 and 10.8-11.

[4] Jiao S L，Yao G，Wang L H V. Depth-resolved two-dimensional Stokes vectors of backscattered light and Mueller matrices of biological tissue measured with optical coherence tomography[J]. Applied Optics，2000，39 (34)：6318-6324，Sections 10.7 and 10.13.

[5] Jiao S L，Wang L H V. Two-dimensional depth-resolved Mueller matrix of biological tissue measured with double-beam polarization-sensitive optical coherence tomography[J]. Optics Letters，2002，27(2)：101-103，Section 10.15.

[6] Vansteenkiste N，Vignolo P，Aspect A. Optical reversibility theorems for polarization：application to remote-control of polarization[J]. Journal of the Optical Society of America A，1993，10(10)：2240-2245，Section 10.12.

[7] Yao G，Wang L H V. Two-dimensional depth-resolved Mueller matrix characterization of biological tissue by optical coherence tomography[J]. Optics Letters，1999，24(8)：537-539，Section 10.14.

延 伸 阅 读

[1] Brosseau C. Fundamentals of polarized light：a statistical optics approach [M]. New York：Wiley，1998.

[2] Bueno J M，Campbell M C W. Confocal scanning laser ophthalmoscopy improvement by use of Mueller-matrix polarimetry[J]. Optics Letters，2002，27(10)：830-832.

[3] Cameron B D，Rakovic M J，Mehrubeoglu M，Kattawar G W，Rastegar S，Wang L H V，Cote G L. Measurement and calculation of the two-dimensional backscattering Mueller matrix of a turbid medium[J]. Optics Letters，1998，23(7)：485-487.

[4] Cense B，Chen T C，Park B H，Pierce M C，de Boer J F. Thickness and bi-

refringence of healthy retinal nerve fiber layer tissue measured with polarization-sensitive optical coherence tomography[J]. Investigative Ophthalmology & Visual Science, 2004, 45(8): 2606-2612.

[5] de Boer J F, Milner T E, van Gemert M J C, Nelson J S. Two-dimensional birefringence imaging in biological tissue by polarization-sensitive optical coherence tomography[J]. Optics Letters, 1997, 22(12): 934-936.

[6] de Boer J F, Milner T E, Nelson J S. Determination of the depth-resolved Stokes parameters of light backscattered from turbid media by use of polarization-sensitive optical coherence tomography[J]. Optics Letters, 1999, 24 (5): 300-302.

[7] de Boer J F, Srinivas S M, Park B H, Pham T H, Chen Z P, Milner T E, Nelson J S. Polarization effects in optical coherence tomography of various biological tissues[J]. IEEE Journal of Selected Topics in Quantum Electronics, 1999, 5(4): 1200-1204.

[8] de Boer J F, Milner T E. Review of polarization sensitive optical coherence tomography and Stokes vector determination[J]. Journal of Biomedical Optics, 2002, 7(3): 359-371.

[9] Everett M J, Schoenenberger K, Colston B W, Da Silva L B. Birefringence characterization of biological tissue by use of optical coherence tomography [J]. Optics Letters, 1998, 23(3): 228-230.

[10] Eyal A, Zadok A. Optical noise induced by Gaussian sources in Stokes parameter measurements[J]. Journal of the Optical Society of America A, 2005, 22(4): 662-671.

[11] Gil J J, Bernabeu E. Obtainment of the polarizing and retardation parameters of a nondepolarizing optical-system from the polar decomposition of its Mueller matrix[J]. Optik, 1987, 76(2): 67-71.

[12] Goudail F, Refregier P. Contrast definition for optical coherent polarimetric images[J]. IEEE Transactions on Pattern Analysis and Machine Intelligence, 2004, 26(7): 947-U2.

[13] Guo S G, Zhang J, Wang L, Nelson J S, Chen Z P. Depth-resolved birefringence and differential optical axis orientation measurements with fiber-based polarization-sensitive optical coherence tomography[J]. Optics Letters, 2004, 29(17): 2025-2027.

[14] Hecht E. Optics. Reading, Mass[M]. Addison-Wesley, 2002.

[15] Hitzenberger C K, Gotzinger E, Sticker M, Pircher M, Fercher A F. Measurement and imaging of birefringence and optic axis orientation by

phase resolved polarization sensitive optical coherence tomography[J].
Optics Express, 2001, 9(13): 780-790.

[16] Jiao S L, Yao G, Wang L H V. Depth-resolved two-dimensional Stokes vectors of backscattered light and Mueller matrices of biological tissue measured with optical coherence tomography[J]. Applied Optics, 2000, 39(34): 6318-6324.

[17] Jiao S L, Wang L H V. Jones-matrix imaging of biological tissues with quadruple-channel optical coherence tomography[J]. Journal of Biomedical Optics, 2002, 7(3): 350-358.

[18] Jiao S L, Wang L H V. Two-dimensional depth-resolved Mueller matrix of biological tissue measured with double-beam polarization-sensitive optical coherence tomography[J]. Optics Letters, 2002, 27(2): 101-103.

[19] Jiao S L, Yu W R, Stoica G, Wang L H V. Contrast mechanisms in polarization-sensitive Mueller-matrix optical coherence tomography and application in burn imaging[J]. Applied Optics, 2003, 42(25): 5191-5197.

[20] Jiao S L, Yu W R, Stoica G, Wang L H V. Optical-fiber-based Mueller optical coherence tomography[J]. Optics Letters, 2003, 28(14): 1206-1208.

[21] Jiao S L, Todorovic M, Stoica G, Wang L H V. Fiber-based polarization-sensitive Mueller matrix optical coherence tomography with continuous source polarization modulation [J]. Applied Optics, 2005, 44 (26): 5463-5467.

[22] Kemp N J, Zaatari H N, Park J, Rylander H G, Milner T E. Form-biattenuance in fibrous tissues measured with polarization-sensitive optical coherence tomography (PS-OCT)[J]. Optics Express, 2005, 13 (12): 4611-4628.

[23] Li J, Yao G, Wang L H V. Degree of polarization in laser speckles from turbid media: Implications in tissue optics[J]. Journal of Biomedical Optics, 2002, 7(3): 307-312.

[24] Liu B, Harman M, Brezinski M E. Variables affecting polarization-sensitive optical coherence tomography imaging examined through the modeling of birefringent phantoms[J]. Journal of the Optical Society of America A, 2005, 22(2): 262-271.

[25] Makita S, Yasuno Y, Endo T, Itoh M, Yatagai T. Jones matrix imaging of biological samples using parallel-detecting polarization-sensitive Fourier domain optical coherence tomography[J]. Optical Review, 2005, 12(2): 146-148.

[26] Makita S, Yasuno Y, Sutoh Y, Itoh M, Yatagai T. Polarization-sensitive spectral interferometric optical coherence tomography for human skin imaging[J]. Optical Review, 2003, 10(5): 366-369.

[27] Moreau J, Loriette V, Boccara A C. Full-field birefringence imaging by thermal-light polarization-sensitive optical coherence tomography. I. Theory[J]. Applied Optics, 2003, 42(19): 3800-3810.

[28] Moreau J, Loriette V, Boccara A C. Full-field birefringence imaging by thermal-light polarization-sensitive optical coherence tomography. II. Instrument and results[J]. Applied Optics, 2003, 42(19): 3811-3818.

[29] Park B H, Pierce M C, Cense B, de Boer J F. Jones matrix analysis for a polarization-sensitive optical coherence tomography system using fiber-optic components[J]. Optics Letters, 2004, 29(21): 2512-2514.

[30] Park B H, Pierce M C, Cense B, de Boer J F. Optic axis determination accuracy for fiber-based polarization-sensitive optical coherence tomography [J]. Optics Letters, 2005, 30(19): 2587-2589.

[31] Pierce M C, Park B H, Cense B, de Boer J F. Simultaneous intensity, birefringence, and flow measurements with high-speed fiber-based optical coherence tomography[J]. Optics Letters, 2002, 27(17): 1534-1536.

[32] Pircher M, Goetzinger E, Leitgeb R, Hitzenberger C K. Transversal phase resolved polarization sensitive optical coherence tomography[J]. Physics in Medicine and Biology, 2004, 49(7): 1257-1263.

[33] Ren H W, Ding Z H, Zhao Y H, Miao J J, Nelson J S, Chen Z P. Phase-resolved functional optical coherence tomography: simultaneous imaging of in situ tissue structure, blood flow velocity, standard deviation, birefringence, and Stokes vectors in human skin[J]. Optics Letters, 2002, 27 (19): 1702-1704.

[34] Roth J E, Kozak J A, Yazdanfar S, Rollins A M, Izatt J A. Simplified method for polarization-sensitive optical coherence tomography[J]. Optics Letters, 2001, 26(14): 1069-1071.

[35] Saxer C E, de Boer J F, Park B H, Zhao Y H, Chen Z P, Nelson J S. High-speed fiber-based polarization-sensitive optical coherence tomography of in vivo human skin[J]. Optics Letters, 2000, 25(18): 1355-1357.

[36] Schoenenberger K, Colston B W, Maitland D J, Da Silva L B, Everett M J. Mapping of birefringence and thermal damage in tissue by use of polarization-sensitive optical coherence tomography[J]. Applied Optics, 1998, 37 (25): 6026-6036.

[37] Todorovic M, Jiao S L, Wang L H V. Determination of local polarization properties of biological samples in the presence of diattenuation by use of-Mueller optical coherence tomography[J]. Optics Letters, 2004, 29(20): 2402-2404.

[38] Vansteenkiste N, Vignolo P, Aspect A. Optical reversibility theorems for polarization-application to remote-control of polarization[J]. Journal of the Optical Society of America A, 1993, 10(10): 2240-2245.

[39] Yang Y, Wu L, Feng Y Q, Wang R K. Observations of birefringence in tissues from optic-fibre-based optical coherence tomography[J]. Measurement Science & Technology, 2003, 14(1): 41-46.

[40] Yao G, Wang L H V. Propagation of polarized light in turbid media: simulated animation sequences[J]. Optics Express, 2000, 7(5): 198-203.

[41] Yasuno Y, Sutoh Y, Makita S, Itoh M, Yatagai T. Polarization sensitive spectral interferometric optical coherence tomography for biological samples[J]. Optical Review, 2003, 10(5): 498-500.

[42] Yasuno Y, Makita S, Endo T, Itoh M, Yatagai T, Takahashi M, Katada C, Mutoh M. Polarization-sensitive complex Fourier domain optical coherence tomography for Jones matrix imaging of biological samples[J]. Applied Physics Letters, 2004, 85(15): 3023-3025.

[43] Zhang J, Guo S G, Jung W G, Nelson J S, Chen Z P. Determination of birefringence and absolute optic axis orientation using polarization-sensitive optical coherence tomography with PM fibers[J]. Optics Express, 2003, 11(24): 3262-3270.

[44] Zhang J, Jung W G, Nelson J S, Chen Z P. Full range polarization-sensitive Fourier domain optical coherence tomography[J]. Optics Express, 2004, 12(24): 6033-6039.

第 11 章　扩散光学层析成像

11.1　引　言

扩散光学层析成像(DOT)指的是光子扩散方式下的生物组织光学成像。由于它的 $1/e$ 穿透深度约为 $0.5\,cm$,波长为 $700\,nm$ 左右的近红外光可以穿透几个厘米深的生物组织,因此,DOT 能对人的乳房和大脑进行成像。DOT 的图像重建包括正向问题和逆向问题。正向问题通常预先假定光源和物体的参数,利用扩散方程预测再发射光的分布。逆向问题是由测量的数据集利用前向问题重建出物体的光学参数。因为逆向问题具有病态性,所以由扩散光子恢复图像信息仍然是一个挑战。根据经验,DOT 的空间分辨率约为成像深度的 20%;因此,DOT 是低分辨率的成像技术。然而,DOT 能提供有价值的快速功能成像且成本低。

11.2　扩散光学层析成像的模式

在 DOT 系统中,源和探测器以不同的几何布置放置在物体周围,对物体进行成像。通常采用的几何布置分为平面透射式、平面反射式和圆柱再发射式,分别适用于不同的应用。平面反射式可对大多数的解剖部位成像。平面透射式或圆柱再发射式可对人的四肢和小动物成像。三种几何布置都可对人的乳房成像。通常一个源照明物体时,所有的探测器测量再发射光。对每个源重复这个过程,从而得到一套测量数据集;随后,在计算机中完成图像重建。

根据不同的信号类型,DOT 通常被分为三种模式(表11.1):时域、频域和直流(DC)。在三种模式中,由于系统是线性的和时不变的,再发射的光与光源具有相同的一般形式。在时域模式中,光源是超短脉冲(一般为几皮秒宽),再发射的光脉冲会展宽。在频域模式中,光源的强度典型的是数百 MHz 振幅调制的正弦波,再发射光具有衰减的调制深度(AC 振幅/DC)。在 DC 模式中,光源通常是时不变的,但它有时被调制成低频(例如 kHz)来改善信噪比或对光源进行编码。然而这种低频调制并没有达到频域成像的效果。

表 11.1　具有理想化参数的 DOT 成像模式

模式	光源 $\Phi_s(\vec{r}, t)$	再发射光 $\Phi_m(\vec{r}, t; \vec{r}', t')$
时域	脉冲: $\delta(\vec{r} - \vec{r}')\delta(t - t')$	时间分辨: $\Phi_m(\vec{r}, t; \vec{r}', t')$
频域	振幅调制: $\delta(\vec{r}')[D_s + A_s\cos(\omega t' + \varphi_s)]$	振幅调制: $\delta(\vec{r} - \vec{r}')[D_s + A_s\cos(\omega t + \varphi_s)]$
直流 (DC)	直流: $D_s\delta(\vec{r}')$	直流: $D_s\delta(\vec{r} - \vec{r}')$

Φ:通量率;D:DC;A:AC 振幅;ω:AC 的角频率;φ:AC 的相位;$\vec{r}'$:源位置;t':源时间;$\vec{r}$:探测位置;t:探测时间;下标 s 和 m 分别表示源和测量。

时域和频域模式通过傅里叶变换相互关联。如果测量的许多频率信号(包括DC)在足够宽的带宽范围内,借助傅里叶逆变换可以将频域信号转化为时域信号。因此,时域模式数学上等于频域和 DC 模式的组合。进一步说,DC 模式是频域模式中频率为 0 的特例。

在这三种模式中,时域模式中信息含量最丰富,但是数据采集最慢并且是最昂贵的。该模式包含的全部信息目前尚未得到充分挖掘。频域模式通常只利用单一调制频率,相对于时域模式信息含量较少,但是它的速度更快并且便宜。此外,它通过窄带检测提供了更好的 SNR。由于 DC 模式不包括光子的飞行时间,因此很难区分异质介质的吸收和散射,但它是最快、最便宜的。

在下面的章节,介绍了三种模式的实验系统。我们将对频域模式进行深入的阐述,因为这个模式是至今最为成熟和最具优势的。

11.3　时　域　系　统

时域模式中,在待成像的散射物体周围测量超短激光脉冲的时间响应。每个时间响应表示再发射光强度关于时间的函数。每个响应实际上等于三个函数的卷积:介质中光传播的时间 PSF,激光束的脉冲分布和探测系统的脉冲响应。使用条纹超快扫描相机(见第 8 章)或一个时间相关的单光子计数系统可以对其进行探测。相比于前者,后者具有更大的探测面积,更好的时间线性度,更低的成本和更高的动态范围;但缺点在于数据采集较慢。

一个基于时间相关的单光子计数 32 通道成像系统(见图 11.1),由英国伦敦大学(UCL)搭建。激光器提供波长可调谐的皮秒光脉冲。光束经分束器后,通过中性密度滤波器衰减到预置强度。进一步经过快门和光纤耦合器后,光束耦合到一个 1×32 光纤开关,它每次可选择 32 根源光纤中的一根。源光纤分布在物体的表面。

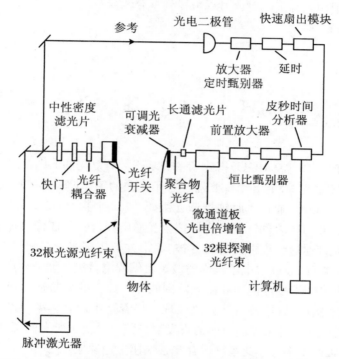

**图 11.1 UCL 搭建的时间分辨的 DOT 系统示意图。为清楚起见,
只显示一个源光纤和一个探测通道**

32 个通道同时探测再发射光子,每个探测通道都采用大直径的光纤束。32 个检测位置分布在物体周围,因此接收到的光信号有不同的强度。换句话说,有些检测光纤(通常接近源光纤)接收到很强的光信号,而有些检测光纤(通常远离源光纤)接收到很弱的光信号。单光子计数技术中,每个脉冲或测到单个光子或没有光子被测到,因此强些的光信号通过计算机控制的可变光衰减器进行衰减,以扩大动态测量范围。接着,采用长通滤波器衰减波长比信号光短的环境光。

在每一个探测通道,滤波后的信号光被传送到一个微通道板(MCP)-PMT 的光电阴极,它可将光脉冲转化为模拟电子脉冲。模拟脉冲经过前置放大,通过一个恒定系数甄别器整形为具有高时间精度的逻辑脉冲。并行的,主光束被分束器分出部分作为参考光。光电二极管把参考光转换为电子脉冲。电子脉冲经过组合放大器和定时鉴别单元进行前置放大,并整形为逻辑脉冲。对每个参考逻辑脉冲延时,并通过快速扇出模块转化为 32 个输出。每个输出与一个皮秒时间分析器连接。每个皮秒时间分析器将信号逻辑脉冲与延时参考逻辑脉冲相比较,从而测量出每个光子的飞行时间。对多个激光脉冲重复这个探测周期。最后,对每个通道探测的单光子的飞行时间建立直方图,它表示相关的时间扩展函数。

一旦获得了一个源对应的直方图后,光源通过光纤开关转换到下一个源光纤。在所有的 32 根源光纤上重复该过程可得到整套测量数据集。接着,在计算机中完成图像重建。

11.4 直 流 系 统

美国麻省公立医院(MGH)搭建了一套基于频分复用的 DC 系统(图 11.2),该系统使用了 32 个光源和 32 个探测器。一半光源的工作波长为 690 nm,另一半的工作波长为 830 nm。通过主时钟把激光编码为 32 个频率;这些频率均匀分布在 6.4 kHz 至 12.6 kHz 之间。通过光纤把激光输出耦合到待成像物体周围的 16 对位置。32 个光纤通道收集再发射光并被 32 个并行雪崩光电二极管(APD's)探测到。带通滤波器对 APD 的电子输出滤波。可编程增益级将滤波后的信号放大,使信号振幅与模数(A/D)转化器的输入范围匹配。放大的信号通过 A/D 转换器在 45 kHz 处数字化,随后传输给计算机处理。接着基于调制频率,数字编码信号通过计算机解码以恢复每个光源对应的再发射光信号。由于所有的源和探测器同时进行,数据采集速度很快。此系统适合观察快速生理现象。

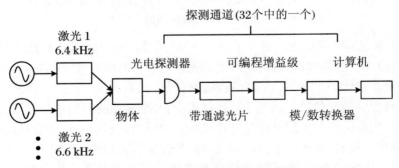

图 11.2 MGH 的 DC 成像系统示意图

11.5　频　域　系　统

在描述频域成像系统前,我们首先介绍一下单通道的探测系统(图 11.3)。函数发生器产生的射频为 f(例如 200 MHz)的 AC 信号对激光二极管的输出功率加以调制。调制光通过光纤传送到物体。再发射光通过另外一根光纤为 PMT 所探测。如果 PMT 有恒定增益,则输出的电子信号频率为 f 并且可以通过 A/D 信号转换器数字化。正如奈奎斯特判据要求的,A/D 的采样频率必须大于 $2f$。

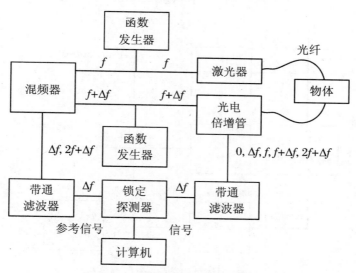

图 11.3　单通道频域探测系统示意图

外差探测可减少采样频率,这适用于窄带信号。对于外差探测,通过另一台函数发生器产生频率为 $f + \Delta f$(这里 Δf 通常是 f 的一小部分,例如几十 kHz)的本地振荡用于调制 PMT 的增益。因为 PMT 的输出正比于输入光功率和增益的乘积,因此其输出具有多个频率:$0, \Delta f, f, f + \Delta f$ 以及 $2f + \Delta f$。带通滤波器滤出频率为 Δf 的分量,随后通过 A/D 转换器数字化。低的频率 Δf 使数据量减少。

通过锁相探测可进一步减少数据量,这适用于单频信号。对于锁相检测,参考频率 Δf 由另一个外差通道产生。电子混频器(可将两个输入信号相乘)将两个函数发生器的输出混合产生 Δf 和 $2f + \Delta f$ 两个频率信号。带通滤波器滤出 Δf 分量作为参考信号。锁相探测器输入信号和参考信号,输出信号的幅值和相位。

双相锁定探测(图 11.4),也被称为 IQ 探测("I"表示同相,"Q"表示正交),其原理描述如下。信号和参考信号均在频率 f 处振荡。信号表示为 $A\sin(2\pi ft + \varphi)$，这里 A 表示振幅，φ 表示相位，t 表示时间。参考信号简单表示为 $\sin(2\pi ft + \varphi)$，不把振幅考虑在内。该系统主要包括两个混频器、两个低频滤波器和一个 90°的移相器。在第一个通道，混频器混合信号和参考信号从而产生一个包含 DC 和二次谐波 $2f$ 分量的信号。第一个低通滤波器使 DC 分量通过，抑制二次谐波分量，除去常数因子，其 DC 分量可表示为 $S_I = (1/2)A\cos\varphi$。在第二个通道，参考信号相移 90°，产生与 $\cos(\omega t)$ 成比例的信号。随后，通过第二个混频器和后面的第二个低通滤波器产生一个 DC 分量，表示为 $S_Q = (1/2)A\sin\varphi$。最后，振幅—相位单元的输出是两个未知量——基于两个 DC 分量的 A 和 ϕ：

$$A = 2\sqrt{S_I^2 + S_Q^2} \tag{11.1}$$

$$\phi = \arctan\frac{S_Q}{S_I} \tag{11.2}$$

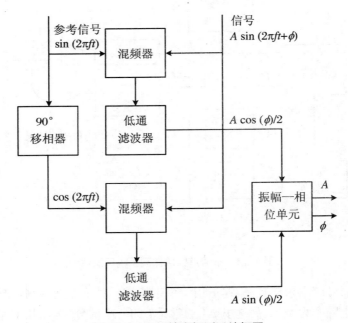

图 11.4 双相锁定探测系统框图

美国达特茅斯大学搭建了一套频域扫描成像系统(见图 11.5)。与图 11.3 所示的系统不同,这个系统使用了 32 根大芯径光纤束,16 根用于光传送,16 根用于光探测,并自动扫描物体周围的光入射位置和光探测位置。两个信号发生器(具有共同的时间基准)分别产生射频为 $f_1 = 100.000$ MHz 和 $f_2 = 100.001$ MHz 的信号。T 型偏置器混合来自电源的 DC 电流和 f_1 射频电流。激光器提供 800 nm NIR 光,其输出光功率由 T 型偏置器的输出调制。线性平移台扫描到 16 根传送光纤束中的一根,从而接收被调制的激光。选定的光纤束将光传送到物体周围 16

个位置之一。另一个线性平移台分别扫描 16 根探测光纤束,从而接收每个探测位置的再发射光。中性密度滤波片组成的滤波片转轮(这些滤波片具有不同的光密度)衰减较强的光信号,以压缩接收到的光信号范围。PMT 探测衰减光并输出含有不同频率的信号。带通滤波器通过 $f_2 - f_1$ 分量,A/D 板将上述滤波后的信号数字化,然后将数字信号传入计算机做后续数据处理。对所有的 16 根光纤束重复上述的检测过程以完成数据采集。

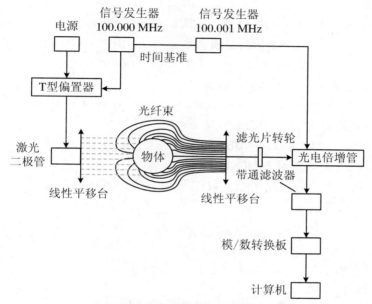

图 11.5　达特茅斯大学搭建的频域成像系统示意图

11.6　频域理论：基础知识

正如第 5 章所述,时间分辨的扩散方程是

$$\frac{\partial \Phi(\vec{r},t)}{c\partial t} + \mu_a \Phi(\vec{r},t) - \nabla \cdot [D \nabla \Phi(\vec{r},t)] = S(\vec{r},t) \tag{11.3}$$

式中,Φ 表示通量率,c 表示散射介质中的光速,μ_a 表示吸收系数,D 表示扩散系数,S 表示源功率密度。有时用扩散率 D'(定义为 $D' = cD$)代替 D。

对于单色光,方程式(11.3)可重写为

$$\frac{\partial U(\vec{r},t)}{\partial t} + c\mu_a U(\vec{r},t) - c\nabla \cdot [D \nabla U(\vec{r},t)] = q(\vec{r},t) \tag{11.4}$$

这里 U 表示光子密度,q 表示光子密度源的强度。有如下转换关系:

$$\Phi(\vec{r}, t) = h\nu U(\vec{r}, t)c \tag{11.5}$$

$$S(\vec{r}, t) = h\nu q(\vec{r}, t) \tag{11.6}$$

式中,$h\nu$ 表示光子能量。

我们首先分析在无限大均匀散射介质中的空间脉冲响应。点光子密度源用相量表达为

$$q(\vec{r}, t) = [A + B\exp(-\mathrm{i}\omega t)]\delta(\vec{r}) \tag{11.7}$$

式中,ω 表示角频率,A 和 $|B|$ 分别表示 DC 和 AC 的源振幅。比率 $|B|/A$ 称为调制深度,介于 0 和 1 之间(因为必须满足 $q \geqslant 0$)。由 $B = |B|\exp(-\mathrm{i}\varphi_B)$,可得

$$B\exp(-\mathrm{i}\omega t) = |B|\exp(-\mathrm{i}\omega t - \mathrm{i}\varphi_B) \tag{11.8}$$

当然,相量表达式的实部表示实际振荡:

$$\mathrm{Re}\{|B|\exp(-\mathrm{i}\omega t - \mathrm{i}\varphi_B)\} = |B|\cos(\omega t + \varphi_B) \tag{11.9}$$

因为扩散方程式是线性的,假定其解如下:

$$U(\vec{r}, t) = U_{\mathrm{DC}}(\vec{r}) + U_{\mathrm{AC}}(\vec{r})\exp(-\mathrm{i}\omega t) \tag{11.10}$$

式中,$U_{\mathrm{AC}}(\vec{r})$ 是复数。对于 DC 部分,有

$$c\mu_a U_{\mathrm{DC}}(\vec{r}) - cD\nabla^2 U_{\mathrm{DC}}(\vec{r}) = A\delta(\vec{r}) \tag{11.11}$$

其解为

$$U_{\mathrm{DC}}(\vec{r}) = A\frac{\exp(-\mu_{\mathrm{eff}} r)}{4\pi cDr} \tag{11.12}$$

式中,$\mu_{\mathrm{eff}} = \sqrt{\mu_a/D}$。

对于 AC 部分,有

$$-\mathrm{i}\omega U_{\mathrm{AC}}(\vec{r}) + c\mu_a U_{\mathrm{AC}}(\vec{r}) - cD\nabla^2 U_{\mathrm{AC}}(\vec{r}) = B\delta(\vec{r}) \tag{11.13}$$

这个方程可以重写为亥姆霍兹波动方程:

$$(\nabla^2 + k^2)U_{\mathrm{AC}}(\vec{r}) = -B\frac{\delta(\vec{r})}{cD} \tag{11.14}$$

式中

$$k^2 = \frac{-c\mu_a + \mathrm{i}\omega}{cD} \tag{11.15}$$

其解为

$$U_{\mathrm{AC}}(\vec{r}) = B\frac{\exp(\mathrm{i}kr)}{4\pi cDr} \tag{11.16}$$

这表示光子密度波,式中 k 是传播常数。

将方程式(11.12)和式(11.16)代入到方程式(11.10),可得到总的响应为

$$U(\vec{r}, t) = \frac{A\exp(-\mu_{\mathrm{eff}} r) + B\exp(\mathrm{i}kr - \mathrm{i}\omega t)}{4\pi cDr} \tag{11.17}$$

当 $\omega \to 0$ 时,AC 的解应当接近于 DC 的解。如果 $\omega = 0$,方程式(11.15)变成

$$k^2 = -\mu_a/D = -\mu_{\mathrm{eff}}^2$$

因此,式(11.16)简化为

$$U_{AC}(\vec{r}) = B \frac{\exp(-\mu_{eff} r)}{4\pi c D r} \tag{11.18}$$

除了振幅,上式与式(11.12)一致。

传播常数 k 可以分为实部和虚部:

$$k_r = \mathrm{Re}\{k\} = \left(\frac{c^2 \mu_a^2 + \omega^2}{c^2 D^2}\right)^{1/4} \sin\left(\frac{1}{2}\arctan\frac{\omega}{c\mu_a}\right) \tag{11.19}$$

$$k_i = \mathrm{Im}\{k\} = \left(\frac{c^2 \mu_a^2 + \omega^2}{c^2 D^2}\right)^{1/4} \cos\left(\frac{1}{2}\arctan\frac{\omega}{c\mu_a}\right) \tag{11.20}$$

将 $k = k_r + i k_i$ 代入到式(11.16),有

$$U_{AC}(\vec{r}) = B\exp(-k_i r)\frac{\exp(ik_r r)}{4\pi c D r} \tag{11.21}$$

因子 $\exp(ik_r r)$ 表示光子密度波的相位延迟,它约等于光子的平均飞行时间和角频率 ω 的乘积(见习题11.1~11.3),因此, $U_{AC}(\vec{r})$ 提供了散射光子的有效路径长度信息。实部 k_r 可转换为波长:

$$\lambda = 2\pi/k_r \tag{11.22}$$

因子 $\exp(-k_i r)$ 表示因扩散和吸收导致的光子密度波的衰减,除此还有 $1/r$ 的几何衰减。即使没有吸收(例如 $\mu_a = 0$),光子密度波由于扩散,依然呈现强衰减趋势。光子通过的物理路径长度不同,相应地到达观察点的时间不同。因此,光子密度波波峰和波谷中的光子混合后作为波传播,使得总响应的调制深度衰减。

扩射光子密度波可以用来测量光学参数。一旦测得复数 k ,就可以导出 μ_a 和 D 。由式(11.19)和式(11.20),得到

$$\mu_a = -\frac{\omega \mathrm{Re}\{k^2\}}{c \mathrm{Im}\{k^2\}} \tag{11.23}$$

$$D = \frac{\sqrt{c^2 \mu_a^2 + \omega^2}}{c \mid k \mid^2} \tag{11.24}$$

扩射光子密度波拥有许多常见的波特性,如反射、折射、衍射和色散。例如,斯涅耳定律适用于扩射光子密度波:

$$\frac{\sin\theta_i}{\sin\theta_t} = \frac{\lambda_i}{\lambda_t} \tag{11.25}$$

式中, θ_i 和 θ_t 分别表示入射角和透射角; λ_i 和 λ_t 分别表示入射介质和传播介质中的扩射光子密度波的波长。

因为光子密度波的波长较长(cm量级),通常可用于近场成像。空间分辨率与SNR 有关,而与波长无关。在远场成像中,空间分辨率基于瑞利判据并与 $\sim\lambda/2$ 有关,然而,它也能通过与 SNR 相关的因子改善为“超分辨”。最后需要说明的是在任何情况下的分辨率都受限于 SNR。

必须注意区分光波和光子密度波。前者是电磁矢量波,后者是光子密度标量

波。后者是基于前者的。此外,它们具有不同的波长和衰减机制。

例 11.1 作图说明两个呈 $180°$ 相位差的光子密度源之间的零位面。

典型的 MATLAB 的源代码如下所示:

```
c = 3e8/1.37; %m/s
mua = 0.1E2; %/m
mus = 10E2; %(/m) mus = mus', g = 0
f = 200E6; %Hz


D = 1/(3 * (mua + mus)); %m
k = sqrt((-c * mua + i * 2 * pi * f)/(c * D)); %wave vector


disp(['Absorption coeff. mua (/cm) = ', num2str(mua * 1E-2)])
disp(['Reduced scattering coeff. mus'' (/cm) = ', num2str(mus * 1E-2)])
disp(['Frequency f (MHz) = ', num2str(f * 1E-6)])
disp(['Wavelength (cm) = ', num2str(2 * pi/real(k) * 1E2)])
disp(['Decay const (cm) = ', num2str(1/imag(k) * 1E2)])


xs = 1E-2; %(m) sources at (xs, 0) & (-xs, 0)
yd = 3E-2; %(m) detector at (xd, yd)
xd = (-3:0.02:3) * 1E-2; %m


r1 = sqrt((xd - xs).^2 + yd.^2); % distance b/t - src & detector
U1 = -exp(i * k * r1)./(4 * pi * c * D * r1); % negative src


r2 = sqrt((xd + xs).^2 + yd.^2); % distance b/t + src & detector
U2 = exp(i * k * r2)./(4 * pi * c * D * r2);


figure(1)
subplot(3,1,1)
plot([-xs xs] * 1E2, [0, 0], '*', [0], [3], 'o', [0 0], [0 3])
text(-xs * 1E2, 0.5, '+ Source')
text(+xs * 1E2, 0.5, '- Source')
text(0, 2.5, 'Scanning Detector')
axis([-3 3 0 3])
xlabel('Source & Detector Positions (cm)')
```

```matlab
ylabel('y (cm)')
title('Null line')

subplot(3,1,2)
plot(xd * 1E2, abs(U1 + U2))
xlabel('Detector position (cm)')
ylabel('Amplitude')

subplot(3,1,3)
plot(xd * 1E2, unwrap(angle(U1 + U2)) * 180/pi)
xlabel('Detector position (cm)')
ylabel('Angle (deg)')
grid

figure(2); % optional
r = (1:1:20) * 1E-2;
U = exp(i * k * r)./(4 * pi * c * D * r);
subplot(2,1,1)
semilogy(r * 1E2, abs(U))
xlabel('Source-detector distance (cm)')
ylabel('Amplitude')
title('Propagation of PDW')

subplot(2,1,2)
plot(r * 1E2, unwrap(angle(U)) * 180/pi)
xlabel('Source-detector distance (cm)')
ylabel('Angle (deg)')
grid
```

MATLAB 的文本输出如下所示：

Absorption coeff. mua (/cm) = 0.01
Reduced scattering coeff. mus' (/cm) = 10
Frequency f (MHz) = 200
Wavelength (cm) = 7.382
Decay const (cm) = 0.9878

MATLAB 输出的图形如图 11.6 所示。探测器沿着 $y = 3$ 的线扫描。因为两个源有 180° 的相位差,任何关于零位面对称的两个点间的相位差必须是 180°。

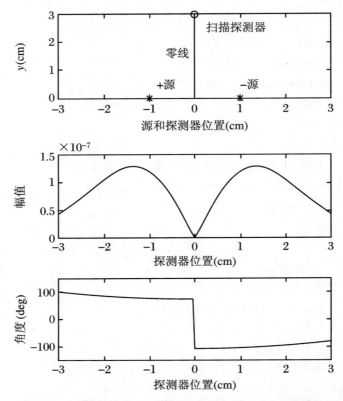

图 11.6　反相双源响应中的零位面示意图(二维空间中的零线)

11.7　频域理论:线性图像重建

在本节中,我们用简单线性反演理论说明无限大介质中的频域图像重建。假定待成像物体中仅有吸收对比度。吸收系数 $\mu_a(\vec{r})$ 表示为

$$\mu_a(\vec{r}) = \mu_{a0} + \delta\mu_a(\vec{r}) \qquad (11.26)$$

式中,μ_{a0} 表示背景吸收系数,$\delta\mu_a(\vec{r})$ 表示相对于背景的异质差分吸收系数。在正向问题中,假定 μ_{a0} 和 $\delta\mu_a(\vec{r})$ 的值计算光子密度波中的扰动。在逆向问题中,由测量数据计算 $\delta\mu_a(\vec{r})$。

为简单起见,本节中将 D 定义为 $1/(3\mu_s')$,则 D 和 μ_a 无关。重写方程式

(11.14)为

$$(\nabla^2 + k^2) U_{AC}(\vec{r}, \vec{r}_s) = - B \frac{\delta(\vec{r} - \vec{r}_s)}{cD} \tag{11.27}$$

式中 $\vec{r}_s$ 表示光子密度源的位置。将式(11.26)代入式(11.15),得到

$$k^2 = k_0^2 + O(\vec{r}) \tag{11.28}$$

式中

$$k_0^2 = \frac{- c\mu_{a0} + i\omega}{cD} \tag{11.29}$$

$$O(\vec{r}) = - \frac{\delta\mu_a(\vec{r})}{D} \tag{11.30}$$

令

$$U_{AC}(\vec{r}, \vec{r}_s) = U_0(\vec{r}, \vec{r}_s) + U_{SC}(\vec{r}, \vec{r}_s) \tag{11.31}$$

式中, U_0 表示在具有背景光学参数的均匀介质中的 AC 光子密度, U_{SC} 表示由异质性引起的差分 AC 光子密度。

将式(11.31)代入式(11.27),可得

$$[\nabla^2 + k_0^2 + O(\vec{r})][U_0(\vec{r}, \vec{r}_s) + U_{SC}(\vec{r}, \vec{r}_s)] = - B \frac{\delta(\vec{r} - \vec{r}_s)}{cD}$$

$$\tag{11.32}$$

关于 U_0 的扩散方程为

$$(\nabla^2 + k_0^2) U_0(\vec{r}, \vec{r}_s) = - B \frac{\delta(\vec{r} - \vec{r}_s)}{cD} \tag{11.33}$$

式(11.32)和式(11.33)相减,得到

$$(\nabla^2 + k_0^2) U_{SC}(\vec{r}, \vec{r}_s) = - O(\vec{r})[U_0(\vec{r}, \vec{r}_s) + U_{SC}(\vec{r}, \vec{r}_s)] \tag{11.34}$$

如果 $\delta\mu_a(\vec{r}) \ll \mu_{a0}(\vec{r})$,假定玻恩近似 $U_{SC}(\vec{r}, \vec{r}_s) \ll U_0(\vec{r}, \vec{r}_s)$ 成立;因此式(11.34)变成

$$(\nabla^2 + k_0^2) U_{SC}(\vec{r}, \vec{r}_s) = - O(\vec{r}) U_0(\vec{r}, \vec{r}_s) \tag{11.35}$$

该方程可以通过下述的格林函数法求解。对于一个在无限大介质中的点源,式(11.35)变成

$$(\nabla^2 + k_0^2) G(\vec{r} - \vec{r}_s) = - \delta(\vec{r} - \vec{r}_s) \tag{11.36}$$

式中 G 称为格林函数,表达式为

$$G(\vec{r} - \vec{r}_s) = \frac{\exp(ik_0 | \vec{r} - \vec{r}_s |)}{4\pi | \vec{r} - \vec{r}_s |} \tag{11.37}$$

式(11.33)的解有类似形式:

$$U_0(\vec{r}, \vec{r}_s) = \frac{B}{cD} \frac{\exp(ik_0 | \vec{r} - \vec{r}_s |)}{4\pi | \vec{r} - \vec{r}_s |} \tag{11.38}$$

对于式(11.35)右边力函数的响应,基于格林定理,可得到如下正向问题的解:

$$U_{SC}(\vec{r}, \vec{r}_s) = \int U_0(\vec{r}', \vec{r}_s) O(\vec{r}') G(\vec{r} - \vec{r}') d\vec{r}' \tag{11.39}$$

因为 G 具有平移不变性，这个表达式实际上相当于一个卷积。格林函数法的物理意义表示在图 11.7 中。可以看出，$U_0(\vec{r}', \vec{r}_s)$ 表示光从源传播至物体内部。$U_0(\vec{r}', \vec{r}_s)O(\vec{r}')$ 作为新的源传播到探测器，它由 $G(\vec{r} - \vec{r}')$ 描述。

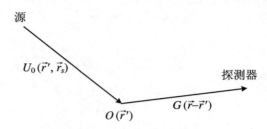

图 11.7　格林函数法示意图

为了说明图像重建的逆问题，在 xy 平面离散式(11.39)：

$$U_{SC}(\vec{r}_j, \vec{r}_{si}) = \sum_m \sum_n U_0(\vec{r}'_{mn}, \vec{r}_{si})O(\vec{r}'_{mn})G(\vec{r}_j - \vec{r}'_{mn})h^3 \qquad (11.40)$$

式中，i 是源的索引，j 是探测器的索引，m 和 n 是扰动的坐标索引，h 是每个网格单元的尺寸(为简单起见，假定网格单元是立方体)。尽管源、扰动和探测器限定在感兴趣的平面，式中光子依然是在 3D 空间中传播。

重写式(11.40)为

$$U_{SC}(\vec{r}_j, \vec{r}_{si}) = \sum_m \sum_n W_{ij,mn}\delta\mu_a(\vec{r}'_{mn}) \qquad (11.41)$$

式中

$$W_{ij,mn} = -U_0(\vec{r}'_{mn}, \vec{r}_{si})G(\vec{r}_j - \vec{r}'_{mn})\frac{h^3}{D} \qquad (11.42)$$

为了将每一对索引压缩为单个索引(类似于对棋盘格中的方块顺序记数)，令

$$i' = i + jN_i \qquad (11.43)$$

$$m' = m + nN_m \qquad (11.44)$$

式中，N_i 是 i 的值域，N_m 是 m 的值域。因此，式(11.41)变成

$$U_{SC}(i') = \sum_{m'} W_{i',m'}\delta\mu_a(\vec{r}'_{m'}) \qquad (11.45)$$

它可以改写为实、虚部分离的矩阵形式：

$$\begin{bmatrix} \mathrm{Re}\{U_{SC}(i')\} \\ \mathrm{Im}\{U_{SC}(i')\} \end{bmatrix} = \begin{bmatrix} \mathrm{Re}\{W_{i'm'}\} \\ \mathrm{Im}\{W_{i'm'}\} \end{bmatrix}[\delta\mu_a(m')] \qquad (11.46)$$

或

$$[U_{SC}] = [W][\delta\mu_a] \qquad (11.47)$$

当然，我们还可以直接使用复矩阵。对于矩阵 $[W]$，行数 N_r 的数目是 i' 范围的两倍，或是测量值数目的两倍，列数 N_c 的数目等于 m' 的范围或体元的数目(体素)。对矩阵 $[W]$(通常不是方阵)进行求逆从而得到 $[\delta\mu_a]$：

$$[\delta\mu_a] = [W]^{-1}[U_{SC}] \qquad (11.48)$$

此处,$[\delta\mu_a]$就是我们要重建的图像。

矩阵$[W]$称为雅可比矩阵,由于它使测量值的变化与光学参数的扰动相关联,也称为灵敏度矩阵。正向问题构建矩阵$[W]$。对于规则边界例如半无限、圆柱形和球形,可以利用解析法计算$[W]$。但是一般来说,必须通过数值法计算$[W]$。

可以用奇异值分解(SVD)法对$[W]$求逆。首先,把$[W]$分解为三个矩阵如下:

$$[W]_{N_r,N_c} = [U]_{N_r,N_r} [\mathrm{diag}(w_i)]_{N_r,N_c} [V]^{\mathrm{T}^*}_{N_c,N_c} \tag{11.49}$$

中间的矩阵是对角矩阵,下标表示矩阵维度,$[U]$和$[V]$有如下的正交性:

$$[U]^{\mathrm{T}^*} [U] = [I], \quad [V]^{\mathrm{T}^*} [V] = [I] \tag{11.50}$$

式中$[I]$表示单位矩阵。于是求逆导致

$$[W]^{-1} = \{[V]^{\mathrm{T}^*}\}^{-1} [\mathrm{diag}(w_i)]^{-1} [U]^{-1} = [V][\mathrm{diag}(1/w_i)][U]^{\mathrm{T}^*} \tag{11.51}$$

为了避免溢出,当$1/w_j$小于预设的阈值时,我们将$1/w_j$置为 0。或者还可以使用如下的平滑算法:

$$w'_j = w_j + \sigma/w_j \tag{11.52}$$

这里σ是自由参数。两种方法都旨在用准确性换取稳定性。

迭代法——例如代数重建法(ART)或同时迭代重建法(SIRT)(见 11.9 节)——也可用来对式(11.47)求解。迭代方法优于矩阵求逆法在于前者可以加入硬性约束。例如,由于重建吸收系数应该为正,任何体素中的负值在每次迭代结束后都可以直接置为零。

到目前为止,仅考虑了无限大介质。对于有限大介质,可以使用外推边界条件(见第 5 章)。格林函数法采用以下形式来代替式(11.39):

$$U_{\mathrm{SC}}(\vec{r}) = \int_V U_0(\vec{r}',\vec{r}_s) O(\vec{r}') G(\vec{r},\vec{r}') \mathrm{d}\vec{r}'$$

$$+ \frac{1}{4\pi}\int_S \left[G(\vec{r},\vec{r}')\frac{\partial U_{\mathrm{SC}}}{\partial n'} - U_{\mathrm{SC}}(\vec{r}')\frac{\partial G}{\partial n'} \right] \mathrm{d}S \tag{11.53}$$

式中,S表示外推边界,V表示被S包围的体积,n'表示表面外法向。

由于U_{SC}在外推边界上近似为 0,式(11.53)括号中的第二项的面积分为零。如果我们选择满足齐次狄利克雷边界条件的格林函数(即G在外推边界上为零),在式(11.53)括号中的第一项的面积分也为零。因此,式(11.53)变成

$$U_{\mathrm{SC}}(\vec{r}) = \int_V U_0(\vec{r}',\vec{r}_s) O(\vec{r}') G(\vec{r},\vec{r}') \mathrm{d}\vec{r}' \tag{11.54}$$

需要特别注意的是这里的G不同于无限大介质的G。对于一些规则的几何形状,例如半无限、球形和圆柱形的空间,满足齐次狄利克雷边界条件的格林函数有现成的解析式可用。然而对于更复杂的几何形状的格林函数,只能使用数值方

法计算。因为真实边界的外部不存在光学参数的扰动,原物体外部的积分为零,因此,V 缩减为物体的实际体积。

例 11.2　推导式(11.39)。

因为系统是线性的,系统可以用一个线性算符 $\mathscr{L}$ 来表示:

$$G(\vec{r} - \vec{r}_s) = \mathscr{L}\{\delta(\vec{r} - \vec{r}_s)\} \tag{11.55}$$

$$U_{SC}(\vec{r}, \vec{r}_s) = \mathscr{L}\{O(\vec{r})U_0(\vec{r}, \vec{r}_s)\} \tag{11.56}$$

一般的力函数 $O(\vec{r})U_0(\vec{r}, \vec{r}_s)$ 可以使用 $\delta(\vec{r} - \vec{r}_s)$ 进行扩展:

$$O(\vec{r})U_0(\vec{r}, \vec{r}_s) = \int O(\vec{r}')U_0(\vec{r}', \vec{r}_s)\delta(\vec{r} - \vec{r}')\mathrm{d}\vec{r}' \tag{11.57}$$

这是基于狄拉克函数的筛选性质(犹如一个点从函数中筛选出来)。

将式(11.57)代入到式(11.56),仅将 $\mathscr{L}$ 作用在和 $\vec{r}$ 有关的量上,可得

$$U_{SC}(\vec{r}, \vec{r}_s) = \mathscr{L}\{O(\vec{r})U_0(\vec{r}, \vec{r}_s)\} = \mathscr{L}\left\{\int O(\vec{r}')U_0(\vec{r}', \vec{r}_s)\delta(\vec{r} - \vec{r}')\mathrm{d}\vec{r}'\right\}$$

$$= \int O(\vec{r}')U_0(\vec{r}', \vec{r}_s)\mathscr{L}\{\delta(\vec{r} - \vec{r}')\}\mathrm{d}\vec{r}' = \int O(\vec{r}')U_0(\vec{r}', \vec{r}_s)G(\vec{r} - \vec{r}')\mathrm{d}\vec{r}'$$

$$\tag{11.58}$$

例 11.3　利用 C 语言编程实现线性反演算法。

定义如下数据结构(源代码在 Web 上:ftp://ftp.wiley.com/public/sci_tech_med/biomedical_optics/或 http://oilab.seas.wustl.edu/epub/index.html ♯Books):

```
typedef struct {
double f; /* frequency (Hz). */
double c; /* speed of light in medium (cm/s). */
double h; /* grid size (cm), dx = dy = dz = h. */
int N; /* NxN grid. */
int gap; /* gap between src/det & boundary (grid). */
double mua0; /* mua of background (/cm). */
double mus0; /* mus' of background (/cm). */

int obj_x, obj_y, obj_size; /* object location and size in grid. */
double dmua; /* delta mua of object (/cm). */
}ParamStru;
```

对于以下的参数,重建出的图像显示在图 11.8 中。

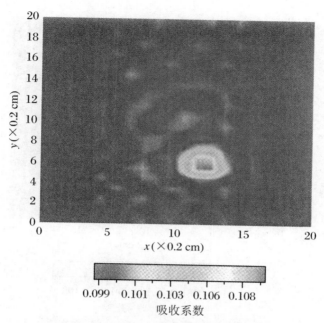

图 11.8　无限大介质中基于频域模拟数据的图像重建结果

```
void SetParam(ParamStru * par)
{
par->f = 500e6;
par->c = 3E10 / 1.37;
par->h = 0.2;
par->N = 20; /* number of voxels in each direction. */
par->gap = 3;
par->mua0 = 0.1;
par->mus0 = 10;

par->obj_x = 12;
par->obj_y = 6;
par->obj_size = 2;
par->dmua = 0.01;
}
```

如果频率设为零，AC 光子密度波变为 DC。相应的重建图像显示在图 11.9 中。

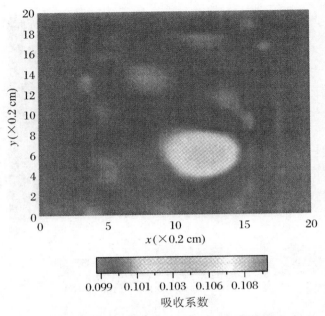

图 11.9　无限大介质中基于 DC 模拟数据的重建结果

11.8　频域理论:一般图像重建

在这一节中我们对无限大介质中一般频域成像问题用公式进行描述并对其求解,目的是要由测得的光子密度分布重建出吸收系数 $\mu_a(\vec{r})$ 和约化散射系数 $\mu_s'(\vec{r})$。

11.8.1　问题公式化

首先还是从单频率的时域扩散方程出发。从式(11.4)可知,点源 $B\delta(\vec{r}-\vec{r}_s)$ 激发的光子密度波的 AC 分量 $U_{AC}(\vec{r})$ 满足

$$c\nabla \cdot [D(\vec{r})\nabla U_{AC}(\vec{r})] - [c\mu_a(\vec{r}) - \mathrm{i}\omega]U_{AC}(\vec{r}) = -B\delta(\vec{r}-\vec{r}_s)$$

$$(11.59)$$

因为 $\mu_s'(\vec{r})$ 隐含在这个方程中,我们重建出 $D(\vec{r})$ 和 $\mu_a(\vec{r})$,就可以得到 $\mu_s'(\vec{r})$。

同 11.7 节,$D(\vec{r})$ 和 $\mu_a(\vec{r})$ 可分解为

$$D(\vec{r}) = D_0 + \delta D(\vec{r}) \tag{11.60}$$

$$\mu_a(\vec{r}) = \mu_{a0} + \delta \mu_a(\vec{r}) \tag{11.61}$$

式中,D_0 和 μ_{a0} 代表恒定的背景光学参数,$\delta \mu_a(\vec{r})$ 和 $\delta D(\vec{r})$ 代表相对于背景的异质差分光学参数。重写式(11.31)如下:

$$U_{AC}(\vec{r}, \vec{r}_s) = U_0(\vec{r}, \vec{r}_s) + U_{SC}(\vec{r}, \vec{r}_s) \tag{11.62}$$

将式(11.60)～式(11.62)代入式(11.59),可得到关于 U_{SC} 的微分方程,该方程可以通过格林函数法求解:

$$U_{SC}(\vec{r}_d, \vec{r}_s) = -\int \frac{\delta \mu_a(\vec{r})}{D_0} G_0(\vec{r}_d, \vec{r}) U_{AC}(\vec{r}, \vec{r}_s) \mathrm{d}\vec{r}$$

$$+ \int \frac{\delta D(\vec{r})}{D_0} \nabla G_0(\vec{r}_d, \vec{r}) \cdot \nabla U_{AC}(\vec{r}, \vec{r}_s) \mathrm{d}\vec{r} \tag{11.63}$$

式中,$\vec{r}_d$ 表示探测器的位置,$\vec{r}$ 表示待成像物体中某个位置,G_0 表示均匀介质微分方程的格林函数,该介质具有背景光学参数。上述积分均在整个 3D 空间中进行。第一个积分是来自微扰 $\delta \mu_a$ 的贡献,已在 11.7 节得到。第二个积分是来自微扰 δD 的贡献。

实验上测量和 U_{AC} 直接相关的量。如果背景介质光学参数是已知的,可以计算 U_0。随后,从 U_{AC} 中减去 U_0 得到 U_{SC}。然后由式(11.63)可以解出 $\delta \mu_a$ 和 δD,这表示两个具有不同对比度的图像。尽管 $\delta \mu_a$ 和 δD 在式(11.63)中以线性形式出现,但这个成像问题的本质是非线性的,因为 U_{AC} 是 $\delta \mu_a$ 和 δD 的隐函数。

例 11.4 推导式(11.63)。

将式(11.60)和式(11.61)代入到式(11.59),可得

$$cD_0 \nabla^2 U_{AC} + c\nabla \cdot [\delta D \nabla U_{AC}] - [c(\mu_{a0} + \delta \mu_a) - i\omega]U_{AC} = -B\delta(\vec{r} - \vec{r}_s) \tag{11.64}$$

在具有背景光学参数的均匀介质中,式(11.64)变成

$$cD_0 \nabla^2 U_0 - [c\mu_{a0} - i\omega]U_0 = -B\delta(\vec{r} - \vec{r}_s) \tag{11.65}$$

式(11.64)减去式(11.65),同时利用式(11.62)可得

$$\nabla^2 U_{SC} + k_0^2 U_{SC} = \frac{\delta \mu_a}{D_0} U_{AC} - \frac{1}{D_0} \nabla \cdot [\delta D \nabla U_{AC}] \tag{11.66}$$

式中,k_0 由方程式(11.29)给出。式(11.66)是亥姆霍兹方程,该方程可利用格林函数法求解。

满足微分方程:

$$\nabla^2 G_0 + k_0^2 G_0 = -\delta(\vec{r}_d - \vec{r}) \tag{11.67}$$

的格林函数为

$$G_0(\vec{r}_d, \vec{r}) = \frac{\exp(ik_0|\vec{r}_d - \vec{r}|)}{4\pi|\vec{r}_d - \vec{r}|} \tag{11.68}$$

因此式(11.66)的解是

$$U_{SC}(\vec{r}_d, \vec{r}_s) = -\int \frac{\delta \mu_a(\vec{r})}{D_0} G_0(\vec{r}_d, \vec{r}) U_{AC}(\vec{r}, \vec{r}_s) d\vec{r}$$

$$+ \frac{1}{D_0} \int \nabla \cdot [\delta D(\vec{r}) \nabla U_{AC}(\vec{r}, \vec{r}_s)] G_0(\vec{r}_d, \vec{r}) d\vec{r} \quad (11.69)$$

右侧的第二个积分可重新写作

$$\frac{1}{D_0} \int \nabla \cdot [\delta D(\vec{r}) \nabla U_{AC}(\vec{r}, \vec{r}_s)] G_0(\vec{r}_d, \vec{r}) d\vec{r}$$

$$= \frac{1}{D_0} \int \nabla \delta D(\vec{r}) \cdot \nabla U_{AC}(\vec{r}, \vec{r}_s) G_0(\vec{r}_d, \vec{r}) d\vec{r}$$

$$+ \frac{1}{D_0} \int \delta D(\vec{r}) \nabla^2 U_{AC}(\vec{r}, \vec{r}_s) G_0(\vec{r}_d, \vec{r}) d\vec{r} \quad (11.70)$$

根据格林第二等式：

$$\int (u \nabla^2 v + \nabla u \cdot \nabla v) d\vec{r} = \oint_S u \nabla v \cdot \hat{n} dS \quad (11.71)$$

式中，S 是包围待成像物体体积的任意曲面，$\hat{n}$ 是表面法向，式(11.70)右边的第二个积分可以表示为

$$\frac{1}{D_0} \int \delta D(\vec{r}) \nabla^2 U_{AC}(\vec{r}, \vec{r}_s) G_0(\vec{r}_d, \vec{r}) d\vec{r}$$

$$= \frac{1}{D_0} \int [\delta D(\vec{r}) G_0(\vec{r}_d, \vec{r})] \nabla^2 U_{AC}(\vec{r}, \vec{r}_s) d\vec{r}$$

$$= \frac{1}{D_0} \oint_S [\delta D(\vec{r}) G_0(\vec{r}_d, \vec{r})] \nabla U_{AC}(\vec{r}, \vec{r}_s) \cdot \hat{n} dS$$

$$- \frac{1}{D_0} \int \nabla [\delta D(\vec{r}) G_0(\vec{r}_d, \vec{r})] \cdot \nabla U_{AC}(\vec{r}, \vec{r}_s) d\vec{r} \quad (11.72)$$

当 S 接近于无穷大，在式(11.72)中的面积分接近于零，于是可得

$$\frac{1}{D_0} \int \delta D(\vec{r}) \nabla^2 U_{AC}(\vec{r}, \vec{r}_s) G_0(\vec{r}_d, \vec{r}) d\vec{r}$$

$$= - \frac{1}{D_0} \int \nabla [\delta D(\vec{r}) G_0(\vec{r}_d, \vec{r})] \cdot \nabla U_{AC}(\vec{r}, \vec{r}_s) d\vec{r}$$

$$= - \frac{1}{D_0} \int \delta D(\vec{r}) [\nabla G_0(\vec{r}_d, \vec{r}) \cdot \nabla U_{AC}(\vec{r}, \vec{r}_s)] d\vec{r}$$

$$- \frac{1}{D_0} \int G_0(\vec{r}_d, \vec{r}) [\nabla \delta D(\vec{r}) \cdot \nabla U_{AC}(\vec{r}, \vec{r}_s)] d\vec{r} \quad (11.73)$$

式(11.73)右边的第二项和式(11.70)右边的第一项相互抵消，因此式(11.69)变成

$$U_{SC}(\vec{r}_d, \vec{r}_s) = -\int \frac{\delta \mu_a(\vec{r})}{D_0} G_0(\vec{r}_d, \vec{r}) U_{AC}(\vec{r}, \vec{r}_s) d\vec{r}$$

$$+ \frac{1}{D_0} \int \delta D(\vec{r}) [\nabla G_0(\vec{r}_d, \vec{r}) \cdot \nabla U_{AC}(\vec{r}, \vec{r}_s)] d\vec{r} \quad (11.74)$$

这就是式(11.63)。

11.8.2　线性化问题

虽然式(11.63)相对于光学参数是非线性的,但是当异质性较弱时可以线性化。这种情况下,假定玻恩近似 $U_{SC} \ll U_0$;因此在式(11.63)右边的 U_{AC} 可以由 U_0 代替,如果 μ_{a0} 和 D_0 是已知的,就可以计算出 U_0。因此,式(11.63)可以线性化并离散化为

$$U_{SC}(\vec{r}_d, \vec{r}_s) = \sum_{j=1}^{N_V} \left[W_{a,j}\delta\mu_a(\vec{r}_j) + W_{s,j}\delta D(\vec{r}_j) \right] \tag{11.75}$$

式中的求和是对待成像物体内所有体素 N_V 求和;$W_{a,j}$ 和 $W_{s,j}$ 表示权重:

$$W_{a,j} = -\frac{G_0(\vec{r}_d, \vec{r}_j)U_0(\vec{r}_j, \vec{r}_s)\Delta x\Delta y\Delta z}{D_0} \tag{11.76}$$

$$W_{s,j} = \frac{\nabla G_0(\vec{r}_d, \vec{r}_j) \cdot \nabla U_0(\vec{r}_j, \vec{r}_s)\Delta x\Delta y\Delta z}{D_0} \tag{11.77}$$

式中 Δx、Δy 和 Δz 分别表示沿着 x、y 和 z 方向网格单元的尺寸。

将式(11.75)重写为如下矩阵形式:

$$\left[W_{a,ji}, W_{s,ji} \right] \begin{bmatrix} \delta\mu_a(\vec{r}_j) \\ \delta D(\vec{r}_j) \end{bmatrix} = \left[U_{SC}(\vec{r}_{di}, \vec{r}_{si}) \right] \tag{11.78}$$

或

$$\left[W \right]\left[\delta x \right] = \left[U_{SC} \right] \tag{11.79}$$

式中,下标 i 对应于测量中 $\vec{r}_{si}$ 处的源和 $\vec{r}_{di}$ 处的探测器的索引,下标 j 是待成像物体内部某个位置的索引。如果图像采集时用到了 N_S 个源和 N_D 个探测器,则测量数据的个数为 $N_M = N_S \times N_D$。测量数据组成的列向量 $[U_{SC}]$ 有 N_M 个元素;列向量 $[\delta x]$ 有 $2N_V$ 个元素,因为向量 $[\delta\mu_a]$ 和 $[\delta D]$ 是串联的;因此矩阵 $[W]$ 的规模为 $N_M \times 2N_V$。借助不同的数值方法可以从式(11.79)中解出未知向量 $[\delta x]$。

11.8.3　非线性问题

当微扰不是很小时,图像重建是非线性的,通常采用以下步骤迭代求解:

(1) 假定初始光学参数。

(2) 求解正向问题。

(3) 计算误差并检查收敛。如果误差充分小,可终止循环。否则,继续下一步。

(4) 构建逆向问题以更新光学参数。

(5) 求解逆向问题。

(6) 更新光学参数并返回步骤(2)。

在步骤(1)中,要假定初始光学参数。通常采用平均光学参数的均匀分布是较为明智的选择。

在步骤(2)中,用当前光学参数,求解正向问题,得到每个源在所有探测器处的扩散光子密度 U_C。根据扩散方程,利用有限元或有限差分法可以得到正向问题的解。对于有限大小的物体,必须加入边界条件。

在步骤(3)中,χ^2 的误差通常计算如下:

$$\chi^2 = \sum_{i=1}^{N_M} \left[\frac{U_C(\vec{r}_{di}, \vec{r}_{si}) - U_M(\vec{r}_{di}, \vec{r}_{si})}{\sigma_i} \right]^2 \tag{11.80}$$

式中,U_M 表示探测到的扩散光子密度,σ_i 表示第 i 次的测量误差。如果 $\chi^2 < \varepsilon$(这里 ε 是预设的一个小量),则表明问题已收敛,循环终止。否则,循环继续进行到步骤(4)。

步骤(4)中,构建逆向问题来更新光学参数(而非采用另一个随机的假定值)。基于 U_C 和 U_M 之间的误差可以得到光学参数的最优更新值。使 U_C 矩阵的一阶泰勒级数表达与 U_M 相等,有

$$[U_M] = [U_C] + \left[\frac{\partial U_C}{\partial \mu_a}\right][\Delta \mu_a] + \left[\frac{\partial U_C}{\partial D}\right][\Delta D] \tag{11.81}$$

式中

$$\left[\frac{\partial U_C}{\partial \mu_a}\right]_{ij} = -\frac{\Delta x \Delta y \Delta z}{D_0} G_0(\vec{r}_{di}, \vec{r}_j) U_C(\vec{r}_j, \vec{r}_{si}) \tag{11.82}$$

$$\left[\frac{\partial U_C}{\partial D}\right]_{ij} = \frac{\Delta x \Delta y \Delta z}{D_0} \nabla G_0(\vec{r}_{di}, \vec{r}_j) \cdot \nabla U_C(\vec{r}_j, \vec{r}_{si}) \tag{11.83}$$

这里,向量 $[U_M]$ 和 $[U_C]$ 的维度为 N_M;向量 $[\Delta \mu_a]$ 和 $[\Delta D]$ 的维度为 N_V,分别表示 μ_a 和 D 的差分更新值;矩阵 $\left[\frac{\partial U_C}{\partial \mu_a}\right]$ 和 $\left[\frac{\partial U_C}{\partial D}\right]$ 维度为 $N_M \times N_V$。由式(11.81),逆向问题可以表示为

$$[J]\begin{bmatrix}\Delta \mu_a \\ \Delta D\end{bmatrix} = [U_M - U_C] \tag{11.84}$$

雅可比矩阵为

$$[J] = \begin{bmatrix}\dfrac{\partial U_C}{\partial \mu_a} \\[2mm] \dfrac{\partial U_C}{\partial D}\end{bmatrix} \tag{11.85}$$

方程式(11.84)中的逆向问题是一个线性化问题,这与方程式(11.78)类似。

在步骤(5)中,将利用下一节中要讨论的数学方法来求解方程式(11.84),从而得到 $[\Delta \mu_a]$ 和 $[\Delta D]$。

在步骤(6)中,光学参数由 $[\Delta \mu_a]$ 和 $[\Delta D]$ 更新。循环返回到步骤(2)。

尽管整个问题是非线性的,但是在每步循环中是线性的。因此,非线性问题通过一系列线性问题得到求解。可通过类比来理解这个概念,画一个抛物线,其最小值略高于横坐标且开口朝上。为了从曲线上的一个高点到达最小值,需要

沿着局部正切值进行搜索,这个过程是线性的。通过迭代这个线性搜索可逼近到最小值的邻域。

11.8.4　求逆方法

步骤(5)是一个逆数学问题。雅克比矩阵可以通过直接法或伴随法构建。在直接方法中,正向问题计算矩阵元素的导数。将正向问题写成如下算子形式:

$$\{A\}\{U_C\} = \{S\}$$

式中,$\{A\}$ 表示算子,$\{S\}$ 表示源。微分 $\left\{\dfrac{\partial U_C}{\partial \mu_a}\right\}$ 和 $\left\{\dfrac{\partial U_C}{\partial D}\right\}$ 可通过下面的方程求解:

$$\{A\}\left\{\frac{\partial U_C}{\partial \mu_a}\right\} = \left\{\frac{\partial S}{\partial \mu_a}\right\} - \left\{\frac{\partial A}{\partial \mu_a}\right\}\{U_C\} \tag{11.86}$$

$$\{A\}\left\{\frac{\partial U_C}{\partial D}\right\} = \left\{\frac{\partial S}{\partial D}\right\} - \left\{\frac{\partial A}{\partial D}\right\}\{U_C\} \tag{11.87}$$

在伴随法中,正问题 $\{A\}\{U_C\} = \{S\}$ 用于求解 U_C。接着,伴随方程 $\{A'\}\{U_C\} = \{S'\}$ 用来求解格林函数 G_0,G_0 是点源位于探测器位置时的响应。然后雅可比矩阵可由式(11.82)和式(11.83)计算。

为解式(11.84),必须对维度为 $N_M \times 2N_V$ 的雅可比矩阵求逆。由于光子扩散,雅可比矩阵是病态的(近似于奇异矩阵);因此,直接对矩阵求逆是不可靠的。通常首先乘以它的转置形成一个方阵,因此方程式(11.84)变成

$$[J]^{\mathrm{T}}[J]\begin{bmatrix} \Delta \mu_a \\ \Delta D \end{bmatrix} = [J]^{\mathrm{T}}[U_M - U_C] \tag{11.88}$$

然而,方阵 $[J]^{\mathrm{T}}[J]$ 仍旧是病态的。通常采用如下的正则化技术来提高其稳定性,但同时会降低图像的质量:

$$\left([J]^{\mathrm{T}}[J] + \eta_r [C_r]^{\mathrm{T}}[C_r]\right)\begin{bmatrix} \Delta \mu_a \\ \Delta D \end{bmatrix} = [J]^{\mathrm{T}}[U_M - U_C] \tag{11.89}$$

式中,η_r 是正则化参数,通过调整这个参数可以控制求逆的稳定性;$[C_r]$ 是正则化算子(有时简单地将其设置为单位矩阵)。通常采用共轭梯度法求解这个正则化后的方程。

附录 11A　ART 和 SIRT

如果一组线性方程存在唯一解,$\boldsymbol{Ax} = \boldsymbol{b}$,这里 $\boldsymbol{A}$ 是元素 a_{jk} 组成的矩阵,$\boldsymbol{x}$ 是由 n 个未知数组成的向量,$\boldsymbol{b}$ 是 n 个测量值组成的向量;$\boldsymbol{A}$ 必须是一个非奇异的 $n \times$

n 方阵。此处的目标是迭代求解 x。

在代数重建技术（ART）中，搜索通常是从原点开始的。x 中第 i 个元素的迭代方程是

$$(x_i^p)_j = (x_i^p)_{j-1} - \frac{\sum_{k=1}^{n} a_{jk}(x_k^p)_{j-1} - b_j}{\sum_{k=1}^{n} a_{jk}a_{jk}} a_{ji} \tag{11.90}$$

这里，p 是迭代的索引；j 和 k 是 A 的行和列的索引；$i, j, k = 1, 2, \cdots, n$。为简便起见，$(x_k^p)_0$ 表示在当前迭代最后的搜索点。

$n = 2$ 时前两步迭代的移动表示在图 11.10 中，这里的两条线分别表示 $\sum_{k=1}^{n} a_{1k}x_k = b_1$ 和 $\sum_{k=1}^{n} a_{2k}x_k = b_2$。在第一步移动中，搜索点从当前位置（该图中的原点）沿着垂直于线 1 的方向移动到交叉点 $(x^p)_{j=1}$。在第二步移动中，搜索点从当前位置沿着垂直于线 2 的方向移动到交叉点 $(x^p)_{j=2}$。这两步移动完成了 $n = 2$ 的第一个迭代周期。如此循环直至收敛。

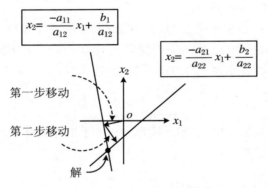

图 11.10   ART 的示意图

如果方程数大于未知数的数量，问题是过定的，不存在唯一解。这种情况下，ART 在真实解附近震荡。如果未知数多于方程数，其解收敛到一个子空间，例如 $n = 2$ 时收敛到一条线。

同时迭代重建技术（SIRT）是 ART 的变种。在每步迭代中，首先移动到当前迭代的前一步中所有的"线"，从而得到 n 个搜索点：

$$(x_i^p)_j = (x_i^p)_0 - \frac{\sum_{k=1}^{n} a_{jk}(x_i^p)_0 - b_j}{\sum_{k=1}^{n} a_{jk}a_{jk}} a_{ji} \quad (j = 1, 2, \cdots, n) \tag{11.91}$$

那么，所有 n 个搜索点的平均值是本次循环的最终搜索点：

$$x_i^p = \frac{1}{n} \sum_{j=1}^{n} (x_i^p)_j \qquad (11.92)$$

通常 SIRT 重建的图像比 ART 重建的更好,但是收敛速度较慢。

习　题

11.1　(a) 基于无限大介质中的扩散理论,推导观察点和各向同性点源间的平均飞行时间: $\langle t \rangle = \dfrac{r^2}{2(D + r\sqrt{\mu_a D})c} = \dfrac{r^2}{2Dc\left(1 + \dfrac{r}{\delta}\right)}$,式中, c 是散射介质中光速, r 是观察点和点源间的距离, δ 是穿透深度。(b) 将平均飞行路径长度 $\langle p \rangle$ 和 $\langle t \rangle$ 关联起来。(c) 证明:当 $r \ll \delta$ 时, $\langle p \rangle = \dfrac{r\delta}{2D} \propto r$; $r \gg \delta$ 时, $\langle p \rangle = \dfrac{r^2}{2D} \propto r^2$ 。

提示:使用通量率 $\Phi(\vec{r}, t) = \dfrac{c}{(4\pi Dct)^{3/2}} \exp\left(-\dfrac{r^2}{4Dct} - \mu_a ct\right)$ 和流密度 $R = -D\dfrac{\partial}{\partial r}\Phi$ 。定义 $\langle t \rangle_\Phi = \dfrac{\int t\Phi dt}{\int \Phi dt}$ 和 $\langle t \rangle_R = \dfrac{\int tR dt}{\int R dt}$ 。

11.2　定义微分路径长度为 $p_d = -\dfrac{d\ln R}{d\mu_a}$,式中 R 是流密度。有 $R = -D\dfrac{\partial}{\partial r}\Phi(\vec{r})$,式中 Φ 是无限大介质中各向同性点源的稳态通量率响应,即 $\Phi(\vec{r}) = \dfrac{\exp(-\mu_{\text{eff}} r)}{4\pi Dr}$ 。

(a) 推导 $p_d = \dfrac{1}{2}\dfrac{r^2[1 + 3\mu_a D]}{D + \sqrt{\mu_a D}r}$ 。(b) 将 p_d 和习题 11.1 中的 $\langle p \rangle$ 关联。

(c) 证明:当 $r \ll \delta$ 时, $R \propto \exp\left(-\dfrac{1}{2}\mu_{\text{eff}}^2 r^2\right)$;当 $r \gg \delta$ 时, $R \propto \exp(-\mu_{\text{eff}} r)$ 。

11.3　无限大介质中的各向同性点光源产生光子密度波。(a) 证明:在距离源 r 处的相位是 $\Psi(r) = \arctan\left[\dfrac{Ar\sin(\tau/2)}{1 + Ar\cos(\tau/2)}\right] - Ar\sin(\tau/2)$,式中 $A = \dfrac{[(\mu_a c)^2 + \omega^2]^{1/4}}{\sqrt{Dc}}$, $\tau = \arctan\left(\dfrac{\omega}{\mu_a c}\right)$ 。(b) 画出 $\Psi(r)$ 和 $\omega\langle t \rangle$ 关于 $\omega \in [10, 100]$ 的图,式中 $\langle t \rangle$ 沿用习题 11.1 中的定义。提示:从通量率 $\Phi(r, \omega)$ 和能流密度 $R = -D \cdot \dfrac{\partial}{\partial r}\Phi(r, \omega)$ 开始。

11.4　基于扩散理论，利用 MATLAB 分别画出三种成像模式下，无限大介质中的输出随时间的变化。

11.5　推导式(11.19)和式(11.20)。

11.6　证明：$k_r = \sqrt{\dfrac{\mu_a}{2D}\left[\sqrt{1+\left(\dfrac{\omega}{c\mu_a}\right)^2}-1\right]}$ 和 $k_i = \sqrt{\dfrac{\mu_a}{2D}\left[\sqrt{1+\left(\dfrac{\omega}{c\mu_a}\right)^2}+1\right]}$。

11.7　(1)根据以下参数计算光子密度波的波长：频率 $f = 200\,\text{MHz}$，$\mu_a = 0.1\,\text{cm}^{-1}$，$\mu_s' = 10\,\text{cm}^{-1}$，折射率 $n = 1.37$。(2)在 $100\sim1000\,\text{MHz}$ 范围内，绘制波长和 k_i 随 f 的变化。

11.8　(1)重复绘制例 11.1 中的图。已知参数包括 $\mu_a = 0.1\,\text{cm}^{-1}$，$\mu_s' = 10\,\text{cm}^{-1}$，频率 $f = 200\,\text{MHz}$。(2)找出最大振幅的位置。

11.9　利用 MATLAB 制作一个光子密度波传播的动画。

11.10　证明光子密度波的折射定律(斯涅尔定律)。

11.11　对于球形折射面，推导如下扩射光子密度波成像公式：$\lambda_{\text{in}}/S_{\text{in}} + \lambda_{\text{out}}/S_{\text{out}} = (\lambda_{\text{in}} - \lambda_{\text{out}})/R$。式中，$\lambda_{\text{in}}$ 是入射介质中的波长，λ_{out} 是传播介质中的波长，S_{in} 是物距，S_{out} 是像距，R 是曲率半径。

11.12　推导与玻恩近似相似的 Rytov 近似下的解。在 Rytov 近似中，光子密度分布表示为入射(均匀的)部分和散射(异质)部分的乘积(而非和)：$U(\vec{r},\vec{r}_s) = \exp[u_0(\vec{r},\vec{r}_s)+u_{\text{SC}}(\vec{r},\vec{r}_s)]$，这里 $U_0(\vec{r},\vec{r}_s) = \exp[u_0(\vec{r},\vec{r}_s)]$。证明其解是

$$u_{\text{SC}}(\vec{r}_d,\vec{r}_s) = -\frac{1}{U_0(\vec{r}_d,\vec{r}_s)}\int\frac{\delta\mu_a(\vec{r})}{D}G(\vec{r}-\vec{r}_d)U_0(\vec{r},\vec{r}_s)\,\mathrm{d}\vec{r}$$

11.13　推导半无限大散射介质中光子密度波的格林函数。各向同性点源位于表面下一个传输平均自由程处。使用外推边界条件。

11.14　推导平板散射介质中光子密度波的格林函数。各向同性点源位于表面下一个传输平均自由程处。使用外推边界条件。

11.15　如果一个小的吸收体在乳房内移动一小段距离，估计光子密度波幅值和相位的相对变化。使用实际参数进行估计。

11.16　用 MATLAB 或 C/C++ 重写 11.7 节中的反演算法。探讨式(11.46)的实部是否足以提供一幅图像。

11.17　采用 ART 和 SIRT，用 MATLAB 或 C/C++ 重写 11.7 节中的反演算法。

阅　　读

[1] Chance B, Kang K, He L, Weng J, Sevick E. Highly sensitive object location in tissue models with linear in-phase and antiphase multielement optical arrays in one and 2 dimensions[J]. Proceedings of the National Academy of Sciences of the United States of America, 1993, 90(8): 3423-3427, Section 11.6.

[2] O'Leary M A. Imaging with diffuse photon density waves[R]. Philadelphia, University of Pennsylvania, Sections 11.5-11.7.

[3] Pogue B W, Testorf M, McBride T, Osterberg U, Paulsen K. Instrumentation and design of a frequency domain diffuse optical tomography imager for breast cancer detection[J]. Optics Express, 1997, 1(13): 391-403, Section 11.5.

[4] Schmidt F E W, Fry M E, Hillman E M C, Hebden J C, Delpy D T. A 32-channel time-resolved instrument for medical optical tomography[J]. Review of Scientific Instruments, 2000, 71(1): 256-265, Section 11.3.

[5] Yodh A G, Boas D A. Functional imaging with diffusing light[M]//Vo-Dinh T. Biomedical Photonics Handbook. Boca Raton, Fla.: CRC Press, 2003: 21.1-21.45, Sections 11.4 and 11.8.

延　伸　阅　读

[1] Aronson R. Boundary-conditions for diffusion of light[J]. Journal of the Optical Society of America A, 1995, 12(11): 2532-2539.

[2] Arridge S R. Optical tomography in medical imaging[J]. Inverse Problems 1999, 15(2): R41-R93.

[3] Boas D A, Brooks D H, Miller E L, DiMarzio C A, Kilmer M, Gaudette R J, Zhang Q. Imaging the body with diffuse optical tomography[J]. IEEE Signal Processing Magazine, 2001, 18(6): 57-75.

[4] Boas D A, Gaudette T, Strangman G, Cheng X F, Marota J J A, Mandeville J B. The accuracy of near infrared spectroscopy and imaging during focal changes in cerebral hemodynamics[J]. Neuroimage, 2001, 13(1): 76-90.

[5] Boas D A, O'Leary M A, Chance B, Yodh A G. Detection and characterization of optical inhomogeneities with diffuse photon density waves: a signal-to-noise analysis[J]. Applied Optics, 1997, 36(1): 75-92.

[6] Cerussi A E, Berger A J, Bevilacqua F, Shah N, Jakubowski D, Butler J, Holcombe R F, Tromberg B J. Sources of absorption and scattering contrast for near-infrared optical mammography[J]. Academic Radiology, 2001, 8(3): 211-218.

[7] Cerussi A E, Jakubowski D, Shah N, Bevilacqua F, Lanning R, Berger A J, Hsiang D, Butler J, Holcombe R F, Tromberg B J. Spectroscopy enhances the information content of optical mammography[J]. Journal of Biomedical Optics, 2002, 7(1): 60-71.

[8] Chance B, Anday E, Nioka S, Zhou S, Hong L, Worden K, Li C, Murray T, Ovetsky Y, Pidikiti D, Thomas R. A novel method for fast imaging of brain function, non-invasively, with light[J]. Optics Express, 1998, 2(10): 411-423.

[9] Colak S B, van der Mark M B, Hooft G W, Hoogenraad J H, van der Linden E S, Kuijpers F A. Clinical optical tomography and NIR spectroscopy for breast cancer detection[J]. IEEE Journal of Selected Topics in Quantum Electronics, 1999, 5(4): 1143-1158.

[10] Dorn O. A transport-backtransport method for optical tomography[J]. Inverse Problems, 1998, 14(5): 1107-1130.

[11] Durduran T, Choe R, Culver J P, Zubkov L, Holboke M J, Giammarco J, Chance B, Yodh A G. Bulk optical properties of healthy female breast tissue[J]. Physics in Medicine and Biology, 2002, 47(16): 2847-2861.

[12] Durian D J, Rudnick J. Photon migration at short time and distances and in cases of strong absorption[J]. Journal of the Optical Society of America A, 1997, 14(1): 235-245.

[13] Fantini S, Franceschini M A, Gratton E. Semi-infinite-geometry boundary-problem for light migration in highly scattering media-a frequency-domain study in the diffusion-approximation[J]. Journal of the Optical Society of America B, 1994, 11(10): 2128-2138.

[14] Fantini S, Franceschini M A, Gaida G, Gratton E, Jess H, Mantulin W

W, Moesta K T, Schlag P M, Kaschke M. Frequency-domain optical mammography: Edge effect corrections[J]. Medical Physics, 1996, 23 (1): 149-157.

[15] Fantini S, Walker S A, Franceschini M A, Kaschke M, Schlag P M, Moesta K T. Assessment of the size, position, and optical properties of breast tumors in vivo by noninvasive optical methods[J]. Applied Optics, 1998, 37(10): 1982-1989.

[16] Franceschini M A, Moesta K T, Fantini S, Gaida G, Gratton E, Jess H, Mantulin W W, Seeber M, Schlag P M, Kaschke M. Frequency-domain techniques enhance optical mammography: initial clinical results[J]. Proceedings of the National Academy of Sciences of the United States of America, 1997, 94(12): 6468-6473.

[17] Franceschini M A, Toronov V, Filiaci M E, Gratton E, Fantini S. On-line optical imaging of the human brain with 160-ms temporal resolution [J]. Optics Express, 2000, 6(3): 49-57.

[18] Gratton G, Fabiani M, Friedman D, Franceschini M A, Fantini S, Corballis P, Gratton E. Rapid changes of optical-parameters in the human brain during a tapping task[J]. Journal of Cognitive Neuroscience, 1995, 7(4): 446-456.

[19] Graves E E, Ripoll J, Weissleder R, Ntziachristos V. A submillimeter resolution fluorescence molecular imaging system for small animal imaging [J]. Medical Physics, 2003, 30(5): 901-911.

[20] Grosenick D, Moesta K T, Wabnitz H, Mucke J, Stroszczynski C, Macdonald R, Schlag P M, Rinneberg H. Time-domain optical mammography: initial clinical results on detection and characterization of breast tumors[J]. Applied Optics, 2003, 42(16): 3170-3186.

[21] Grosenick D, Wabnitz H, Rinneberg H H, Moesta K T, Schlag P M. Development of a time-domain optical mammograph and first in vivo applications[J]. Applied Optics, 1999, 38(13): 2927-2943.

[22] Hawrysz D J, Sevick-Muraca E M. Developments toward diagnostic breast cancer imaging using near-infrared optical measurements and fluorescent contrast agents[J]. Neoplasia, 2000, 2(5): 388-417.

[23] Hebden J C, Veenstra H, Dehghani H, Hillman E M C, Schweiger M, Arridge S R, Delpy D T. Three-dimensional time-resolved optical tomography of a conical breast phantom[J]. Applied Optics, 2001, 40(19): 3278-3287.

[24] Hielscher A H, Klose A D, Hanson K M. Gradient-based iterative image reconstruction scheme for time-resolved optical tomography[J]. IEEE Transactions on Medical Imaging, 1999, 18(3): 262-271.

[25] Klose A D, Hielscher A H. Iterative reconstruction scheme for optical tomography based on the equation of radiative transfer[J]. Medical Physics, 1999, 26(8): 1698-1707.

[26] Li X D, Durduran T, Yodh A G, Chance B, Pattanayak D N. Diffraction tomography for biochemical imaging with diffuse-photon density waves [J]. Optics Letters, 1997, 22(8): 573-575.

[27] Licha K, Riefke B, Ntziachristos V, Becker A, Chance B, Semmler W. Hydrophilic cyanine dyes as contrast agents for near-infrared tumor imaging: Synthesis, photophysical properties and spectroscopic in vivo characterization[J]. Photochemistry and Photobiology, 2000, 72(3): 392-398.

[28] McBride T O, Pogue B W, Gerety E D, Poplack S B, Osterberg U L, Paulsen K D. Spectroscopic diffuse optical tomography for the quantitative assessment of hemoglobin concentration and oxygen saturation in breast tissue[J]. Applied Optics, 1999, 38(25): 5480-5490.

[29] Ntziachristos V, Ma X H, Chance B. Time-correlated single photon counting imager for simultaneous magnetic resonance and near-infrared mammography[J]. Review of Scientific Instruments, 1998, 69(12): 4221-4233.

[30] Ntziachristos V, Yodh A G, Schnall M, Chance B. Concurrent MRI and diffuse optical tomography of breast after indocyanine green enhancement [J]. Proceedings of the National Academy of Sciences of the United States of America, 2000, 97(6): 2767-2772.

[31] O'Leary M A, Boas D A, Chance B, Yodh A G. Refraction of diffuse photon density waves [J]. Physical Review Letters, 1992, 69 (18): 2658-2661.

[32] O'Leary M A, Boas D A, Li X D, Chance B, Yodh A G. Fluorescence lifetime imaging in turbid media[J]. Optics Letters, 1996, 21(2): 158-160.

[33] Pogue B W, Patterson M S, Jiang H, Paulsen K D. Initial assessment of a simple system for frequency-domain diffuse optical tomography[J]. Physics in Medicine and Biology, 1995, 40(10): 1709-1729.

[34] Pogue B W, Poplack S P, McBride T O, Wells W A, Osterman K S, Osterberg U L, Paulsen K D. Quantitative hemoglobin tomography with diffuse near-infrared spectroscopy: Pilot results in the breast[J]. Radiology,

2001，218(1)：261-266.

[35] Reynolds J S，Troy T L，Mayer R H，Thompson A B，Waters D J，Cornell K K，Snyder P W，Sevick-Muraca E M. Imaging of spontaneous canine mammary tumors using fluorescent contrast agents[J]. Photochemistry and Photobiology，1999，70(1)：87-94.

[36] Shah N，Cerussi A，Eker C，Espinoza J，Butler J，Fishkin J，Hornung R，Tromberg B. Noninvasive functional optical spectroscopy of human breast tissue[J]. Proceedings of the National Academy of Sciences of the United States of America，2001，98(8)：4420-4425.

[37] Yodh A，Chance B. Spectroscopy and imaging with diffusing light[J]. Physics Today，1995，48(3)：34-40.

第 12 章　光声层析成像

12.1　引　　言

光声层析成像（Photoacoustic Tomography，PAT）指的是基于光声效应的成像。尽管早在 1880 年亚历山大·格雷厄姆·贝尔（Alexander Graham Bell）就首次提出了光声效应这一现象，但 PAT 的发明却在超声换能器、计算机和激光器出现之后。在 PAT 中，通常是由一个短脉冲的激光束照射待成像物体，物体吸收部分光并将其转换成热能。热能经热弹效应进一步转换成压力升高。压力升高以超声波的形式传播，这个超声波就被称为光声波。光声波通过超声换能器探测，再经计算机处理而形成图像。

12.2　光声层析成像的动机

PAT 旨在结合超声的空间分辨率与光的对比度以实现光准扩散或扩散方式下的深层组织成像。光的吸收可取之处在于它对如含氧和脱氧血红蛋白之类的分子具有很高的灵敏度。表 12.1 将 PAT、光学相干层析成像（OCT，参阅第 9 章和第 10 章）、扩散光学层析成像（DOT，见第 11 章）和超声成像（US）进行了比较。由于光的强散射，在生物组织中的纯光学成像要么成像深度浅，要么空间分辨率低。由于超声散射比光散射弱 2～3 个数量级，在光的准扩散或扩散方式下，纯超声成像可以提供比纯光学成像更好的分辨率，但是超声成像只能检测组织力学特性且对早期肿瘤成像时对比度较差。

表 12.1　光学相干层析成像(OCT)、扩散光学层析成像(DOT)、5 MHz 的
超声成像(US)和光声层析成像(PAT)的比较

分类	OCT	DOT	US	PAT
对比度	好	极好	对早期肿瘤较差	极好
成像深度	差 (~1 mm)	好 (~50 mm)	极好 (~60 mm)	好 & 可变
分辨率	极好 (~0.01 mm)	差 (~5 mm)	极好 (~0.3 mm)	极好 & 可变
散斑伪影	强	无	强	无
散射系数	强 (~10 mm^{-1})	强 (~10 mm^{-1})	弱 (~0.03 mm^{-1})	混合的*

* 对激发光是强的,对光声波是弱的。

　　PAT 克服了现有纯光学和纯超声成像的局限性,其对比度是基于光声激发阶段的光的吸收,同时其分辨率源于光声发射阶段的超声波探测。在扩射光子能够到达的区域,成像分辨率和最大成像深度均可随超声频率变化而改变。随着超声中心频率和带宽的增加,空间分辨率得以改善,但成像深度减小。此外,PAT 图像中不存在 OCT 和 US 图像中显著存在的散斑伪影。

12.3　初始光声压

　　在激光加热中存在两个重要的时间尺度。

　　(1) 表征热扩散的热弛豫时间,估计为

$$\tau_{th} = \frac{d_c^2}{\alpha_{th}} \tag{12.1}$$

式中,α_{th} 是热扩散率(m^2/s),d_c 是受热区域的尺寸特征参数(取感兴趣目标的结构尺寸与光能量沉积衰减常数中的较小值)。

　　(2) 表征压力传播的压力弛豫时间,为

$$\tau_s = \frac{d_c}{v_s} \tag{12.2}$$

式中,v_s 是声音的速度(在水中约为 1480 m · s^{-1})。

　　若激光的脉宽比 τ_{th} 短得多,则称激发满足热约束,并且在激光脉冲加热过程中,热传导可忽略不计。同样,若激光的脉宽远短于 τ_s,则称激发满足压力约束,并且在激光脉冲加热过程中,压力传播可忽略不计。

激光激发时,体积膨胀的相对变化量 $\mathrm{d}V/V$ 可表示为

$$\mathrm{d}V/V = -\kappa p + \beta T \tag{12.3}$$

式中,κ 表示等温压缩率(水或软组织为 $\sim 5 \times 10^{-10}\ \mathrm{Pa}^{-1}$),$\beta$ 表示体积膨胀的热膨胀系数(肌肉为 $\sim 4 \times 10^{-4}\ \mathrm{K}^{-1}$),$p$ 和 T 分别表示压强(Pa)和温度(K)的变化。等温压缩率 κ 可以表示为

$$\kappa = \frac{C_P}{\rho v_s^2 C_V} \tag{12.4}$$

式中,ρ 表示质量密度(水和软组织为 $\sim 1000\ \mathrm{kg \cdot m^{-3}}$),$C_P$ 和 C_V 分别表示等压比热容和等容比热容(肌肉中为 $\sim 4000\ \mathrm{J \cdot kg^{-1} \cdot K^{-1}}$)。

若激光激发同时满足热约束和压力约束条件,可以忽略体积膨胀的相对变化量,激光脉冲作用后局部压力立刻上升 p_0,由式(12.3)推导出:

$$p_0 = \frac{\beta T}{\kappa} \tag{12.5}$$

可重写为

$$p_0 = \frac{\beta}{\kappa \rho C_V} \eta_{\mathrm{th}} A_e \tag{12.6}$$

式中,A_e 是特异性的光吸收($\mathrm{J \cdot m^{-3}}$),η_{th} 是被转化成热能的百分比。定义格留乃森(Grueneisen)参数(无量纲)为

$$\Gamma = \frac{\beta}{\kappa \rho C_V} = \frac{\beta v_s^2}{C_P} \tag{12.7}$$

对于水和低浓度的水溶液,Γ 可由下面的经验公式估计:

$$\Gamma_w(T_0) = 0.0043 + 0.0053\ T_0 \tag{12.8}$$

式中,T_0 是摄氏温度。体温下,$\Gamma_w(37\ ℃) = 0.20$。将式(12.7)代入式(12.6)可得

$$p_0 = \Gamma \eta_{\mathrm{th}} A_e \tag{12.9}$$

或

$$p_0 = \Gamma \eta_{\mathrm{th}} \mu_a F \tag{12.10}$$

式中,μ_a 是光学吸收系数,F 是光通量($\mathrm{J \cdot cm^{-2}}$)。

例 12.1 证明能量密度和声压的单位是相同的。

$$\mathrm{J/m^3} = \mathrm{N \cdot m/m^3} = \mathrm{N/m^2} = \mathrm{Pa}$$

注意 $1\ \mathrm{bar} = 10^5\ \mathrm{kPa}$。

例 12.2 若 $d_c = 0.15\ \mathrm{cm}$ 或 $15\ \mu\mathrm{m}$,估计软组织中的 τ_{th} 和 τ_s。

根据软组织的典型参数,由式(12.1)和式(12.2),可预测下列值:

$d_c = 0.15\ \mathrm{cm}$,有

$$\tau_{\mathrm{th}} = (0.15\ \mathrm{cm})^2 / (1.3 \times 10^{-3}\ \mathrm{cm^2/s}) = 17\ \mathrm{s}$$

$$\tau_s = (0.15\ \mathrm{cm})/(0.15\ \mathrm{cm/\mu s}) = 1\ \mu\mathrm{s}$$

$d_c = 15\ \mu\mathrm{m}$,有

$$\tau_{\rm th} = (15 \times 10^{-4}\ {\rm cm})^2/(1.3 \times 10^{-3}\ {\rm cm^2/s}) = 17 \times 10^{-4}\ {\rm s}$$

$$\tau_s = (15 \times 10^{-4}\ {\rm cm})/(0.15\ {\rm cm/\mu s}) = 0.01\ \mu {\rm s}$$

例 12.3　通量为 $10\ {\rm mJ/cm^2}$ 的短脉冲激光激发处于体温下的软组织,估计软组织温度和压力上升值。设 $\mu_a = 0.1\ {\rm cm^{-1}}$。

$$A_e = 0.1\ {\rm cm^{-1}} \times 10\ {\rm mJ/cm^2} = 1\ {\rm mJ/cm^3}$$

$$T = A_e/(\rho C_V) = 1\ {\rm mJ/cm^3}/(1\ {\rm g/cm^3} \times 4\ {\rm J \cdot g^{-1} \cdot K^{-1}}) = 0.25\ {\rm mK}$$

$$p_0 = \Gamma A_e = 0.20 \times 10\ {\rm mbar} = 2\ {\rm mbar}$$

这个结果表明:温度升高 $1\ {\rm mK}$,压力上升 $8\ {\rm mbar}$。

12.4　一般光声方程

非黏性介质中光声波的产生和传播由如下一般光声方程描述(见例 12.4):

$$\left(\nabla^2 - \frac{1}{v_s^2}\frac{\partial^2}{\partial t^2}\right)p(\vec{r}, t) = -\frac{\beta}{\kappa v_s^2}\frac{\partial^2 T(\vec{r}, t)}{\partial t^2} \tag{12.11}$$

式中,$p(\vec{r}, t)$ 表示 t 时刻 $\vec{r}$ 点处的声压,T 表示升高的温度。方程左边描述波的传播,右边表示源项。

在热约束条件下,热方程变为

$$\rho C_V \frac{\partial T(\vec{r}, t)}{\partial t} = H(\vec{r}, t) \tag{12.12}$$

式中,$H(\vec{r}, t)$ 是加热函数,定义为单位体积和单位时间内的热能转换,它和特异性的光功率沉积 A_p 的关系可表达为 $H = \eta_{\rm th} A_p$,和光通量率 Φ 的关系可表达为 $H = \eta_{\rm th}\mu_a\Phi$。将式(12.12)代入式(12.11),可得下列光声方程:

$$\left(\nabla^2 - \frac{1}{v_s^2}\frac{\partial^2}{\partial t^2}\right)p(\vec{r}, t) = -\frac{\beta}{C_p}\frac{\partial H}{\partial t} \tag{12.13}$$

源项与 H 的一阶时间导数有关。因此,时不变的加热不产生压力波,只有时变的加热才能产生压力波。

有时会使用与 p 有关的速度势 φ_v:

$$p = -\rho\frac{\partial \varphi_v}{\partial t} \tag{12.14}$$

将式(12.14)代入到式(12.13)可避免对 H 的时间求导:

$$\left(\nabla^2 - \frac{1}{v_s^2}\frac{\partial^2}{\partial t^2}\right)\varphi_v = \frac{\beta}{\rho C_p}H \tag{12.15}$$

例 12.4　推导光声方程式(12.11)。

光声波的产生所要满足的两个基本方程是热膨胀方程(广义胡克定律):

$$\nabla \cdot \vec{\xi}(\vec{r}, t) = -\kappa p(\vec{r}, t) + \beta T(\vec{r}, t) \tag{12.16}$$

和线性非黏性力方程(运动方程):

$$\rho \frac{\partial^2}{\partial t^2} \vec{\xi}(\vec{r}, t) = -\nabla p(\vec{r}, t) \tag{12.17}$$

式中,矢量 $\vec{\xi}$ 表示介质的位移。式(12.16)的左边表示体积膨胀的相对变化量,而右边表示两个与体积膨胀有关的因素。式(12.17)的左边表示质量密度乘以加速度,右边表示每单位体积所受的力。因此,式(12.17)是牛顿第二定律的表达。为了更清楚地理解其物理意义,读者可以自己将上述两个方程简化为一维形式。

取式(12.17)的散度,可得

$$\rho \frac{\partial^2}{\partial t^2} [\nabla \cdot \vec{\xi}(\vec{r}, t)] = -\nabla^2 p(\vec{r}, t) \tag{12.18}$$

将式(12.16)代入式(12.18)可得式(12.11),式中 $v_s = 1/\sqrt{\rho \kappa}$。此处我们假设 $C_p \approx C_V$,这在软组织中是成立的。更详细的推导参见附录12A。

12.5 一般正向解

式(12.11)表示的一般光声方程可以用格林函数法(见12.14节)求解。这里格林函数定义为对时空脉冲源项的响应:

$$\left(\nabla^2 - \frac{1}{v_s^2} \frac{\partial^2}{\partial t^2}\right) G(\vec{r}, t; \vec{r}', t') = -\delta(\vec{r} - \vec{r}')\delta(t - t') \tag{12.19}$$

式中,$\vec{r}'$ 和 t' 分别表示声源的位置和时间。在没有边界的无限大空间,格林函数为

$$G(\vec{r}, t; \vec{r}', t') = \frac{\delta\left(t - t' - \dfrac{|\vec{r} - \vec{r}'|}{v_s}\right)}{4\pi |\vec{r} - \vec{r}'|} \tag{12.20}$$

上式表示脉冲发散球面波。下面的互易关系成立:

$$G(\vec{r}, t; \vec{r}', t') = G(\vec{r}', -t'; \vec{r}, -t) \tag{12.21}$$

为了更清楚地明白这个关系,可设 $t' = 0$,得 $G(\vec{r}, t; \vec{r}', 0) = G(\vec{r}', 0; \vec{r}, -t)$。

格林函数的物理意义应仔细解读。光声方程源项中的空间 δ 函数仅仅表示点声源。而源项中的时间 δ 函数,则应理解成阶跃加热函数或斜坡温度升高,这是因为一般来说光声方程的源项正比于热约束条件下加热函数的一阶时间导数或温度的二阶时间导数。换句话说,格林函数表示点吸收体对阶跃加热的响应,而不是对脉冲加热的响应。

将格林函数法应用于式(12.11)可得

$$p(\vec{r}, t) = \int_{-\infty}^{t^+} dt' \int d\vec{r}' G(\vec{r}, t; \vec{r}', t') \frac{\beta}{\kappa v_s^2} \frac{\partial^2 T(\vec{r}', t')}{\partial t'^2} \tag{12.22}$$

这表示任意源的声压响应。将式(12.20)代入式(12.22)可得

$$p(\vec{r}, t) = \frac{\beta}{4\pi\kappa v_s^2} \int d\vec{r}' \frac{1}{|\vec{r} - \vec{r}'|} \frac{\partial^2 T(\vec{r}', t')}{\partial t'^2} \Big|_{t' = t - \frac{|\vec{r} - \vec{r}'|}{v_s}} \tag{12.23}$$

在热约束条件下,将式(12.12)代入式(12.23)得到

$$p(\vec{r}, t) = \frac{\beta}{4\pi C_P} \int d\vec{r}' \frac{1}{|\vec{r} - \vec{r}'|} \frac{\partial^2 H(\vec{r}', t')}{\partial t'^2} \Big|_{t' = t - \frac{|\vec{r} - \vec{r}'|}{v_s}} \tag{12.24}$$

或

$$p(\vec{r}, t) = \frac{\beta}{4\pi C_P} \frac{\partial}{\partial t} \int d\vec{r}' \frac{1}{|\vec{r} - \vec{r}'|} H\left(\vec{r}', t - \frac{|\vec{r} - \vec{r}'|}{v_s}\right) \tag{12.25}$$

若加热函数能分解为 $H(\vec{r}', t') = H_s(\vec{r}') H_t(t')$,式(12.25)可进一步简化为

$$p(\vec{r}, t) = \frac{\beta}{4\pi C_P} \frac{\partial}{\partial t} \int d\vec{r}' \frac{H_s(\vec{r}')}{|\vec{r} - \vec{r}'|} H_t\left(t - \frac{|\vec{r} - \vec{r}'|}{v_s}\right) \tag{12.26}$$

若 $H_t(t') = \delta(t')$,由式(12.26)可以得出任意吸收体的 δ 加热响应为

$$p(\vec{r}, t) = \frac{\beta}{4\pi C_P} \frac{\partial}{\partial t} \int d\vec{r}' \frac{H_s(\vec{r}')}{|\vec{r} - \vec{r}'|} \delta\left(t - \frac{|\vec{r} - \vec{r}'|}{v_s}\right) \tag{12.27}$$

或

$$p(\vec{r}, t) = \frac{\partial}{\partial t} \left[\frac{\beta}{4\pi C_P} \frac{1}{v_s t} \int d\vec{r} H_s(\vec{r}') \delta\left(t - \frac{|\vec{r} - \vec{r}'|}{v_s}\right) \right] \tag{12.28}$$

在方括号中的物理量为阶跃加热响应。由式(12.9)可将 δ 加热的初始声压响应表示为

$$p_0(\vec{r}) = \Gamma H_s(\vec{r}') \tag{12.29}$$

基于方程式(12.7)和式(12.29),将式(12.28)重写为

$$p(\vec{r}, t) = \frac{1}{4\pi v_s^2} \frac{\partial}{\partial t} \left[\frac{1}{v_s t} \int d\vec{r}' p_0(\vec{r}') \delta\left(t - \frac{|\vec{r} - \vec{r}'|}{v_s}\right) \right] \tag{12.30}$$

例 12.5　由式(12.19)推导式(12.20)。

由以下傅里叶变换:

$$g(\vec{k}, \omega) = \iint G(\vec{r}, t; \vec{r}', t') \exp[-i\vec{k} \cdot (\vec{r} - \vec{r}')] \exp[i\omega(t - t')] d\vec{r} dt \tag{12.31}$$

$$1 = \iint \delta(\vec{r} - \vec{r}') \delta(t - t') \exp[-i\vec{k} \cdot (\vec{r} - \vec{r}')] \exp[i\omega(t - t')] d\vec{r} dt \tag{12.32}$$

对式(12.19)两边做傅里叶变换得到:

$$g(\vec{k}, \omega) = \frac{1}{k^2 - \omega^2 / v_s^2} \tag{12.33}$$

将上式代入下面的傅里叶逆变换:

$$G(\vec{r}, t; \vec{r}', t') = \frac{1}{(2\pi)^4} \iint g(\vec{k}, \omega) \exp[i\vec{k} \cdot (\vec{r} - \vec{r}')] \exp[-i\omega(t - t')] d\omega d\vec{k}$$

$$(12.34)$$

可得

$$G(\vec{r}, t; \vec{r}', t') = \frac{1}{16\pi^4} \iint \frac{1}{k^2 - \omega^2/v_s^2} \exp[i\vec{k} \cdot (\vec{r} - \vec{r}')] \exp[-i\omega(t - t')] d\omega d\vec{k}$$

$$(12.35)$$

右边的积分包含 $k = \pm \omega/v_s$ 处的奇异点，但它可以由柯西围道积分估算：

$$\iint \frac{\exp(i\vec{k} \cdot \vec{\xi} - i\omega\tau)}{k^2 - \omega^2/v_s^2} d\omega d\vec{k}$$

$$= v_s \iint \frac{\exp(i\vec{k} \cdot \vec{\xi} - iv_s\tau\omega/v_s)}{(k + \omega/v_s)(k - \omega/v_s)} d(\omega/v_s) d\vec{k}$$

$$= 2\pi i v_s \int \exp(i\vec{k} \cdot \vec{\xi}) \frac{\exp(-iv_s k\tau) - \exp(iv_s k\tau)}{2k} d\vec{k}$$

$$= 2\pi v_s \int \exp(i\vec{k} \cdot \vec{\xi}) \frac{\sin(v_s k\tau)}{k} d\vec{k} \qquad (12.36)$$

式中，$\vec{\xi} = \vec{r} - \vec{r}'$，$\tau = t - t'$。由于在球坐标系中有 $d\vec{k} = 2\pi k^2 \sin\theta d\theta dk$，可推导得

$$G(\vec{r}, t; \vec{r}', t')$$

$$= \frac{v_s}{4\pi^2} \int_0^\infty \int_0^\pi k \exp(ik\xi\cos\theta) \sin(v_s k\tau) \sin\theta d\theta dk$$

$$= -\frac{v_s}{4\pi^2} \xi i \int_0^\infty [\exp(-ik\xi) - \exp(ik\xi)] \sin(v_s k\tau) dk$$

$$= \frac{v_s}{2\pi^2 \xi} \int_0^\infty \sin(k\xi) \sin(v_s k\tau) dk$$

$$= \frac{1}{8\pi^2 \xi} \int_{-\infty}^\infty \{\exp[iv_s k(\tau - \xi/v_s)] - \exp[iv_s k(\tau + \xi/v_s)]\} d(v_s k)$$

$$= \frac{1}{4\pi\xi} [\delta(\tau - \xi/v_s) - \delta(\tau + \xi/v_s)]$$

$$= \frac{1}{4\pi |\vec{r} - \vec{r}'|} \left[\delta\left(t - t' - \frac{|\vec{r} - \vec{r}'|}{v_s}\right) - \delta\left(t - t' + \frac{|\vec{r} - \vec{r}'|}{v_s}\right) \right]$$

$$(12.37)$$

这个方程中等号右边的第二项违反了因果关系，因为只有在 $t > t'$ 时才能在距离 $\vec{r}'$ 点 $|\vec{r} - \vec{r}'|$ 处探测到信号。因此，该项必须被舍去。最终我们得到式(12.20)。

例 12.6　从标量波动方程出发，将互易关系推广应用到有限大介质。

标量波动方程的格林函数满足以下微分方程：

$$\left(\nabla^2 - \frac{1}{v_s^2} \frac{\partial^2}{\partial t^2}\right) G(\vec{r}, t; \vec{r}', t') = -\delta(\vec{r} - \vec{r}')\delta(t - t') \qquad (12.38)$$

$\vec{r}'$ 和 t' 是声源点的位置和时间，$\vec{r}$ 和 t 代表观测点的位置和时间。将式(12.38)进

行时间反转得到

$$\left(\nabla^2 - \frac{1}{v_s^2}\frac{\partial^2}{\partial t^2}\right)G(\vec{r}, -t; \vec{r}'', -t'') = -\delta(\vec{r} - \vec{r}'')\delta(t'' - t) \quad (12.39)$$

式(12.38)两边同乘 $G(\vec{r}, -t; \vec{r}'', -t'')$,式(12.39)两边同乘 $G(\vec{r}, t; \vec{r}', t')$ 后两者相减,再对所研究的体积 V 和范围为 $-\infty$ 到 t_{max} 的时间 t 进行积分,其中 $t_{max} > \max(t', t'')$,得到

$$\int_{-\infty}^{t_{max}} dt \int_V d\vec{r}\,[G(\vec{r}, t; \vec{r}', t')\,\nabla^2 G(\vec{r}, -t; \vec{r}'', -t'') - G(\vec{r}, -t; \vec{r}'', -t'')$$

$$\nabla^2 G(\vec{r}, t; \vec{r}', t') - \frac{1}{v_s^2}G(\vec{r}, t; \vec{r}', t')\frac{\partial^2}{\partial t^2}G(\vec{r}, -t; \vec{r}'', -t'')$$

$$+ \frac{1}{v_s^2}G(\vec{r}, -t; \vec{r}'' - t'')\frac{\partial^2}{\partial t^2}G(\vec{r}, t; \vec{r}', t')]$$

$$= G(\vec{r}', -t'; \vec{r}'', -t'') - G(\vec{r}'', t''; \vec{r}', t') \quad (12.40)$$

注意到

$$G(\vec{r}, t; \vec{r}', t')\,\nabla^2 G(\vec{r}, -t; \vec{r}'', -t'') - G(\vec{r}, -t; \vec{r}'', -t'')\,\nabla^2 G(\vec{r}, t; \vec{r}', t')$$

$$= \nabla \cdot [G(\vec{r}, t; \vec{r}', t')\,\nabla G(\vec{r}, -t; \vec{r}'', -t'')$$

$$- G(\vec{r}, -t; \vec{r}'', -t'')\,\nabla G(\vec{r}, t; \vec{r}', t')] \quad (12.41)$$

以及

$$- G(\vec{r}, t; \vec{r}', t')\frac{\partial^2}{\partial t^2}G(\vec{r}, -t; \vec{r}'', -t'') + G(\vec{r}, -t; \vec{r}'', -t'')\frac{\partial^2}{\partial t^2}G(\vec{r}, t; \vec{r}', t')$$

$$= \frac{\partial}{\partial t}\Big[- G(\vec{r}, t; \vec{r}', t')\frac{\partial}{\partial t}G(\vec{r}, -t; \vec{r}'', -t'')$$

$$+ G(\vec{r}, -t; \vec{r}'', -t'')\frac{\partial}{\partial t}G(\vec{r}, t; \vec{r}', t')\Big] \quad (12.42)$$

将式(12.41)、式(12.42)代入式(12.40)并应用格林定理,得到

$$\int_{-\infty}^{t_{max}} dt \int_S d\vec{S} \cdot [G(\vec{r}, t; \vec{r}', t')\,\nabla G(\vec{r}, -t; \vec{r}'', -t'') - G(\vec{r}, -t; \vec{r}'', -t'')$$

$$\cdot \nabla G(\vec{r}, t; \vec{r}', t')] + \frac{1}{v_s^2}\int_V d\vec{r}\Big[- G(\vec{r}, t; \vec{r}', t')\frac{\partial}{\partial t}G(\vec{r}, -t; \vec{r}'', -t'')$$

$$+ G(\vec{r}, -t; \vec{r}'', -t'')\frac{\partial}{\partial t}G(\vec{r}, t; \vec{r}', t')\Big]_{t=-\infty}^{t=t_{max}}$$

$$= G(\vec{r}', -t'; \vec{r}'', -t'') - G(\vec{r}'', t''; \vec{r}', t') \quad (12.43)$$

式中 S 是包围 V 的一个任意封闭曲面。左边的第一项积分为零,因为两类格林函数在 S 上均满足相同的齐次边界条件(G 或它的法向梯度为零)。由于 $G(\vec{r}, t = -\infty; \vec{r}', t')$ 和 $G(\vec{r}, -t = -t_{max}; \vec{r}'', -t'')$($-\infty < t'$ 且 $-t_{max} < -t''$)以及其时间导数由于因果关系的限制必须是零,第二项积分也为零。因此,式(12.43)变成

$$G(\vec{r}', -t'; \vec{r}'', -t'') = G(\vec{r}'', t''; \vec{r}', t') \qquad (12.44)$$

即为互易关系。

12.6　δ 脉冲激发平板

当 δ 脉冲加热厚度为 d 的平板时(图 12.1),平板内部首先产生一个初始声压 p_0,然后沿着 z 轴正、负方向向外传播。将式(12.30)中的对体积的积分转换为对立体角的积分可推导得出其声压分布,如图 12.1 所示。立体角是以观测点 $\vec{r} = (0,0,z)$ 为球心、半径为 $v_s t$ 的球面与平板相交的那部分球壳所张的立体角。

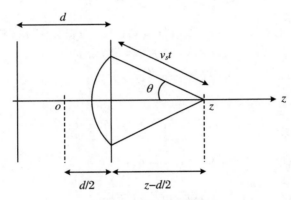

图 12.1　平板示意图

我们首先考虑在 $+z$ 轴($z \geqslant 0$)上的观测点。当观测点在平板($z > d/2$)外时,根据传播时间可分为 3 种情况。

当 $v_s t < z - d/2$ 时,球壳不接触平板,因此,$p(z, t) = 0$。

当 $z - d/2 \leqslant v_s t \leqslant z + d/2$ 时,球壳关于负 z 轴方向以极角 θ 与平板附近的边缘相交。声压分布计算如下:

$$
\begin{aligned}
p(z, t) &= \frac{1}{4\pi v_s^2} \frac{\partial}{\partial t} \left[\frac{1}{v_s t} \int d\vec{r}' p_0 \delta\left(t - \frac{|\vec{r} - \vec{r}'|}{v_s} \right) \right] \\
&= \frac{p_0}{4\pi v_s^2} \frac{\partial}{\partial t} \left[\frac{1}{t} \int d\vec{r}' \delta(v_s t - |\vec{r}' - \vec{r}|) \right] \\
&= \frac{p_0}{4\pi v_s^2} \frac{\partial}{\partial t} \left[\frac{1}{t} \int_0^{2\pi} \int_0^{\theta} (v_s t)^2 \sin\theta \, d\theta \, d\varphi \right] \\
&= \frac{p_0}{2} \frac{\partial}{\partial t} \left[t(1 - \cos\theta) \right] = \frac{p_0}{2} \frac{\partial}{\partial t} \left[t \left(1 - \frac{z - d/2}{v_s t} \right) \right] = \frac{p_0}{2} \qquad (12.45)
\end{aligned}
$$

当 $v_s t > z + d/2$ 时,球壳以极角 θ' 相交于平板远处边缘,有

$$p(z,t) = \frac{p_0}{4\pi v_s^2} \frac{\partial}{\partial t} \left[\frac{1}{t} \int_0^{2\pi} \int_{\theta'}^{\theta} (v_s t)^2 \sin\theta \, \mathrm{d}\theta \, \mathrm{d}\varphi \right]$$

$$= \frac{p_0}{2} \frac{\partial}{\partial t} \left[t(\cos\theta' - \cos\theta) \right]$$

$$= \frac{p_0}{2} \frac{\partial}{\partial t} \left[t \left(\frac{z + d/2}{v_s t} - \frac{z - d/2}{v_s t} \right) \right] = 0 \qquad (12.46)$$

当观测点在平板($0 \leqslant z \leqslant d/2$)内时,式(12.45)仍然适用。

当 $v_s t < d/2 - z$ 时,由于球壳完全在平板内,式(12.45)中 θ 的积分上限为 π。因此,$p(z,t) = p_0$。

当 $d/2 - z \leqslant v_s t \leqslant d/2 + z$ 时,式(12.45)中 θ 的积分上限为 $\theta = \cos^{-1}\left(\frac{z - d/2}{v_s t} \right)$,因此,$p(z,t) = \frac{p_0}{2}$。

当 $v_s > d/2 + z$,与式(12.46)类似,有 $p(z,t) = 0$。

对于 $z < 0$,由于对称性,结果是相似的。

综上所述,初始声压分布可重写为

$$p_0(z) = p_0 U(z + d/2) U(-z + d/2) \qquad (12.47)$$

式中,U 是单位阶跃函数,定义为

$$U(z) = \begin{cases} 1, & \text{对于 } z \geqslant 0 \\ 0, & \text{对于 } z < 0 \end{cases} \qquad (12.48)$$

因此,在其后任何时刻的声压分布可以表示为

$$p(z,t) = \frac{1}{2} p_0(z - v_s t) + \frac{1}{2} p_0(z + v_s t) \qquad (12.49)$$

右边的第一项代表了向右传播(沿 $+z$ 轴)的平面波,第二项为向左传播(沿 $-z$ 轴)的平面波。式(12.49)的物理意义如下:平板在经过 δ 加热后在内部产生声压 p_0,紧接着 p_0 分成两列平面波,每列幅值为 $p_0/2$,但以相反的方向传播。

例 12.7　根据式(12.49)绘制声压传播的快照。

图 12.2 由下列 MATLAB 代码生成。式(12.49)中的分压分别由 ppos(p_+)和 pneg(p_-)表示。

```
% Photoacoustic signal from a homogeneously heated slab
% Use SI units

clear all
vs = 1500;
p0 = 1;
d = 1E - 3;
```

```
dhalf = d/2;
zmax = 2;
z = linspace( - zmax, zmax, 1000) * d;

figure(1)
clf

i_axis = 1;
for t = [0:1/2:1, 2] * dhalf/vs
ppos = p0/2. * heaviside(z - ( - dhalf + vs * t)). * heaviside(dhalf + vs * t - z);
pneg = p0/2. * heaviside(z - ( - dhalf - vs * t)). * heaviside(dhalf - vs * t - z);
p = ppos + pneg;

subplot(4, 2, i_axis, 'align')
plot(z/d, ppos/p0, 'k - ', z/d, pneg/p0, 'k - - ')
tick = [.015 .025];
set(0,'DefaultAxesTickLength',tick)
title(['\itt\rm = ', num2str(vs * t/d), '\itxd\rm/\itv_s'])
axis([ - zmax, zmax, 0, 1.1])
if (i_axis = = 7)
xlabel('\itz\rm/\itd')
end
ylabel('Partial pressures/\it{p}\rm_0')
if (i_axis = = 1)
legend('\itp\rm_ + ', '\itp\rm_ - ')
end
i_axis = i_axis + 1;

subplot(4, 2, i_axis, 'align')
plot(z/d, p/p0, 'k - ')
tick = [.015 .025];
set(0,'DefaultAxesTickLength',tick)
title(['\itt\rm = ', num2str(vs * t/d), '\itxd\rm/\itv_s'])
axis([ - zmax, zmax, 0, 1.1])
if (i_axis = = 8)
xlabel('\itz\rm/\itd')
```

```
end
ylabel('Total pressure/\it{p}\rm_0')
i_axis = i_axis + 1;
end
```

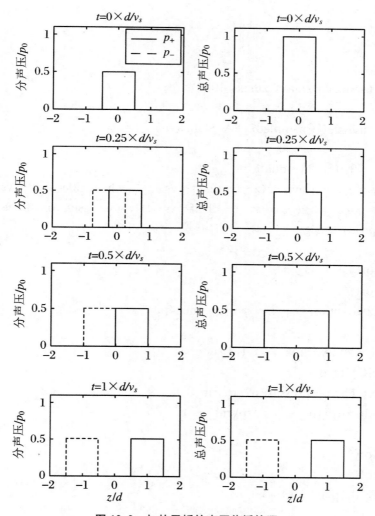

图 12.2　加热平板的声压传播快照

我们也可以使用下面的 MATLAB 程序制作显示声压传播的动画。

```
% Photoacoustic signal from a homogeneously heated slab
% Use SI units

fig = figure(1);
```

```
set(fig,'DoubleBuffer','on'); % Flash-free rendering for animations

clear all
vs = 1500;
p0 = 1;
d = 1E - 3;
dhalf = d/2;
zmax = 2;
z = linspace( - zmax, zmax, 1000) * d;

mov = avifile('Example07_PA_Slab. avi')

for t = [0:0.1:2] * dhalf/vs
ppos = p0/2. * heaviside(z - ( - dhalf + vs * t)). * heaviside(dhalf + vs * t - z);
pneg = p0/2. * heaviside(z - ( - dhalf - vs * t)). * heaviside(dhalf - vs * t - z);
p = ppos + pneg;

subplot(1, 2, 1)
hold off;
plot(z/d, ppos/p0, 'k - ', z/d, pneg/p0, 'k - - ')
grid
axis([ - zmax, zmax, 0, 1.1])
xlabel('\itz/d')
ylabel('Partial pressures/\itp\rm_0')
legend('\itp\rm_ + ', '\itp\rm_ - ')

subplot(1, 2, 2)
hold off;
plot(z/d, p/p0, 'k - ')
grid
axis([ - zmax, zmax, 0, 1.1])
xlabel('z/d')
ylabel('Total pressure/\itp\rm_0')
pause(0.01)

mov = addframe(mov,getframe(gcf));
```

end

$mov = close(mov);$

12.7　δ 脉冲激发球体

当一个半径为 R_s 的球体被 δ 脉冲加热,球体内部就会产生初始声压 p_0。与平板的情况相类似,声压分布可由式(12.30)推导得出。然而,声压的传播形式为球面波而不是平面波。当观测点在球壳之外($r > R_s$)时,根据传播时间考虑三种情况。图 12.3 显示了以观测点为中心、以 $v_s t$ 为半径的球壳一部分。

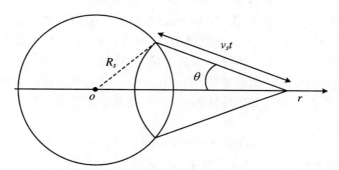

图 12.3　加热球体示意图

当 $v_s t < r - R_s$ 时,球壳不与加热的球体相交,因此,$p(r, t) = 0$。

当 $r - R_s \leqslant v_s t \leqslant r + R_s$ 时,球壳与加热的球体相交。因此,与式(12.45)类似可推导得声压分布:

$$p(r, t) = \frac{p_0}{2} \frac{\partial}{\partial t}\big[t(1 - \cos\theta)\big] = \frac{p_0}{2} \frac{\partial}{\partial t}\Big[t\Big(1 - \frac{(v_s t)^2 + r^2 - R_s^2}{2rv_s t}\Big)\Big]$$

$$= \frac{p_0}{2r}(r - v_s t) \tag{12.50}$$

当 $v_s t > r + R_s$ 时,球壳已经穿过加热的球体的远处边缘,不再与加热的球体相交,因此,$p(r, t) = 0$。

当观测点在球体内($r \leqslant R_s$)时,可以类似地推导出声压分布。

当 $v_s t < R_s - r$ 时,球壳完全被加热的球体封闭包围,这意味着 $\theta = \pi$,因此,$p(r, t) = p_0$。

当 $R_s - r \leqslant v_s t \leqslant R_s + r$ 时,部分球壳暴露在加热的球体外部。与式(12.50)类似地可推导得声压分布:

$$p(r,t) = \frac{p_0}{2r}(r - v_s t) \qquad (12.51)$$

当 $v_s t > R_s + r$ 时,球壳完全封闭包围加热的球体,并不再与被加热的球体相交,因此,$p(r,t) = 0$。

使用单位阶跃函数 U 可将上述结果总结为

$$p(r,t) = p_0 \left[U(R_s - v_s t - r) + \frac{r - v_s t}{2r} U(r - | R_s - v_s t |) U(R_s + v_s t - r) \right]$$

$$(12.52)$$

如果将初始声压写为

$$p_0(r) = p_0 U(r) U(-r + R_s), \qquad 对 \ 0 \leqslant r < R_s \qquad (12.53)$$

有

$$p(r,t) = \frac{r + v_s t}{2r} p_0(r + v_s t) + \frac{r - v_s t}{2r} p_0(-r + v_s t) + \frac{r - v_s t}{2r} p_0(r - v_s t)$$

$$(12.54)$$

右边第一项表示会聚球面波,第二项表示由最初的会聚球面波传播经过中心后转换成的发散球面波,第三项表示发散球面波。δ 加热产生了恒定分布在整个加热球体的初始声压 p_0。该初始声压分成两个相等的部分,每部分均引发一列球面波。一列向内传播作为会聚球面压缩波(第一项),另一列向外传播作为发散球面压缩波(第三项)。当波列到达加热球体的中心时,会聚球面波就变成了发散球面稀疏波(第二项)。

例 12.8 基于式(12.54)绘出压力随时间的分布图。

图 12.4 由下列 MATLAB 代码生成。式(12.54)中的分压分别由 p_{in1}、p_{inr} 和 p_{out} 表示。

```
% Photoacoustic signal from a homogeneously heated sphere
% Use SI units

clear all

vs = 1500;
p0 = 1;
Rs = 0.5E - 3;

rd = 2 * Rs; % Location of detector
t = linspace(0, (rd + 2 * Rs)/vs, 1000);

figure(1)
```

clf

pin1 = p0/2 * (1 + vs * t. /rd). * heaviside(rd + vs * t). * heaviside(Rs − rd
　　　− vs * t);
pinr = p0/2 * (1 − vs * t. /rd). * heaviside(− rd + vs * t). * heaviside(Rs +
　　　rd − vs * t);
pout = p0/2 * (1 − vs * t. /rd). * heaviside(rd − vs * t). * heaviside(Rs − rd
　　　+ vs * t);
p = pin1 + pinr + pout;

plot(vs * t/Rs, p, 'k')
tick = [.015 .025];
set(0, 'DefaultAxesTickLength', tick)
xlabel('Normalized time：\itv_s t\rm/\itR_s')
ylabel('Normalized pressure：\itp\rm/\itp\rm_0')
title('Pressure at \itr \rm = 2\itR_s')

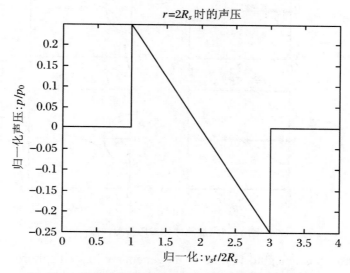

图 12.4　加热球体双极(正极后跟负极)声压—时间曲线

例 12.9　根据式(12.54)绘制声压波列的快照。

图 12.5 由下列 MATLAB 代码生成。式(12.54)中的分压分别表示为 p_{in1}、p_{inr} 和 p_{out}。

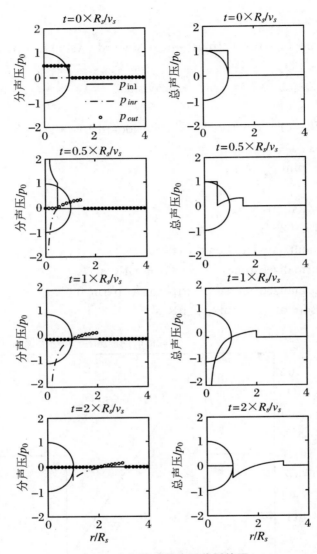

图 12.5　加热球体声压传播快照

% Photoacoustic signal from a homogeneously heated sphere
% Use SI units

clear all
vs = 1500；
p0 = 1；
Rs = 0.5E − 3；

```
rmax = 4;
rmin = 1E - 3 * Rs;
r = linspace(0, rmax * Rs, 1000) + rmin;

theta = linspace( - pi/2, pi/2);

figure(1)
clf

i_axis = 1;
for t = [0:1/2:1, 2] * Rs/vs
pin1 = p0/2 * (1 + vs * t./r). * heaviside(r + vs * t). * heaviside(Rs - r - vs * t);
pinr = p0/2 * (1 - vs * t./r). * heaviside( - r + vs * t). * heaviside(Rs + r -
    vs * t);
pout = p0/2 * (1 - vs * t./r). * heaviside(r - vs * t). * heaviside(Rs - r + vs * t);
p = pin1 + pinr + pout;

subplot(4, 2, i_axis, 'align')
hold off;
plot(r/Rs, pin1/p0, 'k - - ', ...
r/Rs, pinr/p0, 'k - .', ...
r/Rs, pout/p0, 'k - ', ...
cos(theta), sin(theta), 'k - ')
tick = [.015 .025];
set(0, 'DefaultAxesTickLength', tick)
title(['t = ', num2str(vs * t/Rs), 'x\itR_s/v_s'])
axis equal;
axis([0, rmax, - 2, 2])
ylabel('Partial pressures/\itp\rm_0')
if (i_axis = = 1)
legend('p_{in1}', 'p_{inr}', 'p_{out}')
end
if (i_axis = = 7)
xlabel('\itr/R_s')
end
i_axis = i_axis + 1;
```

```
subplot(4, 2, i_axis, 'align')
hold off;
plot(r/Rs, p/p0, 'k - ', cos(theta), sin(theta), 'k - ')
tick = [.015 .025];
set(0,'DefaultAxesTickLength',tick)
title(['t = ', num2str(vs * t/Rs), 'x\itR_s/v_s'])
axis equal;
axis([0, rmax, - 2, 2])
ylabel('Total pressure/\itp\rm_0')
if (i_axis = = 8)
xlabel('\itr/R_s')
end
i_axis = i_axis + 1;
end
```

12.8　有限时间脉冲激发薄平板

由于在无限大介质中的光声响应对激发功率是线性的且具有时移不变性,因此有限时间激发脉冲的响应 $R(t)$,可以通过卷积计算:

$$R(t) = \int_{-\infty}^{+\infty} dt' G(t - t') S(t') = \int_{-\infty}^{+\infty} dt' G(t') S(t - t') \quad (12.55)$$

式中,$G(t)$ 表示 δ 脉冲的响应,$S(t)$ 表示作为时间的函数的脉冲功率。

对于激发的平板,$G(t)$ 是时间的顶帽函数,如图 12.2 所示。如果平板薄到使得声波穿过平板的传播时间远小于激发脉冲的持续时间,那么 $G(t)$ 就近似为除去常数因子的 δ 函数:

$$G(t) \propto \delta(v_s t - z) \quad (12.56)$$

将式(12.56)代入式(12.55),得

$$R(t) \propto \delta(v_s t - z) \quad (12.57)$$

这意味着光声压强与激发脉冲成正比。例如,若脉冲是高斯分布,即

$$S(t) = S_0 \exp\left[-\frac{1}{2} \frac{(t - t_0)^2}{\sigma^2}\right] \quad (12.58)$$

光声压强也为高斯型。式中,S_0 表示峰值功率,t_0 表示和峰值功率对应的中心时

间点,σ 表示标准偏差。

12.9　有限时间脉冲激发小球体

　　在激发的球体外面,$G(t)$是时间的双极函数,如图 12.4 所示。如果球体的大小小到声波穿过球体的传播时间远小于激发脉冲的宽度,那么 $G(t)$ 就近似为除去常数因子的 δ 函数的导数:

$$G(t) \propto \frac{\mathrm{d}}{\mathrm{d}t}\delta(v_s t - r) \tag{12.59}$$

将式(12.59)代入式(12.55),得

$$R(t) \propto \frac{\mathrm{d}}{\mathrm{d}t}S(v_s t - r) \tag{12.60}$$

这意味着对于小球体,光声压强正比于激发脉冲的时间导数。

12.10　暗场共聚焦光声显微术

　　反射式(或后向模式)共焦光声显微术(Photoacoustic Microscopy,PAM)已通过使用暗场脉冲激光照明和高数值孔径超声探测实现。在常规的暗场透射光显微术中,一个不透明圆盘放置在光源和聚光透镜之间以遮挡弹道光。因此只有被样品散射后得到的非弹道光才可探测到。暗场 PAM 中,激发光束是环形的横截面,因此,视场中来自组织表面的光声信号从而得到了抑制。

　　在图 12.6 所示的系统中,调节调 Q 脉冲 Nd:YAG(钕:钇铝石榴石)激光器,使其波长为 532 nm,能量为 0.3 mJ,通过一根直径 0.6 mm 的光纤传输照射样品。激光束脉宽 6.5 ns,重复频率 10 Hz。光纤输出的光束与一个聚焦型超声换能器同轴在一条直线上,两者都安装在一个三维机械平移台上。超声换能器中心频率为 50 MHz,标称带宽为 70%。超声换能器上粘有一个孔直径为 5.5 mm 以及工作距离为 5.6 mm 的凹声透镜。该正透镜的数值孔径 NA 为 0.44,在超声中是大数值孔径。光纤中出射的光通过一个圆锥透镜展宽后,经过数值孔径 NA 为 1.1 的聚光镜聚焦到成像物体上。超声换能器的焦点在光学聚焦区内,因此光学暗场照明和超声探测是共焦的。

　　光声信号通过超声换能器接收,经低噪声放大器放大,随后数字化记录。超声换能器浸在塑料容器内的水中以实现超声耦合,容器底部有个开口,用一次性聚乙烯薄膜密封。样品涂上超声耦合胶后,放置在薄膜下方。

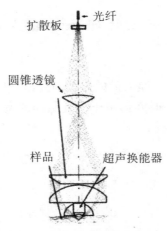

图 12.6　PAM 系统示意图

　　每个激光脉冲一旦激发,就在每个超声换能器位置记录发射的光声波作为时间的函数。根据软组织中的声速(1.54 mm/μs),该光声信号转换成一维的深度分辨图像(A-扫描)。在水平(xOy)面上让 PAM 探头进行光栅扫描可得到 3D 图像。

　　图 12.7(a)为 4 mm 厚散射组织仿体下的聚酯薄膜 USAF-1951 分辨率靶的四个 PAM 图像,仿体组成成分为 2%的脂肪乳和 1%的琼脂凝胶;实曲线为分辨率测试板上各靶线处接收到的光声压的相对峰—峰值。仿体的约化散射系数 μ_s' 为 15 cm^{-1}。仿体的厚度等于六个传输平均自由程。从图 12.7(a)可获得系统的调制传递函数,并外推出其截止空间频率,得到横向分辨率的估计值为 45 μm。从另一幅对 6 μm 直径碳纤维所成的图像中,估计轴向分辨率为～15 μm。

　　直径为 0.2 mm、节距为 1.25 mm 的黑色双股棉线倾斜插入已处死大鼠腹部,对其进行 PAM B 扫描图像,结果如图 12.7(b)所示。棉线在 3 mm 成像深度下仍清晰可见。

　　图 12.8 显示了已用商业脱毛膏脱毛的大鼠背部真皮层血管网络(脊椎左侧上腰椎区域)的 PAM 图像。通过依次横向移动 0.2 mm,可获得四幅连续的原位 PAM B 扫描图像(图 12.8(a))。每幅图像均为接收到的光声信号峰—峰值的灰度图。垂直和水平轴分别代表距离皮肤表面的深度和超声换能器的水平位置。超声换能器的焦平面位于 1.2 mm 深度处。PAM 的探头以 0.1 mm 的步长在水平方向上扫描了 100 步。每个 B 扫描图像中上方略微倾斜的实线为皮肤表面。标记为 1 和 2 的血管几乎垂直于成像平面,标记为 3 的血管几乎平行于成像面。

图 12.8(b)显示的是皮肤表面(像素数为 100×100,步长为 0.1 mm)的原位最大值投影 PAM 图像,绘出了超声换能器处于组织表面(x,y)点时,距皮肤表面 0.2~2 mm 内每个接收到的光声信号(A-扫描)的最大峰—峰值。为进行比较,图 12.8(c)显示了割下的皮肤的内表面的照片(用透射光照射)。在 PAM 图像和照片中可观察到血管网络的良好一致性。照片显示大血管直径为~100 μm,小血管的直径为~30 μm。

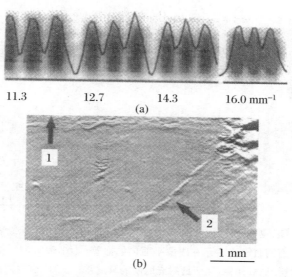

$$11.3 \qquad 12.7 \qquad 14.3 \qquad 16.0 \ mm^{-1}$$
(a)

1 mm
(b)

图 12.7 (a) 利用放在组织仿体中的条形图分辨率靶进行空间分辨率测试。图像下方的数字代表空间调制频率。(b) 使用斜插入大鼠腹部的黑色双股棉线进行成像深度测试。1 表示皮肤表面,2 表示棉线

类似区域(像素数为 100×100,步长为 0.05 mm,深度间隔为 0.5~3 mm)的活体最大值投影 PAM 图像如图 12.8(d)所示。可观察到每毫米数根血管的血管密度。

PAM 能对准扩散方式下生物组织中的光吸收成像,此时成像空间分辨率主要取决于超声探测参数,而不是光激发参数。如果激光脉冲足够短,高 NA 的声透镜和高中心频率的超声换能器能够提供高的横向分辨率,而宽带超声换能器能够提供高的轴向分辨率。

与明场照明相比,暗场照明提供了一些优势:(1) 大的照明区域使得组织表面的光通量小于 1 mJ/cm²,这远低于安全标准。(2) 大的照明区域能够平均掉图像中表面非均质性阴影的影响。(3) 暗场照明可减少表面近轴区其他外来光声信号强烈的干扰。

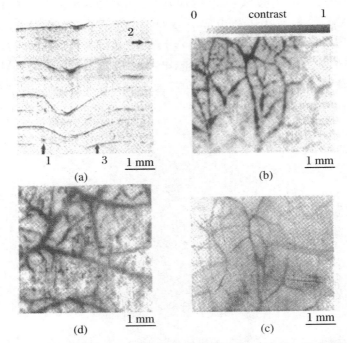

图 12.8　(a) 四幅原位连续的 PAM B 扫描图像。1 和 2 表示垂直于成像平面的血管,3 表示在成像平面内的血管。(b) 表皮的原位最大值投影 PAM 图像。(c) 透射光照明的真皮照片。(d) 表皮的活体非侵入式最大值投影 PAM 图像

12.11　合成孔径图像重建

　　与光波类似,超声波可以通过声透镜聚焦,这是前面小节描述的 PAM 成像的基础。超声聚焦也可通过扫描单元超声换能器或使用多元超声换能器合成实现。根据互易原理,同一声透镜对超声波的传输和探测是互易的。

　　在图 12.9 中用一个 5 元阵列探测器来说明超声波的透射聚焦。如果所有的阵元都在相同的时间被相同的电压激发,就可以产生一个近似平面的超声波。如果阵元在不同的时间点激发,所产生的超声波就可以聚焦到不同的点。在该图中,最外层的阵元比中心阵元超前 $\Delta R/v_s$ 激发,其中 ΔR 是最外层阵元和中心阵元与预期想要聚集的焦点的径向距离之差。如果类似地恰当延迟应用到所有阵元,这些阵元发出的超声波脉冲会同时到达焦点处,因此,所产生的超声波聚焦到预期

点。此外,焦点可以是离轴的。如果焦点设为无穷,则会产生一个近似平面波。

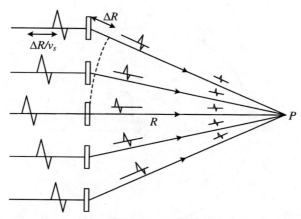

图 12.9 多元超声换能器实现超声波透射聚焦

与光栅类似,超声阵列换能器会产生如下的远场振幅分布(图 12.10):

$$H(\theta) = \frac{\sin(Nv_d)}{N\sin(v_d)} \frac{\sin(v_e)}{v_e} \qquad (12.61)$$

式中

$$v_d = \frac{1}{2} k d_e \sin(\theta) \qquad (12.62)$$

$$v_e = \frac{1}{2} k w_e \sin(\theta) \qquad (12.63)$$

式中,θ 表示极角,N 表示阵元数,k 代表波矢量的大小,d_e 代表阵元之间的周期间距,w_e 表示每个阵元的宽度。旁瓣,又称栅瓣,出现的极角为

$$\theta_g = \sin^{-1} \frac{m\lambda_a}{d_e} \qquad (12.64)$$

式中,m 是一个非零整数,λ_a 是声波波长。主瓣或每个栅瓣的角宽度为

$$\Delta\theta_g = \sin^{-1} \frac{\lambda_a}{Nd_e} \qquad (12.65)$$

栅瓣会使成像的横向分辨率恶化,但可通过多种不同设计方式抑制。例如可增加每个阵元的宽度以降低旁瓣与主瓣的相对幅度,尽可能地缩短激发脉冲,最小化或随机化阵元间距等。

合成孔径探测,又称延迟叠加探测或波束形成,也可应用到成像中。这种探测方法与上述的透射聚焦是互逆的。对于每一个焦点,图像信号 S 可以通过下式计算:

$$S(t) = \sum_i S_i(t + \Delta t_i) \qquad (12.66)$$

式中,S_i 是第 i^{th} 个超声换能器阵元接收的信号,Δt_i 是第 i^{th} 个探测阵元的时间延迟,可使用图 12.9 中演示的类似方法计算。

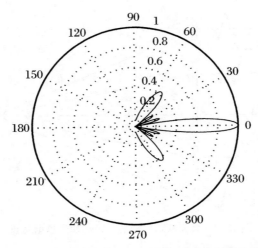

图 12.10　极坐标下超声阵列换能器的声振幅和极角
　　　　的关系图

12.12　一般图像重建

本节我们考虑无限大声学均匀介质中的一般图像重建。由脉冲 $\delta(t)$ 激发的初始光声压等于 $p_0(\vec{r}) = \Gamma(\vec{r})H_s(\vec{r})$(式(12.29)),由声源 $p_0(\vec{r})$ 引起的在位置 $\vec{r}$ 和时间 t 处的声压 $p(\vec{r},t)$ 满足下列光声方程(见式(12.13)):

$$\left(\nabla^2 - \frac{1}{v_s^2}\frac{\partial^2}{\partial t^2}\right)p(\vec{r},t) = -\frac{p_0(\vec{r})}{v_s^2}\frac{\mathrm{d}\delta(t)}{\mathrm{d}t} \tag{12.67}$$

考虑三种探测布置。如图 12.11 所示,S_0 代表探测面。对于平面几何,如果平行于 S_0 添加另一个表面 S_0',S_0' 和 S_0 将封闭包围声源 $p_0(\vec{r})$。为方便起见,对平面几何我们写 $S = S_0 + S_0'$,对圆柱几何和球面几何我们写 $S = S_0$。

如下的傅里叶变换对用于压力在时域和频域之间的转换:

$$\widetilde{F}(k) = \int_{-\infty}^{+\infty} F(\bar{t})\exp(\mathrm{i}k\bar{t})\mathrm{d}\bar{t} \tag{12.68}$$

$$F(\bar{t}) = \frac{1}{2\pi}\int_{-\infty}^{+\infty} \widetilde{F}(k)\exp(-\mathrm{i}k\bar{t})\mathrm{d}k \tag{12.69}$$

式中,$\bar{t} = v_s t$,$k = \omega/v_s$,ω 为角频率。

根据格林定理,测得的声压 $p(\vec{r}_0,\bar{t})$ 的频谱为

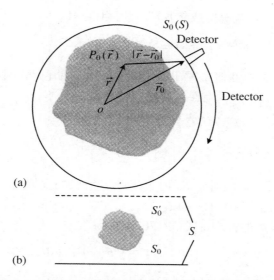

图 12.11　(a) 在测量过程中，单点超声探测器在面 S_0 上的位置 $\vec{r}_0$ 接收从声源 $p_0(\vec{r})$ 发出的光声信号。在图像重建过程中，与位置 $\vec{r}_0$ 处测量值相关的量通过中心在 $\vec{r}_0$ 处的球面反向投影。(b) 在平面几何中，另一个面 S_0' 与 S_0 一起包围封闭整个声源

$$\widetilde{p}(\vec{r}_0, k) = -ik \int_V d\vec{r}\, \widetilde{G}_k^{(out)}(\vec{r}, \vec{r}_0)\, p_0(\vec{r}) \tag{12.70}$$

式中，V 是包含整个声源 $p_0(\vec{r})$ 的封闭体积，$\widetilde{G}_k^{(out)}(\vec{r}, \vec{r}_0)$ 是表示单色发散球面波的格林函数：

$$\widetilde{G}_k^{(out)}(\vec{r}, \vec{r}_0) = \frac{\exp(ik\,|\,\vec{r} - \vec{r}_0\,|)}{4\pi\,|\,\vec{r} - \vec{r}_0\,|} \tag{12.71}$$

S 内的声压 $\widetilde{p}(\vec{r}, k)$ 可计算为

$$\widetilde{p}(\vec{r}, k) = \int_S dS\, \widetilde{p}^*(\vec{r}_0, k) \left[2\hat{n}_0^s \cdot \nabla_0\, \widetilde{G}_k^{(out)}(\vec{r}, \vec{r}_0) \right] \tag{12.72}$$

其中"*"表示复共轭，等同于时间反转（见习题 12.1）；∇_0 表示 $\vec{r}_0$ 的梯度；$\hat{n}_0^s$ 表示 S 指向内部的法向量。由于 $p_0(\vec{r}) = p(\vec{r}, t = 0)$，取式(12.72)的傅里叶逆变换可得到如下反投影公式：

$$p_0(\vec{r}) = \frac{1}{\pi} \int_{-\infty}^{+\infty} dk \int_S dS\, \widetilde{p}^*(\vec{r}_0, k) \left[\hat{n}_0^s \cdot \nabla_0\, \widetilde{G}_k^{(out)}(\vec{r}, \vec{r}_0) \right] \tag{12.73}$$

对于平面几何，如果用 S_0 替代 S，等式右边即为 $p_0(\vec{r})/2$。由于重建的声压是实数，式(12.73)可改写为

$$p_0(\vec{r}) = \frac{1}{\pi} \int_S dS \int_{-\infty}^{+\infty} dk\, \widetilde{p}(\vec{r}_0, k) \left[\hat{n}_0^s \cdot \nabla_0\, \widetilde{G}_k^{(in)}(\vec{r}, \vec{r}_0) \right] \tag{12.74}$$

其中 $\widetilde{G}_k^{(\mathrm{in})}(\vec{r},\vec{r}_0)$ 是单色会聚球面波对应的格林函数:

$$\widetilde{G}_k^{(\mathrm{in})}(\vec{r},\vec{r}_0) = \frac{\exp(-\,\mathrm{i}k\mid\vec{r}-\vec{r}_0\mid)}{4\pi\mid\vec{r}-\vec{r}_0\mid} \tag{12.75}$$

对于三种常见探测几何布置,图像重建的严格证明已在本节参考文献中给出。

利用 $\nabla_0\widetilde{G}^{(\mathrm{in})}{}_k(\vec{r},\vec{r}_0) = -\nabla\widetilde{G}_k^{(\mathrm{in})}(\vec{r},\vec{r}_0)$ 并对 $\widetilde{p}(\vec{r}_0,k)$ 进行傅里叶逆变换,可以在时域将式(12.74)重写为

$$p_0(\vec{r}) = -\frac{2}{\Omega_0}\,\nabla\cdot\int_{S_0}\hat{n}_0^s\mathrm{d}S_0\left[\frac{p(\vec{r}_0,\bar{t})}{\bar{t}}\right]_{\bar{t}=\mid\vec{r}-\vec{r}_0\mid} \tag{12.76}$$

其中 Ω_0 是整个表面 S_0 相对于 S_0 内重建点 $\vec{r}$ 所张的立体角。在平面几何中 $\Omega_0=2\pi$,在球面或圆柱几何中 $\Omega_0=4\pi$。

进一步用反投影的方式将式(12.76)重写为

$$p_0(\vec{r}) = \int_{\Omega_0} b(\vec{r}_0,\bar{t}=\mid\vec{r}-\vec{r}_0\mid)\mathrm{d}\Omega_0/\Omega_0 \tag{12.77}$$

式中,$b(\vec{r}_0,\bar{t})$ 是反投影项,$\mathrm{d}\Omega_0$ 是探测阵元 $\mathrm{d}S_0$ 相对于 $\vec{r}$ 处的重建点 P 所张的立体角(图 12.12):

$$b(\vec{r}_0,\bar{t}) = 2p(\vec{r}_0,\bar{t}) - 2\bar{t}\partial p(\vec{r}_0,\bar{t})/\partial\bar{t} \tag{12.78}$$

$$\mathrm{d}\Omega_0 = \frac{\mathrm{d}S_0}{\mid\vec{r}-\vec{r}_0\mid^2}\frac{\hat{n}_0^s\cdot(\vec{r}-\vec{r}_0)}{\mid\vec{r}-\vec{r}_0\mid} \tag{12.79}$$

$\mathrm{d}\Omega_0/\Omega_0$ 因子加权了探测阵元 $\mathrm{d}S_0$ 对重建的贡献。重建仅通过以 $\vec{r}_0$ 为中心的球面对 $b(\vec{r}_0,\bar{t})$ 反投影。关于时间 t 的一阶导数实际上表示用于抑制低频信号的纯斜坡滤波器 k。

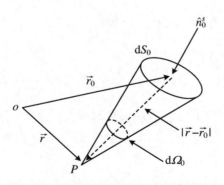

图 12.12　探测阵元 $\mathrm{d}S_0$ 相对于 $\vec{r}$ 处的重建点 P 所张的立体角 $\mathrm{d}\Omega_0$ 的示意图

上述理论是基于在时间和空间上带宽无限大的理想假设。事实上,如果在探测带宽内 $k\mid\vec{r}-\vec{r}_0\mid\gg1$,就有 $\bar{t}\partial p(\vec{r}_0,\bar{t})/\partial\bar{t}\gg p(\vec{r}_0,\bar{t})$。这意味着式(12.78)可以简化为

$$b(\vec{r}_0, \bar{t}) \approx -2\bar{t}\partial p(\vec{r}_0, \bar{t})/\partial \bar{t} \qquad (12.80)$$

一种圆环扫描方式的 PAT 用于对小动物的脑进行成像(图 12.13(a))。调 Q Nd:YAG 激光器提供光脉冲(532 nm 波长,6.5 ns 脉宽,10 Hz 脉冲重复频率)。激光束被扩束和均质化以提供相对均匀、在皮肤表面上小于 10 mJ/cm² 的入射光通量。光声波通过水与中心频率为 3.5 MHz 的超声换能器耦合。

由于是一个圆环而不是完整的球面被扫描,上述重建算法只能近似地应用。然而,使用上述重建算法仍可以获得好的图像。小动物皮层表面的血管可以在只去除毛发而头皮和颅骨完好的情况下经颅成像(图 12.13(b))。在这个光波长下,血红蛋白的对比度很高,成像深度极限为 1 cm 左右,这远大于小动物例如小鼠的整个脑的尺寸。

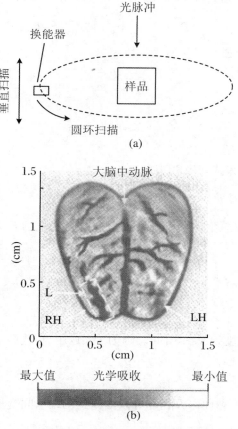

图 12.13 (a) 小动物圆环扫描 PAT 成像系统示意图;(b) 小鼠脑横断面 PAT 图像(RH 表示右侧大脑半球,LH 表示左侧大脑半球,L 表示病变,MCA 表示大脑中动脉)

附录 12A　声波方程的推导

考虑 x 方向上小振幅平面纵声波在均匀、非耗散介质中的传播。我们考察位置 x 处的微体积元 $\mathrm{d}V = \mathrm{d}x\mathrm{d}y\mathrm{d}z$ 的运动。

(1) 推导物质方程。逾量声压 p 是质量密度 ρ 的函数:

$$p = p(\rho) \tag{12.81}$$

把这个方程在平衡质量密度 ρ_0 附近展开为一阶泰勒级数:

$$p - p_0 = \left(\frac{\partial p}{\partial \rho}\right)(\rho - \rho_0) \tag{12.82}$$

式中,p_0 表示平衡压强。定义压缩参数 s 为

$$s = \frac{\rho - \rho_0}{\rho_0} \tag{12.83}$$

上式可改写为

$$\rho = \rho_0(1 + s) \tag{12.84}$$

对于小振幅的声波,有 $s \ll 1$。

将式(12.84)代入式(12.82),可得

$$p - p_0 = \rho_0\left(\frac{\partial p}{\partial \rho}\right)s \tag{12.85}$$

(2) 推导力方程。微体积元上的压强 p 产生的压力 F 为

$$F = -\left(\frac{\partial p}{\partial x}\right)\mathrm{d}x\mathrm{d}y\mathrm{d}z \tag{12.86}$$

基于牛顿第二定律,有

$$-\frac{\partial p}{\partial x} = \rho\,\frac{\partial u}{\partial t} \tag{12.87}$$

式中,u 表示介质速度,t 表示时间。因为 $s \ll 1$,用 ρ_0 代替 ρ 得到

$$-\frac{\partial p}{\partial x} = \rho_0\,\frac{\partial u}{\partial t} \tag{12.88}$$

这个方程称为线性非黏性力方程并可以推广到三维空间变成 $-\nabla p = \rho_0\dfrac{\partial \vec{u}}{\partial t}$。将式(12.85)代入式(12.88),得

$$-\frac{\partial s}{\partial x} = \frac{1}{\dfrac{\partial p}{\partial \rho}}\frac{\partial u}{\partial t} \tag{12.89}$$

(3) 根据质量守恒推导连续性方程:

$$-\frac{\partial \rho}{\partial t} = \frac{\partial(\rho u)}{\partial x} \tag{12.90}$$

这可以推广到 $-\frac{\partial \rho}{\partial t} = \nabla \cdot (\rho \vec{u})$。展开式(12.90)的右边为

$$\frac{\partial(\rho u)}{\partial x} = \rho \frac{\partial u}{\partial x} + \frac{\partial \rho}{\partial x} u \tag{12.91}$$

由于 $s \ll 1$，右边的第一项用 ρ_0 代替 p，从而有

$$\frac{\partial(\rho u)}{\partial x} = \rho_0 \frac{\partial u}{\partial x} + \frac{\partial \rho}{\partial x} u \tag{12.92}$$

我们稍后会证明右边的第二项是可以忽略的。在这种情况下,式(12.90)变成

$$-\frac{\partial \rho}{\partial t} = \rho_0 \frac{\partial u}{\partial x} \tag{12.93}$$

这是线性化的连续性方程。将式(12.84)代入式(12.93),得到

$$-\frac{\partial s}{\partial t} = \frac{\partial u}{\partial x} \tag{12.94}$$

(4) 最后,将式(12.89)对 x 取微分并将式(12.94)对 t 取微分后,两者相减,得到

$$\frac{\partial^2 p}{\partial x^2} = \frac{1}{\dfrac{\partial p}{\partial \rho}} \frac{\partial^2 p}{\partial t^2} \tag{12.95}$$

这是一个波动方程,且

$$\frac{\partial p}{\partial \rho} = v_s^2 \tag{12.96}$$

式中, v_s 是在介质中的声速。因此,有

$$\frac{\partial^2 p}{\partial x^2} = \frac{1}{v_s^2} \frac{\partial^2 p}{\partial t^2} \tag{12.97}$$

这可以推广到三维情况下变为

$$\nabla^2 p = \frac{1}{v_s^2} \frac{\partial^2 p}{\partial t^2} \tag{12.98}$$

这是描述在均匀非耗散介质中声波传播的基本声波方程。

如前所述,现在证明式(12.92)右边第二项是可以忽略的。式(12.92)的右边的第一项和第二项的比例为

$$\frac{u}{\rho_0} \frac{\partial \rho}{\partial u} = \frac{u}{\rho_0} \frac{\partial \rho}{\partial u} \bigg/ \frac{\partial p}{\partial \rho} \tag{12.99}$$

由式(12.97)可知

$$\left(\frac{\partial p}{\partial x} + \frac{1}{v_s} \frac{\partial p}{\partial t}\right)\left(\frac{\partial p}{\partial x} - \frac{1}{v_s} \frac{\partial p}{\partial t}\right) \tag{12.100}$$

因此,有 $\left(\dfrac{\partial p}{\partial t} \bigg/ \dfrac{\partial p}{\partial x}\right) = v_s$,将其代入式(12.88)可得

$$\frac{\partial p}{\partial u} = \rho_0 v_s \tag{12.101}$$

将式(12.96)和式(12.101)代入式(12.99)可得

$$\left| \frac{u}{\rho_0} \frac{\partial \rho}{\partial u} \right| = \frac{|u|}{v_s} \tag{12.102}$$

如果$|u| \ll v_s$(小振幅波的亚音速介质速度)，那么$\left| \frac{\partial \rho}{\partial x} u \right| \ll \left| \rho_0 \frac{\partial u}{\partial x} \right|$，这表明式(12.92)右边第二项是可以忽略的。需要注意的是上述推导基于声波是绝热传播的假设。

附录 12B 格林函数法

这里总结介绍一般格林函数法。带有源项$q(\vec{r}', t')$的声波方程为

$$\nabla'^2 p(\vec{r}', t') - \frac{1}{v_s^2} \frac{\partial^2 p(\vec{r}', t')}{\partial t'^2} = -q(\vec{r}', t') \tag{12.103}$$

基于互易关系，格林函数$G(\vec{r}, t; \vec{r}', t')$满足如下方程：

$$\nabla'^2 G(\vec{r}, t; \vec{r}', t') - \frac{1}{v_s^2} \frac{\partial^2 G(\vec{r}, t; \vec{r}', t')}{\partial t'^2} = -\delta(\vec{r} - \vec{r}')\delta(t - t') \tag{12.104}$$

将式(12.103)乘以G并将式(12.104)乘以p，两者相减后，在感兴趣的体积V'内对$\vec{r}'$积分，并对t'从0到t^+积分，得到

$$\int_{-\infty}^{t^+} \mathrm{d}t' \int_{V'} \mathrm{d}\vec{r}' \left[G(\vec{r}, t; \vec{r}', t') \nabla'^2 p(\vec{r}', t') - p\nabla'^2 G - \frac{1}{v_s^2}\left(G\frac{\partial^2 p}{\partial t'^2} - p\frac{\partial^2 G}{\partial t'^2} \right) \right]$$

$$= -\int_{-\infty}^{t^+} \mathrm{d}t' \int_{V'} \mathrm{d}\vec{r}' G(\vec{r}, t; \vec{r}', t') q(\vec{r}', t') + p(\vec{r}, t) \tag{12.105}$$

对式(12.105)应用格林定理得到

$$p(\vec{r}, t) = \int_{-\infty}^{t^+} \mathrm{d}t' \int_{V'} \mathrm{d}\vec{r}' G(\vec{r}, t; \vec{r}', t') q(\vec{r}', t')$$

$$+ \int_{-\infty}^{t^+} \mathrm{d}t' \int_{S'} \mathrm{d}\vec{s}' \cdot \left[G\nabla'p(\vec{r}', t') - p\nabla'G \right]$$

$$+ \frac{1}{v_s^2} \int_{V'} \mathrm{d}\vec{r}' \left(p\frac{\partial G}{\partial t'} - G\frac{\partial p}{\partial t'} \right) \bigg|_{-\infty}^{t^+} \tag{12.106}$$

其中S'封闭包围V'。选择$t^+ = t + 0^+$，由于因果关系，有$p(\vec{r}', t^+) = 0$且

$\dfrac{\partial p(\vec{r}\,',t\,')}{\partial t\,'}=0$。因此式(12.106)变成

$$
\begin{aligned}
p(\vec{r},t) = & \int_{-\infty}^{t^{+}}\mathrm{d}t\,'\int_{V'}\mathrm{d}\vec{r}\,'G(\vec{r},t;\vec{r}\,',t\,')q(\vec{r}\,',t\,')\\
& +\int_{-\infty}^{t^{+}}\mathrm{d}t\,'\int_{S'}\mathrm{d}\vec{S}\,'\cdot\left[G\nabla'p(\vec{r}\,',t\,')-p\nabla'G\right]\\
& +\frac{1}{v_{s}^{2}}\int_{V'}\mathrm{d}\vec{r}\,'\left(p\,\frac{\partial G}{\partial t\,'}-G\,\frac{\partial p}{\partial t\,'}\right)\Bigg|_{t\,'=-\infty}
\end{aligned}
\tag{12.107}
$$

右边第一个积分项取决于声源 $q(\vec{r}\,',t\,')$，第二项取决于边界条件，第三项取决于初始条件。

习　　题

12.1　证明：时域谱的复共轭等于时域函数的时间反转。

12.2　推导由 δ 脉冲加热的球体传输到其同心的封闭球壳上的总声能量。估计有多少光能量转换成机械能。

12.3　推导受下列脉冲激发的球体的外部声压，将其表达为时间的函数，并绘制成曲线图。(a) δ 脉冲；(b) 高斯脉冲。

12.4　推导受下列脉冲激发的薄球壳的外部声压，将其表达为时间的函数，并绘制成曲线图。(a) δ 脉冲；(b) 高斯脉冲。

12.5　推导受下列脉冲激发的线状物体的外部声压，将其表达为时间的函数，并绘制成曲线图。(a) δ 脉冲；(b) 高斯脉冲。

12.6　推导受下列脉冲激发的圆柱体的外部声压，将其表达为时间的函数，并绘制成曲线图。(a) δ 脉冲；(b) 高斯脉冲。

12.7　推导受下列脉冲激发的光学吸收平板的外部声压，将其表达为时间的函数，并绘制成曲线图。(a) δ 脉冲；(b) 高斯脉冲。

12.8　推导受下列脉冲激发的薄圆盘的外部声压，将其表达为时间的函数，并绘制成曲线图。先假设观测点在圆盘所处平面上，然后假设观测点在圆盘的轴线上。(a) δ 脉冲；(b) 高斯脉冲。

12.9　推导受下列脉冲激发的薄圆环的外部声压，将其表达为时间的函数，并绘制成曲线图。先假设观测点在圆环所处平面上，然后假设观测点在圆环的轴线上。(a) δ 脉冲；(b) 高斯脉冲。

12.10　使用速度势，推导受下列脉冲激发的平板的外部声压，将其表达为时

间的函数,并绘制成曲线图。假设观测点在平板外。(a) δ 脉冲;(b) 高斯脉冲。

12.11　在 MATLAB 中制作动画显示 δ 脉冲激发球体的声压的传播过程。

12.12　在 MATLAB 中制作动画显示 δ 脉冲激发球壳的声压的传播过程。

12.13　在 MATLAB 中制作动画显示 δ 脉冲激发两个球体的声压的传播过程。

12.14　求平板外受 δ 脉冲激发产生的随时间变化的声压的傅里叶变换。

12.15　求球体外受 δ 脉冲激发产生的随时间变化的声压的傅里叶变换。

12.16　大致画出当光束直径满足下列条件时,脉冲激光束垂直入射到半无限大介质中产生的理想波阵面。(a) 与光学穿透深度相比大得多;(b) 远远小于光学穿透深度;(c) 与光学穿透深度相当。

12.17　推导周期排列的平板受 δ 脉冲激发产生的、作为时间函数的声压,然后进行傅里叶变换。

12.18　证明:一个平凹声透镜的焦距可近似地表示为 $f = \dfrac{\delta}{1 - 1/n}$,式中,$\delta$ 为曲率半径,$n = v_{s1}/v_{s2}$,其中 v_{s1} 是透镜中的声速,v_{s2} 是周围介质中的声速。假设透镜的直径与曲率半径相比较小。

12.19　推导并绘出式(12.61)。

12.20　由式(12.74)推导出式(12.76),进而推导出式(12.77)。

12.21　实现延迟叠加重建算法,并用前向解法产生的仿真数据进行测试。

12.22　实现一般重建算法,并用前向解法产生的仿真数据进行测试。

阅　　读

[1] Cho Z H, Jones J P, Singh M. Foundations of medical imaging[M]. New York: Wiley, 1993: Appendix 12.A.

[2] Diebold G J, Sun T, Khan M I. Photoacoustic monopole radiation in 1-dimension, 2-dimension, and 3-dimension[J]. Physical Review Letters, 1991, 67(24): 3384-3387, Sections 12.6 and 12.7.

[3] Feng D Z, Xu Y, Ku G, Wang L H V. Microwave-induced thermoacoustic tomography: reconstruction by synthetic aperture[J]. Medical Physics, 2001, 28(12): 2427-2431, Section 12.11.

[4] Hoelen C G A, de Mul F F M. A new theoretical approach to photoacoustic signal generation[J]. Journal of the Acoustical Society of America, 1999,

106(2)：695-706，Sections 12.6-12.9.

[5] Maslov K，Stoica G，Wang L H V. In vivo dark-field reflection-mode pho-
toacoustic microscopy[J]. Optics Letters，2005，30(6)：625-627，Section
12.10.

[6] Morse P M，Feshbach H. Methods of theoretical physics[M]. Boston，
Mass.：McGraw-Hill，1999：Appendix 12.B.

[7] Wang L H V. Ultrasound-mediated biophotonic imaging：a review of
acousto-optical tomography and photo-acoustic tomography[J]. Disease
Markers，2003，19(2/3)：123-138，Section 12.2.

[8] Wang X D，Pang Y J，Ku G，Xie X Y，Stoica G，Wang L H V. Noninva-
sive laser-induced photoacoustic tomography for structural and functional in
vivo imaging of the brain[J]. Nature Biotechnology，2003，21(7)：803-
806，Section 12.12.

[9] Xu M H，Wang L H V. Universal back-projection algorithm for photoa-
coustic computed tomography[J]. Physical Review E，2005，71(1)：
016706，Sections 12.3-12.5 and 12.12.

延 伸 阅 读

[1] Anastasio M A，Zhang J，Pan X C，Zou Y，Ku G，Wang L H V. Half-time
image reconstruction in thermoacoustic tomography[J]. IEEE Transactions
on Medical Imaging，2005，24(2)：199-210.

[2] Andreev V G，Karabutov A A，Oraevsky A A. Detection of ultrawide-band
ultrasound pulses in optoacoustic tomography[J]. IEEE Transactions on Ul-
trasonics Ferroelectrics and Frequency Control，2003，50(10)：1383-1390.

[3] Arfken G B，Weber H J. Mathematical Methods for Physicists[M]. San Di-
ego：Academic，1995.

[4] Beard P C，Perennes F，Draguioti E，Mills T N. Optical fiber photoacous-
tic-photothermal probe[J]. Optics Letters，1998，23(15)：1235-1237.

[5] Bell A G. On the production and reproduction of sound by light[J]. Ameri-
can Journal of Science，1880，20：305-324.

[6] Born M，Wolf E. Principles of optics：electromagnetic theory of propaga-
tion，interference and diffraction of light[M]. Cambridge，New York：

Cambridge University Press, 1999.

[7] Cox B T, Beard P C. Fast calculation of pulsed photoacoustic fields in fluids using k-space methods[J]. Journal of the Acoustical Society of America, 2005, 117(6): 3616-3627.

[8] Eghtedari M, Copland J A, Kotov N A, Oraevsky A A, Motamedi M. Optoacoustic imaging of nanoparticle labeled breast cancer cells: a molecular based approach for imaging of deep tumors[J]. Lasers in Surgery and Medicine, 2004: 52-52.

[9] Esenaliev R O, Karabutov A A, Oraevsky A A. Sensitivity of laser opto-acoustic imaging in detection of small deeply embedded tumors[J]. IEEE Journal of Selected Topics in Quantum Electronics, 1999, 5(4): 981-988.

[10] Finch D, Patch S K, Rakesh. Determining a function from its mean values over a family of spheres[J]. SIAM Journal on Mathematical Analysis, 2003, 35(5): 1213-1240.

[11] Gusev V E, Karabutov A A. Laser optoacoustics[M]. New York: American Institute of Physics, 1993.

[12] Haltmeier M, Scherzer O, Burgholzer P, Paltauf G. Thermoacoustic computed tomography with large planar receivers[J]. Inverse Problems, 2004, 20(5): 1663-1673.

[13] Hoelen C G A, de Mul F F M, Pongers R, Dekker A. Three-dimensional photoacoustic imaging of blood vessels in tissue[J]. Optics Letters, 1998, 23(8): 648-650.

[14] Karabutov A A, Podymova N B, Letokhov V S. Time-resolved laser opto-acoustic tomography of inhomogeneous media[J]. Applied Physics B-Lasers and Optics, 1996, 63(6): 545-563.

[15] Karabutov A A, Savateeva E V, Oraevsky A A. Optoacoustic tomography: new modality of laser diagnostic systems[J]. Laser Physics, 2003, 13(5): 711-723.

[16] Karabutov A A, Savateeva E V, Podymova N B, Oraevsky A A. Backward mode detection of laser-induced wide-band ultrasonic transients with optoacoustic transducer[J]. Journal of Applied Physics, 2000, 87(4): 2003-2014.

[17] Kostli K P, Frenz M, Weber H P, Paltauf G, Schmidt-Kloiber H. Optoacoustic infrared spectroscopy of soft tissue[J]. Journal of Applied Physics, 2000, 88(3): 1632-1637.

[18] Kostli K P, Frauchiger D, Niederhauser J J, Paltauf G, Weber H P, Frenz

M. Optoacoustic imaging using a three-dimensional reconstruction algo-rithm[J]. IEEE Journal of Selected Topics in Quantum Electronics, 2001, 7(6): 918-923.

[19] Kostli K P, Frenz M, Weber H P, Paltauf G, Schmidt-Kloiber H. Optoa-coustic tomography: time-gated measurement of pressure distributions and image reconstruction[J]. Applied Optics, 2001, 40(22): 3800-3809.

[20] Kostli K P, Beard P C. Two-dimensional photoacoustic imaging by use of Fourier-transform image reconstruction and a detector with an anisotropic response[J]. Applied Optics, 2003, 42(10): 1899-1908.

[21] Kruger R A, Reinecke D R, Kruger G A. Thermoacoustic computed tomography-technical considerations[J]. Medical Physics, 1999, 26(9): 1832-1837.

[22] Ku G, Wang L H V. Scanning thermoacoustic tomography in biological tissue[J]. Medical Physics, 2000, 27(5): 1195-1202.

[23] Ku G, Wang L H V. Scanning microwave-induced thermoacoustic tomo-graphy: signal, resolution, and contrast[J]. Medical Physics, 2001, 28 (1): 4-10.

[24] Ku G, Wang X D, Stoica G, Wang L H V. Multiple-bandwidth photoa-coustic tomography[J]. Physics in Medicine and Biology, 2004, 49(7): 1329-1338.

[25] Ku G, Wang L H V. Deeply penetrating photoacoustic tomography in bio-logical tissues enhanced with an optical contrast agent[J]. Optics Letters, 2005, 30(5): 507-509.

[26] Ku G, Wang X D, Xie X Y, Stoica G, Wang L H V. Imaging of tumor angiogenesis in rat brains in vivo by photoacoustic tomography[J]. Ap-plied Optics, 2005, 44(5): 770-775.

[27] Oraevsky A A, Jacques S L, Tittel F K. Measurement of tissue optical properties by time-resolved detection of laser-induced transient stress[J]. Applied Optics, 1997, 36(1): 402-415.

[28] Paltauf G, Schmidt-Kloiber H. Pulsed optoacoustic characterization of layered media[J]. Journal of Applied Physics, 2000, 88(3): 1624-1631.

[29] Paltauf G, Viator J A, Prahl S A, Jacques S L. Iterative reconstruction al-gorithm for optoacoustic imaging[J]. Journal of the Acoustical Society of America, 2002, 112(4): 1536-1544.

[30] Viator J A, Au G, Paltauf G, Jacques S L, Prahl S A, Ren H W, Chen Z P, Nelson J S. Clinical testing of a photoacoustic probe for port wine stain

depth determination[J]. Lasers in Surgery and Medicine, 2002, 30(2):
141-148.

[31] Wang L H V, Zhao X M, Sun H T, Ku G. Microwave-induced acoustic
imaging of biological tissues[J]. Review of Scientific Instruments, 1999,
70(9): 3744-3748.

[32] Wang X D, Pang Y J, Ku G, Stoica G, Wang L H V. Three-dimensional
laser-induced photoacoustic tomography of mouse brain with the skin and
skull intact[J]. Optics Letters, 2003, 28(19): 1739-1741.

[33] Xu M H, Ku G, Wang L H V. Microwave-induced thermoacoustic tomo-
graphy using multi-sector scanning[J]. Medical Physics, 2001, 28(9):
1958-1963.

[34] Xu M H, Wang L H V. Time-domain reconstruction for thermoacoustic
tomography in a spherical geometry[J]. IEEE Transactions on Medical
Imaging, 2002, 21(7): 814-822.

[35] Xu M H, Wang L H V. Analytic explanation of spatial resolution related
to bandwidth and detector aperture size in thermoacoustic or photoacoustic
reconstruction[J]. Physical Review E, 2003, 67(5): 056605.

[36] Xu Y, Wang L H V. Signal processing in scanning thermoacoustic tomo-
graphy in biological tissues[J]. Medical Physics, 2001, 28(7): 1519-1524.

[37] Xu Y, Feng D Z, Wang L H V. Exact frequency-domain reconstruction
for thermoacoustic tomography - I: Planar geometry[J]. IEEE Transac-
tions on Medical Imaging, 2002, 21(7): 823-828.

[38] Xu Y, Xu M H, Wang L H V. Exact frequency-domain reconstruction for
thermoacoustic tomography - II: cylindrical geometry[J]. IEEE Transac-
tions on Medical Imaging, 2002, 21(7): 829-833.

[39] Xu Y, Wang L H V. Time reversal and its application to tomography with
diffracting sources[J]. Physical Review Letters, 2004, 92(3): 033902.

[40] Zhang H F, Maslov K, Stoica G, Wang L H V. Functional photoacoustic
microscopy for high-resolution and noninvasive in vivo imaging[J]. Nature
Biotechnology, 2006, 24(7): 848-851.

[41] Zhang J, Anastasio M A, Pan X C, Wang L H V. Weighted expectation
maximization reconstruction algorithms for thermoacoustic tomography
[J]. IEEE Transactions on Medical Imaging, 2005, 24(6): 817-820.

第 13 章　超声调制光学层析成像

13.1　引　　言

超声调制光学层析成像(UOT)首次演示是在 20 世纪 90 年代。同光声成像一样,它是另外一种将光学对比度和超声分辨率相结合的混合成像技术。UOT 基于超声调制散射介质中的相干激光。激光和超声两者都照射介质。再发射光的超声调制分量携带了组织内部的光学和声学特性,可用来进行层析成像。因此,图像对比度与组织的光学和声学特性有关,而空间分辨率则取决于超声波。所有超声调制的光子无论经历多少次散射,都对成像有贡献,所以,UOT 具有光学准扩散或扩散方式下进行深层成像的能力。

13.2　相干光的超声调制机制

散射介质中光的超声调制机制一般认为存在三种:

(1) 超声引起的介质光学参数的变化导致光的非相干调制。当超声波在介质中传播时,介质是被压缩还是变稀疏取决于位置和时间,这引起介质的密度的变化。介质密度的变化会进一步调制吸收、散射及折射率等组织光学参数。因此,再发射光的强度随超声波变化。尽管这个机制对光的相干性没有要求,但是弱相干光的超声调制远弱于强相干光。

(2) 超声引起的散射体的位移导致光学相位的变化。散射体的位移调制经过超声场的光的自由程长度(因而是相位)。所有自由程长度上调制的光相位沿着每条完整的路径加以累积。因此,形成散斑图案的再发射光随超声波波动。

（3）超声调制背景介质折射率导致光学相位的变化。调制的折射率调制经过超声场的光的自由程相位。正如第二种机制，调制的光相位引起散斑波动。

机制（2）和机制（3）要求光具有相干性。针对相干机制的解析模型和蒙特卡罗模型已经建立。这里，只对第二种机制进行介绍。理论上，有关相干机制的模型可以通过介电常数统一起来，并且可以进一步扩展到非相干机制。

在解析模型中，平面超声波照射均匀的各向同性散射介质，我们假定：（1）光波长远小于平均自由程长度（弱散射近似）；（2）超声引起的光程长度的改变远小于光波长（弱调制近似）。在弱散射近似条件下，来自不同路径的电场间的总体平均相关性与来自相同路径的总体平均相关性相比，可忽略不计。

散射光标量场的自相关函数 $G_1(\tau)$ 为

$$G_1(\tau) = \int_0^\infty p(s)\langle E_s(t) E_s^*(t+\tau)\rangle \mathrm{d}s \tag{13.1}$$

式中，$\langle\rangle$ 表示总体和时间平均；E_s 表示路径长度为 s 的散射光的单位振幅电场；$p(s)$ 表示 s 的概率密度函数。布朗运动和超声场对 $G_1(\tau)$ 的贡献是独立的，因此需要分别处理。为简洁起见，只考虑后者。

在下列模型中，相干平面波垂直入射到厚度为 d 的平板，点探测器对透射光进行探测。基于扩散理论，采用零边界条件，可以求得 $p(s)$ 的解。由式（13.1），得到

$$G_1(\tau) = \frac{(d/l_t')\sinh(\{\varepsilon[1-\cos(\omega_a\tau)]\}^{1/2})}{\sinh((d/l_t')\{\varepsilon[1-\cos(\omega_a\tau)]\}^{1/2})} \tag{13.2}$$

式中，ω_a 是声角频率，其他参数为

$$\varepsilon = 6(\delta_n + \delta_d)(n_0 k_0 A)^2 \tag{13.3}$$

$$\delta_n = (\alpha_{n1} + \alpha_{n2})\eta^2 \tag{13.4}$$

$$\alpha_{n1} = \frac{1}{2}k_a l_t' \arctan(k_a l_t') \tag{13.5}$$

$$\alpha_{n2} = \frac{\alpha_{n1}}{k_a l_t'/\arctan(k_a l_t') - 1} \tag{13.6}$$

$$\delta_d = 1/6 \tag{13.7}$$

式中，n_0 是背景折射率；k_0 是真空中波矢大小；A 是声振幅，其正比于声压力；k_a 是超声波矢的振幅；l_t' 是光传输平均自由程；η 是弹性系数，与材料的绝热压光系数 $\partial n/\partial p$ 有关（折射率 n 对压强 p 的导数），当质量密度为 ρ，声速为 v_s 时，$\eta = (\partial n/\partial p)\rho v_s^2$；$\delta_n$ 和 δ_d 与每个自由程（或每个散射事件）对超声调制光的平均贡献有关，这里表示超声调制光分别由折射率和位移的变化引起。

然而 δ_n 随着 $k_a l_t'$ 增加，δ_d 保持在常数 $1/6$ 不变；因此，δ_n 与 δ_d 的比值随着 $k_a l_t'$ 的增加而增加。为简单起见，此处忽略两个调制机制之间的影响。

基于维纳—辛钦定理，调制散斑的功率谱密度 $S(\omega)$ 与 $G_1(\tau)$ 具有以下的傅里叶变化关系：

$$S(\omega) = \int_{-\infty}^{+\infty} G_1(\tau)\exp(i\omega\tau)d\tau \tag{13.8}$$

频率 ω 与未被调制光的角频率 (ω_0) 有关, 因为 $\exp(-i\omega_0\tau)$ 在 $G_1(\tau)$ 中是隐含的。因此在 $S(\omega)$ 中 $\omega = 0$ 与绝对角频率 ω_0 是对应的。

因为 $G_1(\tau)$ 是以 τ 为周期的偶函数, 频率为 $n\omega_a$ 时的光谱强度可计算为

$$I_n = \frac{1}{T_a}\int_0^{T_a}\cos(n\omega_a\tau)G_1(\tau)d\tau \tag{13.9}$$

式中, $n = 0, \pm 1, \pm 2, \cdots$, T_a 是声周期。频谱 I_n 是关于 ω_0 对称的。定义单边调制深度为

$$M_1 = \frac{I_1}{I_0} \tag{13.10}$$

在弱调制近似中, $(d/l_t')\varepsilon^{1/2} \ll 1$, 因此, 式(13.2)可以简化为

$$G_1(\tau) = 1 - \frac{1}{6}\left(\frac{d}{l_t'}\right)^2\varepsilon[1 - \cos(\omega_a\tau)] \tag{13.11}$$

因此有

$$M_1 = \frac{1}{12}\left(\frac{d}{l_t'}\right)^2\varepsilon \propto A^2 \tag{13.12}$$

这表明了 M_1 和 A 间的二次关系。如果用法布里—珀罗干涉仪对调制光进行测量, 我们可以观察到这个二次关系。另外, 探测到的表观调制深度 (M')(定义为观察的交流信号和观察的直流信号的比), 与 A 有不同的关系。在有些情况下, AC 信号源自调制光 $(\omega_0 \pm \omega_a)$ 的电场分量和未被调制光 (ω_0) 的电场分量间的拍频。所以近似有 $M' \propto (I_1/I_0)^{1/2} = M_1^{1/2} \propto A$, 这表明 M' 与 A 成正比。

13.3　时间分辨的扫频 UOT

如果在 UOT 中使用单频超声波, 那么超声轴向的分辨率远小于其横向分辨率, 因为超声聚焦区是细长形的。而超声扫频(啁啾), 能提高轴向分辨率。时间分辨的扫频 UOT 系统如图 13.1 所示。信号发生器产生扫频信号, 然后被功率放大器放大, 功率放大器后联接变压器。信号的瞬时频率为

$$f_s(t) = a_s + bt \tag{13.13}$$

式中, a_s 表示起始频率, b 表示扫描速率, t 表示时间。这里频率扫描选择在 7.0 MHz 和 10.0 MHz 之间, 以 297 MHz/s 的速率扫描。放大后的信号作用于超声换能器, 超声换能器发出的聚焦超声波垂直进入玻璃水槽中的散射介质。超声吸收器放置在水槽的底部用来减少来自水和玻璃界面的反射。

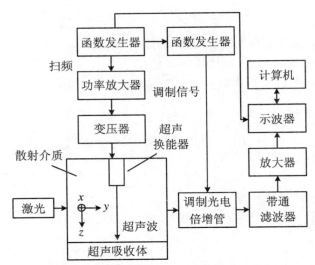

图 13.1　扫频 UOT 实验装置示意图。其中 z 沿声轴,y 沿光轴,x 指向纸内

　　激光束直径扩束到 15 mm 后,垂直入射到散射介质表面,并与超声束保持垂直。沿着超声轴方向上,超声以下式所示的沿声轴的瞬时频率分布对激光进行调制:

$$f_s(t,z) = a_s + b\left(t - \frac{z - z_0}{v_s}\right) \quad (t \geqslant (z - z_0)/v_s) \tag{13.14}$$

式中,z 表示超声轴,z_0 表示超声轴上时间为零的参考点。PMT 将接收到的透射光信号转化为电信号。通过另一个函数发生器产生的参考信号调制 PMT 的增益来进行外差检测。参考调制信号也采用扫频,瞬时频率为

$$f_r(t) = a_r + bt \tag{13.15}$$

式中,a_r 表示起始频率。

　　外差信号有如下的频率分布:

$$f_h(z) = |f_s(t,z) - f_r(t)| = \left| a_s - a_r - \frac{b(z - z_0)}{v_s} \right| \tag{13.16}$$

与时间 t 无关。PMT 输出的外差信号先通过带通滤波器滤波,然后放大。滤波器的带宽为 Δf_h,由 z 轴方向上待成像的范围 Δz 确定:

$$\Delta f_h = \frac{b}{v_s} \Delta z \tag{13.17}$$

示波器数字化经放大器放大的信号,接着传输到计算机做后期处理。

　　一个由橡胶制作的物体放置在水槽的中平面。水槽沿着激光束方向的厚度为 17 cm。散射介质的散射系数和各向异性因子分别为 0.16 cm^{-1} 和 0.73。该物体在水槽中沿着 x 轴以步长 1 mm 的间隔平移。在每个停止时刻记录一个时域信号,然后进行傅里叶变换转化为频谱图。基于式(13.16),每个频谱进一步转换为

沿着超声轴(z 轴)散射介质的一维原始图像。

　　两个采样频谱如图 13.2 所示。图 13.2(a)表示物体远离超声轴时的频谱,图 13.2(b)表示物体挡住了部分超声轴时的频谱。可以看出,对应于物体的位置处的频率分量消失。这幅图说明了外差频率和沿着超声轴的位置之间的一一对应关系。图像对比度反映了光学和声学特性的空间变化。

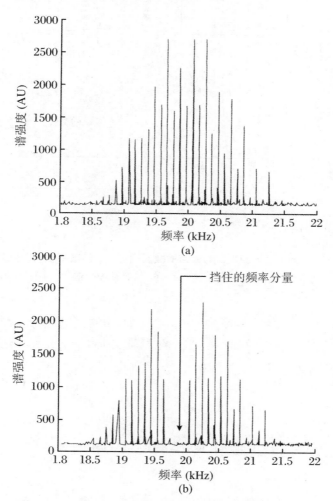

图 13.2　物体(a) 远离和(b) 在超声轴处的外差扫频超声调制光学信号的频谱。AU 表示任意单位

　　综合所有的一维频谱可以生成二维图像(图 13.3)。以物体距离超声轴较远时得到的第一个频谱作为参考,所有的频谱点对点地除以参考频谱,产生一个相对频谱图,是一维图像。所有的一维图像拼在一起可以形成二维图像。沿图 13.3 (a)中虚线方向的信号强度分布,分别表示在图 13.3(b)和图 13.3(c)中。从图中可以看出,两个方向的边缘分辨率接近于 0.5 mm。z 轴分辨率取决于超声波扫描参数,而 x 轴上的分辨率取决于超声焦点大小。

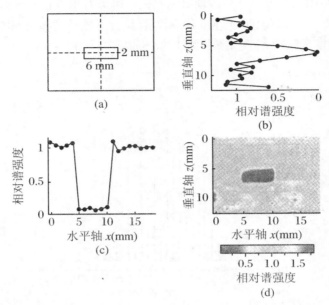

图 13.3　(a) 散射介质中埋入物体的横截面图。(b) 沿着平面(a)中的垂直虚线的信号。(c) 沿着平面(a)中的水平虚线的信号。(d) 散射介质的二维图像

综上所述,扫频(啁啾)超声波可以对穿过声轴的光束进行多种频率的编码。通过对透射光进行解码,可以得到沿着声轴方向的分辨率。这种机制类似于 MRI。

13.4　并行散斑探测式扫频 UOT

在前一节中,对准弹道方式下的单点探测扫频 UOT 进行了介绍。还可以采用 CCD 并行探测多个光学散斑颗粒来改善探测信噪比,从而可对扩散方式下的物体进行层析成像。在这个探测方案中,啁啾函数调制激光和超声换能器,通过电子扫描两个啁啾函数间的时间延迟实现沿超声轴的成像。

实验装置如图 13.4 所示。聚焦换能器在水中焦距为 2.54 cm、中心频率为 1 MHz,可以产生焦点峰值压强约为 2×10^5 Pa 的超声波。激光器发射波长为 690

nm、调制频率为 1 MHz 的光束,其平均功率为 12 mW、相干长度为 7 cm。将激光束横截面扩展到 1.6 cm×0.3 cm,然后入射到样品上,样品一部分浸入水中以实现超声耦合。光束通过样品后产生散斑,采用高速 12 位比特 CCD 相机探测散斑并调节散斑颗粒的平均尺寸来匹配 CCD 像素尺寸。三个函数发生器采用相同的时间基准以确保同步性,函数发生器 1 和 2 产生啁啾函数分别用于调制激光器和触发超声换能器。延迟发生器控制这两个函数发生器的信号间的时间延迟。

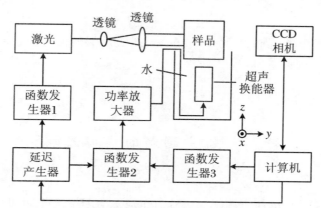

图 13.4　多散斑 UOT 系统示意图。z 轴沿着超声轴方向;y 轴沿着光轴方向;x 轴垂直于纸面向外

如果由函数发生器 2 产生的啁啾信号不是振幅调制的,那么沿着超声轴(z轴)的外差信号的频率为

$$f_h(z, \tau) = b\left(\tau - \frac{z}{v_s}\right) \tag{13.18}$$

式中,b 是频率扫描速度,τ 是由函数发生器 2 和 1 产生的两个啁啾信号间的时间延迟。

为了实现源同步锁相技术,用函数发生器 3 产生的频率为 $f_h(z, \tau)$ 的参考正弦波对函数发生器 2 产生的啁啾信号进行振幅调制。通过 CCD 的低通滤波,每个 CCD 像素点的信号可以表示为

$$I_i(\varphi_r) \propto I_b + I_m \cos(\varphi_s + \varphi_r) \tag{13.19}$$

式中,I_b 表示背景光信号;I_m 表示与超声调制光分量有关的信号;φ_s 表示散斑颗粒的初始相位;φ_r 表示参考正弦波的初始相位。调制深度 $M' = I_m/I_b$ 与该处的光学和声学特性有关,可以通过计算调制深度来进行成像。初始相位 φ_r 被依次设置为 $0°$、$90°$、$180°$ 和 $270°$。相应获得的四帧图像可以用于计算 M':

$$M' = \frac{1}{2I_b}\sqrt{\left[I_i(90°) - I_i(270°)\right]^2 + \left[I_i(0°) - I_i(180°)\right]^2} \tag{13.20}$$

CCD 相机的每个像素产生一个 M',用 256×256 个 CCD 像素的 M' 平均值作为最终图像中某一个像素点的值。

由式(13.18)可以得到成像点的空间位置为

$$z = v_s\left(\tau - \frac{f_h(z,\tau)}{b}\right) \tag{13.21}$$

同时,来自其他空间位置的超声调制光信号产生 AC 信号,但是 CCD 相机是探测不到这个信号的。通过改变 τ,可获取沿着 z 轴方向上的一维图像。进一步可以通过机械扫描超声换能器来获取二维图像。

对沿着 z 轴的空间分辨率 z_R,有

$$z_R \approx v_s/\Delta f \tag{13.22}$$

在大多数软组织中声速 v_s 约为 1500 m/s,Δf 表示啁啾信号的频带宽度。因此,z_R 与 Δf 成反比例关系。

13.5 超声调制的虚拟光源

我们可以将原始的超声调制光信号当作是一个虚拟光源,虚拟源最初是局部化的,但是会随着光的传播而变宽。如果是近声轴成像,可以清楚地看到虚拟源。图 13.5 显示了与不同 $f_h(z,\tau)$ 值(式(13.18))相关的各种 z 坐标的一系列图像。光的超声调制可以局部地提高成像的空间分辨率,因为在高散射介质里面扫描虚拟的小光源与在介质外面扫描实际的小光源相比,前者可以得到更好的扫描横截面图像。

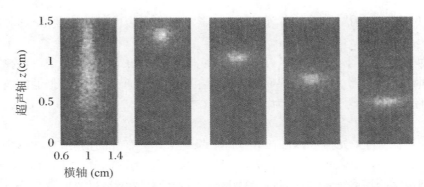

图 13.5 超声调制光作为虚拟源的演示。左边图像表示在无啁啾下得到的整幅图像;
后面的图像表示在啁啾下,不同 z 值下获取到的虚拟源

13.6　基于重建的 UOT

　　沿着超声轴的轴向分辨率可以通过重建得到,类似于 X-CT 中的重建。在 X-CT 中,首先对物体进行线性扫描或角度扫描获得 X 射线透射强度,随后利用透射的 X 射线强度重建物体的横截面图像。同样在 UOT 中,超声调制光信号的强度可以通过超声束围绕物体的线扫描和角扫描获得,然后通过滤波反投影算法重建出由扫描的超声轴形成的横截面图像。

　　反射或透射式成像均可以用于基于重建的 UOT 系统,如图 13.6(a)中所示。对于反射式系统,CCD 相机和入射激光束在样品的同一侧,对于透射式系统则相

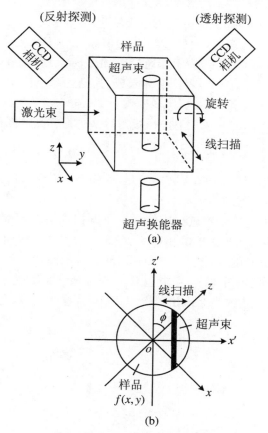

图 13.6　(a) 基于重建的 UOT 系统原理图。(b) 坐标系

对配置。二极管激光器(波长 690 nm,功率 11 mW)发射的光束其直径扩束到 20 mm,入射到样品上,光功率密度远低于 200 mW/cm^{2}的安全标准。样品部分浸入到水中,聚焦型超声换能器产生的超声波通过水与样品耦合。由于超声束在水中的焦距为 38 mm,中心频率为 1 MHz,焦区域直径接近于 2.8 mm,长度约为 20 mm;在焦点的峰值压强约为 10^5 Pa。像素数为 256×256 的 12 位比特 CCD 相机探测由再发射光产生的散斑图。然后使用无啁啾的并行散斑检测方法来提取超声调制的光信号。

用线扫描和角扫描完成数据采集。为了实验方便,成像系统固定不动,物体水平移动并绕着光轴旋转。坐标系建立在包埋的物体上:y 轴为光轴方向,z 轴最初沿着声轴方向。如图 13.6(b)中所示,xz 坐标随着包埋的物体旋转,测量坐标系 (x', y', z') 保持不变,z' 轴与超声束平行。

探测到的超声调制光信号可以表示为源于 z' 轴的信号的积分:

$$s(\varphi, x') = \int s_{\varphi, x'}(z') \mathrm{d}z' \tag{13.23}$$

这是雷登变换(见第 8 章)。积分核可以表示为

$$s_{\varphi, x'}(z') = C_1 Q_{\varphi, x'}(z') M_{\varphi, x'}(z') G_{\varphi, x'}(z') \tag{13.24}$$

式中,C_1 表示常数;$Q_{\varphi, x'}(z')$ 表示光通量率;$M_{\varphi, x'}(z')$ 表示超声调制深度,其与光学和声学特性有关;$G_{\varphi, x'}(z')$ 表示格林函数,其描述超声调制光到探测器的传输。扩散方式下,$Q_{\varphi, x'}(z')$ 和 $G_{\varphi, x'}(z')$ 弱依赖于 z'。

由投影数据 $s(\varphi, x')$,采用滤波反投影算法进行样品的图像重建,具体如下:

$$\hat{f}(x, z) = \int_0^\pi \int_{-\infty}^\infty S(\varphi, k) |k| \exp(\mathrm{i}kx') \mathrm{d}k \mathrm{d}\varphi \tag{13.25}$$

这里 k 是 x' 方向的空间频率;$S(\varphi, k)$ 是 $s(\varphi, x')$ 的空间傅里叶变换;$|k|$ 为拉姆—拉克(Ram-Lak)滤波器。

组织样品使用透射布置进行成像。这里线扫描沿着 x' 轴的步长是 1.2 mm,角扫描的步长是 5°。CCD 相机相对于光轴25°角放置,从而消除了弹道光子的影响并验证非弹道光的成像能力。图 13.7(a)所示照片显示了 14 mm 厚的鸡胸组织的中间横截面(xz 平面),其中包含一根血管,血管在 xz 平面大小为 8×3 mm^2,y 轴方向上尺寸约为 2 mm。图 13.7(b)为重建图像,可清楚地反映出包埋的物体。

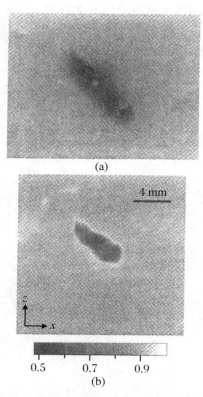

图 13.7　（a）14 mm 厚的鸡胸组织样品中间平面的 xz 截面照片图，包埋有血管。（b）用透射式探测重建的二维图像

13.7　法布里—珀罗干涉式 UOT

用长腔扫描共聚焦法布里—珀罗干涉仪（CFPI）也可以实现 UOT，该干涉仪具有大的光展量（探测面积与接收立体角的乘积）和较短的响应时间（图 13.8（a））。如图 13.8（b）所示，样本通过一个沿着 x 轴的狭缝压成半圆柱形；超声和光束正交且共同聚焦在样本表面下，在与超声束相对的位置可以收集到再发射光。这样放置可以减小来自浅层非调制光的干扰，并可以提高存在于浅层的准弹道光的超声调制效率。

聚焦超声换能器（中心频率为 15 MHz，带宽为 15 MHz，透镜直径为 4.7 mm，焦距为 4.7 mm）由脉冲触发。焦斑的超声波峰值压强为 3.9 MPa，对于没有气体的生物组织来说,这个频率处于超声安全范围内。激光器(波长 532 nm,功率 100 mW)在透明介质内焦点直径为 0.1 mm。把样品安置在坐标系为 (x', y', z') 的平移台上。将超声换能器和样品浸于水中以实现声耦合。聚焦光学元件和光收集光纤(纤芯直径为 0.6 mm)也浸入到相同的水槽中。光纤输出端耦合到 CFPI(谐振腔长度为 50 cm,光展量为 0.1 mm^2·sr,精细度大于 20),在透射模式下进行实验。

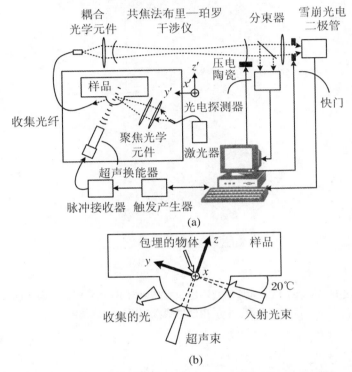

图 13.8　(a) 基于 CFPI 的 UOT 系统原理图。PZT 代表由锆钛酸铅构成的压电传感器。(b) 样本的顶视图

　　分束器分离出一些光用于空腔调谐。首先,CFPI 的镜子扫描腔的多个自由光谱范围,寻找与未调制光中心波长相匹配的腔长。那么,根据校准量,移动镜子,使腔长与超声调制光的正边带的频率(比未调制光的中心频率大 15 MHz)相匹配。接着雪崩光电二极管(APD)探测经 CFPI 滤波的光信号;数据采集卡以 100 MHz 的采样频率对输出信号采样,整个系统由计算机控制。在超声通过样品时,可以测到 APD 信号随时间而变化。根据声速 $v_s \approx 1500$ m/s,将传输时间转化为 z,产生沿着超声轴的超声调制光强分布 $I_1(z)$,这提供了一个一维图像。

　　在每个周期中,CFPI 的谐振频率首先被调谐;接着,触发器触发超声换能器和数据采集卡,在 1 秒内可以获取 4000 个 APD 信号。对 10 个周期取平均,可以得到信噪比令人满意的一维图像。二维图像可以通过进一步沿着 x 方向扫描样品而

获得。

　　典型的 $I_1(z)$ 分布如图 13.9 所示。由于超声调制与光通量和超声强度有关，所以其峰值在光轴和声轴的交点。将鸡胸组织按压穿过一个 4 mm 宽的狭缝，形成半径为 2 mm 的圆柱形突起。直径为 60 μm 长的黑色乳胶棒沿 x 轴方向放置在样品的表面下，乳胶棒对超声是透明的但是吸收光。当超声脉冲通过物体时，光学对比度在 $I_1(z)$ 中产生一个凹陷。

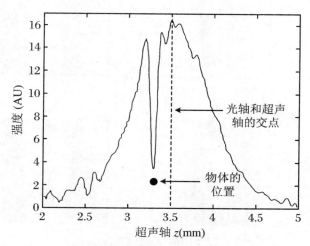

图 13.9　沿着超声轴的超声调制光强度。AU 表示任意单位

　　可以通过对两个鸡胸组织样品进行成像来研究轴向和横向分辨率（图 13.10）。样品是曲率半径为 3.2 mm 和 3.0 mm 的两个半圆柱体；每个半圆柱轴线上都有一个 0.1 mm 厚的黑色乳胶物体（图 13.10(b) 和图 13.10(d)）。用背景组织典型的图像作为参考 $I_1^{ref}(z)$，然后通过下式将物体的每个 1 D 图像 $I_1^{obj}(z)$ 转换为相对强度分布 $I_1^{rel}(z)$：

$$I_1^{rel}(z) = \frac{I_1^{obj}(z) - I_1^{ref}(z)}{I_1^{ref}(z)} \tag{13.26}$$

相对强度分布构成的二维灰度图像如图 13.10(a) 和图 13.10(c) 所示，用 5 个等距的灰度等级表示。图 13.10(e) 表示沿着图 13.10(a) 的两条切线得到两个 $I_1^{rel}(z)$ 图。沿着切线 1，得到的实际的间隔为 70 μm，并且可分辨的对比度为 55%；沿着切线 2，实际的间隔减少到 50 μm，并且对比度减少到 40%。同样的情况，图 13.10(f) 代表沿着图 13.10(c) 切线得到的强度关于 x 的 1 D 横向分布。沿着切线的实际间隔是 120 μm，并且可分辨的对比度为 50%。如果用 50% 对比度可分辨的间隔定义分辨率，则估计的轴向和横向分辨率分别是 70 μm 和 120 μm。

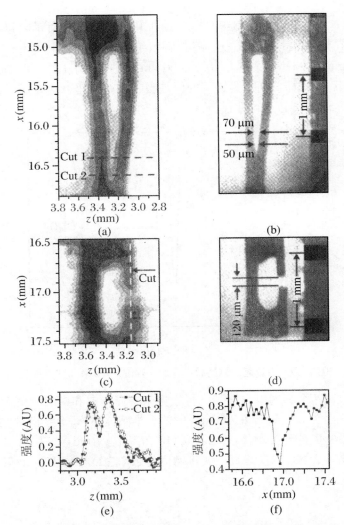

图 13.10　(a) 图像;(b) 物体的照片;(c) 另外一个物体的图像;(d) 另外
一个物体的照片;(e) 由(a)图数据得到的强度的 1 D 轴向分
布;(f) 由(c)图数据得到的强度的 1 D 横向分布。AU 代表任
意单位

习　题

13.1　已知 $(d/l'_t)\varepsilon^{1/2}\ll1$，证明式(13.2)可以简化为式(13.11)。调制深度可通过式(13.12)近似。

13.2　根据如下的已知参数，绘制 δ_n 对 δ_d 的比值随 $k_a l'_t$ 的变化。$\partial n/\partial p = 1.466\times10^{-10}$ m^2 ・ N^{-1}，$\rho = 1000$ kg ・ m^{-3}，$\nu_s = 1488$ m ・ s^{-1}。

13.3　根据如下的已知参数，绘制 l'_t 随调制深度的变化。$\partial n/\partial p = 1.466\times10^{-10}$ m^2 ・ N^{-1}，$\rho = 1000$ kg ・ m^{-3}，$\nu_s = 1488$ m ・ s^{-1}，超声频率 $f_a = 1$ MHz，$n_0 = 1.33$，$\lambda_0 = 500$ nm，$d = 5$ cm，$A = 0.01$ nm。

13.4　根据如下的已知参数，绘制 I_2/I_1 关于 A 的曲线。$\partial n/\partial p = 1.466\times10^{-10}$ m^2 ・ N^{-1}，$\rho = 1000$ kg ・ m^{-3}，$\nu_s = 1488$ m ・ s^{-1}，超声频率 $f_a = 5$ MHz，$n_0 = 1.33$，$\lambda_0 = 500$ nm，$d = 5$ cm，$k_a l'_t = 1$。

13.5　在扫频超声调制光学层析成像中，超声源在 10 ms 内从 7 MHz 扫描到 10 MHz，参考信号在 10 ms 内从 7.01 MHz 扫描到 10.01 MHz，推导外差信号频率转换为沿着超声轴的位置的公式。

13.6　推导可以提供扫描频率为 $f_s(t) = a_s + bt$ 的啁啾正弦函数的相位。

13.7　(a) 推导式(13.20)。(b) 扩展它到三相法，这三个相位都相隔 $90°$。(c) 扩展它到两相法，这两个相位都相隔 $180°$。

13.8　机械指数 $\mathrm{MI} = \dfrac{P}{C_{\mathrm{MI}}\sqrt{f}}$ 是用来估计机械生物效应的可能性。式中，P 是 MPa 量级的局部峰值稀疏压强；f 是 MHz 量级的超声频率；C_{MI} 是单位等于 1 MPa ・ MHz$^{-1/2}$ 的系数。根据本章使用的超声参数来计算 MI，并与当前的安全标准相比较。

13.9　如果 $\mu_a = 0.03$ cm^{-1}，$\mu_s = 100$ cm^{-1}，$g = 0.9$，计算以 cm^{-1} 和 dB/cm 为单位的 μ_{eff}。比较 μ_{eff} 和频率 $f = 3$ MHz 的超声衰减系数(近似为 0.5 fdB ・ cm^{-1} ・ MHz^{-1})。

13.10　在 C/C++ 中实现雷登变换。

13.11　在 C/C++ 中实现雷登逆变换。

阅　　读

［1］Atlan M，Forget B C，Ramaz F，Boccara A C. Private communication［R］. 2003：Section 13.5.

［2］Li J，Wang L H V. Ultrasound-modulated optical computed tomography of biological tissues［J］. Applied Physics Letters，2004，84（9）：1597-1599，Section 13.6.

［3］Sakadzic S，Wang L H V. High-resolution ultrasound-modulated optical tomography in biological tissues［J］. Optics Letters，2004，29（23）：2770-2772，Section 13.7.

［4］Wang L H V，Jacques S L，Zhao X M. Continuous-wave ultrasonic modulation of scattered laser-light to image objects in turbid media［J］. Optics Letters，1995，20（6）：629-631，Section 13.1.

［5］Wang L H V. Mechanisms of ultrasonic modulation of multiply scattered coherent light：an analytic model［J］. Physical Review Letters，2001，8704（4），Section 13.2.

［6］Wang L H V. Ultrasound-mediated biophotonic imaging：a review of acousto-optical tomography and photo-acoustic tomography［J］. Disease Markers，2003，19（2/3）：123-138，Section 13.2.

［7］Wang L H V，Ku G. Frequency-swept ultrasound-modulated optical tomography of scattering media［J］. Optics Letters，1998，23（12）：975-977，Section 13.3.

［8］Yao G，Jiao S，Wang L H V. Frequency-swept ultrasound-modulated optical tomography in biological tissue by use of parallel detection［J］. Optics Letters，2000，25（10）：734-736，Section 13.4.

延　伸　阅　读

［1］Abbott J G. Rationale and derivation of MI and TI-A review［J］. Ultrasound in Medicine and Biology, 1999, 25(3): 431-441.

[2] Atlan M, Forget BC, Ramaz F, Boccara A C, Gross M. Pulsed acousto-optic imaging in dynamic scattering media with heterodyne parallel speckle detection[J]. Optics Letters, 2005, 30(11): 1360-1362.

[3] Blonigen F J, Nieva A, DiMarzio C A, Manneville S, Sui L, Maguluri G, Murray T W, Roy R A. Computations of the acoustically induced phase shifts of optical paths in acoustophotonic imaging with photorefractive-based detection[J]. Applied Optics, 2005, 44(18): 3735-3746.

[4] Bossy E, Sui L, Murray T W, Roy R A. Fusion of conventional ultrasound imaging and acousto-optic sensing by use of a standard pulsed-ultrasound scanner[J]. Optics Letters, 2005, 30(7): 744-746.

[5] Granot E, Lev A, Kotler Z, Sfez B G, Taitelbaum H. Detection of inhomogeneities with ultrasound tagging of light[J]. Journal of the Optical Society of America A, 2001, 18(8): 1962-1967.

[6] Gross M, Goy P, Al-Koussa M. Shot-noise detection of ultrasound-tagged photons in ultrasound-modulated optical imaging[J]. Optics Letters, 2003, 28(24): 2482-2484.

[7] Gross M, Ramaz F, Forget B C, Atlan M, Boccara C, Delaye P, Roosen G. Theoretical description of the photorefractive detection of the ultrasound modulated photons in scattering media[J]. Optics Express, 2005, 13 (18): 7097-7112.

[8] Hisaka M, Sugiura T, Kawata S. Optical cross-sectional imaging with pulse ultrasound wave assistance[J]. Journal of the Optical Society of America A, 2001, 18(7): 1531-1534.

[9] Hisaka M. Ultrasound-modulated optical speckle measurement for scattering medium in a coaxial transmission system[J]. Applied Physics Letters, 2005, 87(6).

[10] Kempe M, Larionov M, Zaslavsky D, Genack A Z. Acousto-optic tomography with multiply scattered light[J]. Journal of the Optical Society of America A, 1997, 14(5): 1151-1158.

[11] Leutz W, Maret G. Ultrasonic Modulation of Multiply Scattered-Light [J]. Physica B, 1995, 204(1/4): 14-19.

[12] Lev A, Kotler Z, Sfez B G. Ultrasound tagged light imaging in turbid media in a reflectance geometry [J]. Optics Letters, 2000, 25 (6): 378-380.

[13] Lev A, Sfez B G. Direct, noninvasive detection of photon density in tur-

bid media[J]. Optics Letters, 2002, 27(7): 473-475.

[14] Lev A, Sfez B G. Pulsed ultrasound-modulated light tomography[J]. Optics Letters, 2003, 28(17): 1549-1551.

[15] Lev A, Rubanov E, Sfez B, Shany S, Foldes A J. Ultrasound-modulated light tomography assessment of osteoporosis[J]. Optics Letters, 2005, 30(13): 1692-1694.

[16] Leveque S, Boccara A C, Lebec M, Saint-Jalmes H. Ultrasonic tagging of photon paths in scattering media: parallel speckle modulation processing [J]. Optics Letters, 1999, 24(3): 181-183.

[17] Leveque-Fort S. Three-dimensional acousto-optic imaging in biological tissues with parallel signal processing[J]. Applied Optics, 2001, 40(7): 1029-1036.

[18] Li H, Wang L H V. Autocorrelation of scattered laser light for ultrasound-modulated optical tomography in dense turbid media[J]. Applied Optics, 2002, 41(22): 4739-4742.

[19] Li J, Wang L H V. Methods for parallel-detection-based ultrasound-modulated optical tomography[J]. Applied Optics, 2002, 41(10): 2079-2084.

[20] Li J, Ku G, Wang L H V. Ultrasound-modulated optical tomography of biological tissue by use of contrast of laser speckles[J]. Applied Optics, 2002, 41(28): 6030-6035.

[21] Li J, Sakadzic S, Ku G, Wang L H V. Transmission and side-detection configurations in ultrasound-modulated optical tomography of thick biological tissues[J]. Applied Optics, 2003, 42(19): 4088-4094.

[22] Li J, Wang L H V. Ultrasound-modulated optical computed tomography of biological tissues[J]. Applied Physics Letters, 2004, 84(9): 1597-1599.

[23] Mahan G D, Engler W E, Tiemann J J, Uzgiris E. Ultrasonic tagging of light: theory[J]. Proceedings of the National Academy of Sciences of the United States of America, 1998, 95(24): 14015-14019.

[24] Marks F A, Tomlinson H W, Brooksby G W. A comprehensive approach to breast cancer detection using light: photon localization by ultrasound modulation and tissue characterization by spectral discrimination [J]. Proc. Soc. Photo-Opt. Instrum. Eng., 1993, 1888: 500-510.

[25] Murray T W, Sui L, Maguluri G, Roy R A, Nieva A, Blonigen F, DiMarzio C A. Detection of ultrasound-modulated photons in diffuse media using the photorefractive effect[J]. Optics Letters, 2004, 29(21): 2509-2511.

[26] Sakadzic S, Wang L H V. Ultrasonic modulation of multiply scattered

coherent light: an analytical model for anisotropically scattering media [J]. Physical Review E, 2002, 66(2).

[27] Sakadzic S, Wang L H V. High-resolution ultrasound-modulated optical tomography in biological tissues [J]. Optics Letters, 2004, 29 (23): 2770-2772.

[28] Schenk J O, Brezinski M E. Ultrasound induced improvement in optical coherence tomography (OCT) resolution[J]. Proceedings of the National Academy of Sciences of the United States of America, 2002, 99 (15): 9761-9764.

[29] Selb J, Pottier L, Boccara A C. Nonlinear effects in acousto-optic imaging [J]. Optics Letters, 2002, 27(11): 918-920.

[30] Solov'ev A P, Sinichkin Y P, Zyuryukina O V. Acoustooptic visualization of scattering media[J]. Optics and Spectroscopy, 2002, 92(2): 214-220.

[31] Sui L, Roy R A, DiMarzio C A, Murray T W. Imaging in diffuse media with pulsed-ultrasound-modulated light and the photorefractive effect[J]. Applied Optics, 2005, 44(19): 4041-4048.

[32] Wang L H V, Zhao X M. Ultrasound-modulated optical tomography of absorbing objects buried in dense tissue-simulating turbid media[J]. Applied Optics, 1997, 36(28): 7277-7282.

[33] Wang L H V. Ultrasonic modulation of scattered light in turbid media and a potential novel tomography in biomedicine[J]. Photochemistry and Photobiology, 1998, 67(1): 41-49.

[34] Wang L H V, Ku G. Frequency-swept ultrasound-modulated optical tomography of scattering media[J]. Optics Letters, 1998, 23(12): 975-977.

[35] Wang L H V. Mechanisms of ultrasonic modulation of multiply scattered coherent light: a Monte Carlo model[J]. Optics Letters, 2001, 26(15): 1191-1193.

[36] Wang L H V. Ultrasound-mediated biophotonic imaging: a review of acousto-optical tomography and photo-acoustic tomography[J]. Disease Markers, 2003, 19(2/3): 123-138.

[37] Yao G, Wang L H V. Theoretical and experimental studies of ultrasound-modulated optical tomography in biological tissue[J]. Applied Optics, 2000, 39(4): 659-664.

[38] Yao G, Jiao S L, Wang L H V. Frequency-swept ultrasound-modulated optical tomography in biological tissue by use of parallel detection[J]. Optics Letters, 2000, 25(10): 734-736.

[39] Yao G，Wang L H V. Signal dependence and noise source in ultrasound-modulated optical tomography [J]. Applied Optics，2004，43（6）：1320-1326.

[40] Yao Y，Xing D，He Y H. AM ultrasound-modulated optical tomography with real-time FFT [J]. Chinese Science Bulletin，2001，46（22）：1869-1872.

[41] Yao Y，Xing D，He Y H，Ueda K. Acousto-optic tomography using amplitude-modulated focused ultrasound and a near-IR laser[J]. Quantum Electronics，2001，31(11)：1023-1026.

[42] Zhu Q，Durduran T，Ntziachristos V，Holboke M，Yodh A G. Imager that combines near-infrared diffusive light and ultrasound[J]. Optics Letters，1999，24(15)：1050-1052.

附录 A 光学参数的定义

表 A.1 基本光学参数

参　数	定　义	符　号	单　位	典型值
吸收系数	每单位路径长度(无穷小)上光子被介质吸收的概率	μ_a	cm^{-1}	0.1
散射系数	每单位路径长度(无穷小)上光子被介质散射的概率	μ_s	cm^{-1}	100
各向异性	单次散射散射极角的余弦平均值	g	—	0.9
折射率	光在真空中的相速度与在介质中的相速度之比,这里只考虑实部	n	—	1.38

表 A.2 导出的光学参数

参　数	定　义	符　号	单　位	标准值
反照率	$a = \mu_s/(\mu_a + \mu_s)$	a	—	0.999
扩散系数	$D = 1/[3(\mu_a + \mu'_s)]$。在 Fick 定律下,将能流密度与通量梯度联系起来的系数	D	cm	0.033
有效衰减系数	$\mu_{\mathrm{eff}} = \sqrt{\mu_a/D}$。远离源处通量的指数衰减率	μ_{eff}	cm^{-1}	1.74
消光系数	$\mu_t = \mu_a + \mu_s$。每单位长度(无穷小)上光子与介质相互作用的概率。相互作用包括了吸收与散射。该系数也被称为总相互作用	μ_t	cm^{-1}	100.1
平均自由程	$l_t = 1/\mu_t$。相互作用间的平均自由路径长度	l_t	cm	0.01
穿透深度	$\delta = 1/\mu_{\mathrm{eff}}$。远离源处通量的指数衰减常数	δ	cm	0.575
约化散射系数	$\mu'_s = \mu_s(1-g)$。在扩散方式中,每单位长度(无穷小)上等效同性光子被介质散射的概率,也被称为传输散射系数	μ'_s	cm^{-1}	10

参　数	定　义	符　号	单　位	标准值
传输反照率	$a' = \mu'_s / (\mu_a + \mu'_s)$	a'	—	0.990
传输相互作用系数	$\mu'_t = \mu_a + \mu'_s$	μ'_t	cm^{-1}	10.1
传输平均自由程	$l'_t = 1/\mu'_t$	l'_t	cm	0.099

附录 B 书中用到的缩略词

1D:一维
2D:二维
3D:三维
AC:交流电
APD:雪崩光电二极管
ART:代数重建技术
CCD:电荷耦合器件
CDF:累积分布函数
CNR:对比度噪声比
CT:计算机断层成像
CW:连续波
dB:分贝
DC:直流电
DOP:偏振度
DOT:扩散光学层析成像
EEM:激发—发射矩阵
ESF:边缘扩展函数
FOV:视场
FWHM:半高全宽
GVD:群速度色散
IDM:逆分布法
IR:红外
LSF:线扩展函数
MCML:光在多层散射介质中传输的蒙特卡罗模型
MCP:微通道板
MRI:磁共振成像
MTF:调制传递函数

NA:数值孔径

NIR:近红外

OCT:光学相干层析成像

OD:光密度

PAM:光声显微术

PAT:光声层析成像

PDF:概率密度函数

PMT:光电倍增管

PSF:点扩展函数

PZT:锆钛酸铅

rms:均方根

RTE:辐射传输方程

SIRT:同时迭代重建技术

SLD:超亮发光二极管

SNR:信噪比

STF:系统传递函数

SVD:奇异值分解

TPM:双光子显微镜

UOT:超声调制光学层析成像

UV:紫外线